U0307721

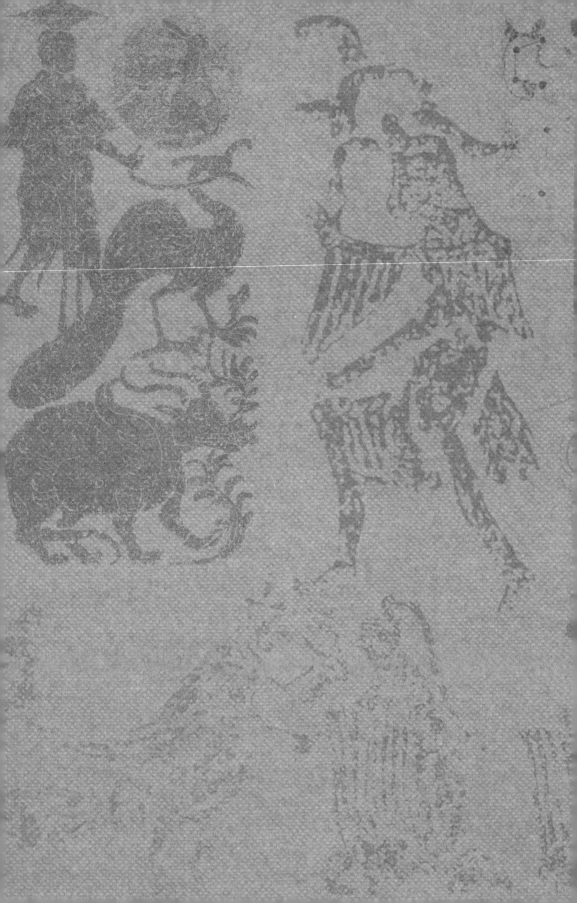

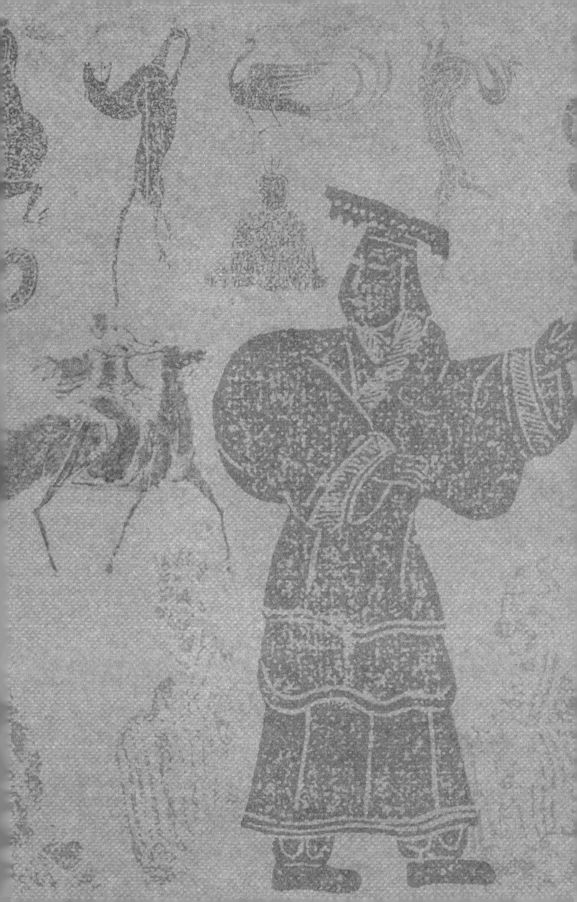

中国古医籍整理丛书

宝命真诠

清·吴楚 著

郭晓东　林大勇　张丽艳　曲道炜　校注

中国中医药出版社

·北京·

图书在版编目（CIP）数据

宝命真诠/（清）吴楚著；郭晓东等校注．—北京：中国中医药出版社，2015.12
（中国古医籍整理丛书）
ISBN 978 – 7 – 5132 – 3014 – 8

Ⅰ．①宝… Ⅱ．①吴…②郭… Ⅲ．①中医学 – 临床医学 – 经验 – 中国 – 清代 Ⅳ．①R249.49

中国版本图书馆 CIP 数据核字（2015）第 305464 号

中 国 中 医 药 出 版 社 出 版
北京市朝阳区北三环东路 28 号易亨大厦 16 层
邮政编码 100013
传真 010 64405750
三河市鑫金马印装有限公司印刷
各地新华书店经销
＊
开本 710 × 1000 1/16 印张 26 字数 226 千字
2015 年 12 月第 1 版 2015 年 12 月第 1 次印刷
书 号 ISBN 978 – 7 – 5132 – 3014 – 8
＊
定价 65.00 元
网址 www.cptcm.com

如有印装质量问题请与本社出版部调换
版权专有 侵权必究
社长热线 010 64405720
购书热线 010 64065415 010 64065413
微信服务号 zgzyycbs
书店网址 csln.net/qksd/
官方微博 http://e.weibo.com/cptcm
淘宝天猫网址 http://zgzyycbs.tmall.com

国家中医药管理局
中医药古籍保护与利用能力建设项目
组织工作委员会

主 任 委 员 王国强

副 主 任 委 员 王志勇　李大宁

执 行 主 任 委 员 曹洪欣　苏钢强　王国辰　欧阳兵

执行副主任委员 李　昱　武　东　李秀明　张成博

委　　　　员

各省市项目组分管领导和主要专家

（山东省）武继彪　欧阳兵　张成博　贾青顺

（江苏省）吴勉华　周仲瑛　段金廒　胡　烈

（上海市）张怀琼　季　光　严世芸　段逸山

（福建省）阮诗玮　陈立典　李灿东　纪立金

（浙江省）徐伟伟　范永升　柴可群　盛增秀

（陕西省）黄立勋　呼　燕　魏少阳　苏荣彪

（河南省）夏祖昌　刘文第　韩新峰　许敬生

（辽宁省）杨关林　康廷国　石　岩　李德新

（四川省）杨殿兴　梁繁荣　余曙光　张　毅

各项目组负责人

王振国（山东省）　王旭东（江苏省）　张如青（上海市）

李灿东（福建省）　陈勇毅（浙江省）　焦振廉（陕西省）

蔡永敏（河南省）　鞠宝兆（辽宁省）　和中浚（四川省）

项目专家组

顾　问　马继兴　张灿玾　李经纬

组　长　余瀛鳌

成　员　李致忠　钱超尘　段逸山　严世芸　鲁兆麟
　　　　郑金生　林端宜　欧阳兵　高文柱　柳长华
　　　　王振国　王旭东　崔　蒙　严季澜　黄龙祥
　　　　陈勇毅　张志清

项目办公室（组织工作委员会办公室）

主　任　王振国　王思成

副主任　王振宇　刘群峰　陈榕虎　杨振宁　朱毓梅
　　　　刘更生　华中健

成　员　陈丽娜　邱　岳　王　庆　王　鹏　王春燕
　　　　郭瑞华　宋咏梅　周　扬　范　磊　张永泰
　　　　罗海鹰　王　爽　王　捷　贺晓路　熊智波

秘　书　张丰聪

前　言

中医药古籍是传承中华优秀文化的重要载体，也是中医学传承数千年的知识宝库，凝聚着中华民族特有的精神价值、思维方法、生命理论和医疗经验，不仅对于传承中医学术具有重要的历史价值，更是现代中医药科技创新和学术进步的源头和根基。保护和利用好中医药古籍，是弘扬中国优秀传统文化、传承中医学术的必由之路，事关中医药事业发展全局。

1949 年以来，在政府的大力支持和推动下，开展了系统的中医药古籍整理研究。1958 年，国务院科学规划委员会古籍整理出版规划小组在北京成立，负责指导全国的古籍整理出版工作。1982 年，国务院古籍整理出版规划小组召开全国古籍整理出版规划会议，制定了《古籍整理出版规划（1982—1990）》，卫生部先后下达了两批 200 余种中医古籍整理任务，掀起了中医古籍整理研究的新高潮，对中医文化与学术的弘扬、传承和发展，发挥了极其重要的作用，产生了不可估量的深远影响。

2007 年《国务院办公厅关于进一步加强古籍保护工作的意见》明确提出进一步加强古籍整理、出版和研究利用，以及

"保护为主、抢救第一、合理利用、加强管理"的方针。2009年《国务院关于扶持和促进中医药事业发展的若干意见》指出，要"开展中医药古籍普查登记，建立综合信息数据库和珍贵古籍名录，加强整理、出版、研究和利用"。《中医药创新发展规划纲要（2006—2020）》强调继承与创新并重，推动中医药传承与创新发展。

2003～2010年，国家财政多次立项支持中国中医科学院开展针对性中医药古籍抢救保护工作，在中国中医科学院图书馆设立全国唯一的行业古籍保护中心，影印抢救濒危珍本、孤本中医古籍1640余种；整理发布《中国中医古籍总目》；遴选351种孤本收入《中医古籍孤本大全》影印出版；开展了海外中医古籍目录调研和孤本回归工作，收集了11个国家和2个地区137个图书馆的240余种书目，基本摸清流失海外的中医古籍现状，确定国内失传的中医药古籍共有220种，复制出版海外所藏中医药古籍133种。2010年，国家财政部、国家中医药管理局设立"中医药古籍保护与利用能力建设项目"，资助整理400余种中医药古籍，并着眼于加强中医药古籍保护和研究机构建设，培养中医古籍整理研究的后备人才，全面提高中医药古籍保护与利用能力。

在此，国家中医药管理局成立了中医药古籍保护和利用专家组和项目办公室，专家组负责项目指导、咨询、质量把关，项目办公室负责实施过程的统筹协调。专家组成员对古籍整理研究具有丰富的经验，有的专家从事古籍整理研究长达70余年，深知中医药古籍整理研究的重要性、艰巨性与复杂性，履行职责认真务实。专家组从书目确定、版本选择、点校、注释等各方面，为项目实施提供了强有力的专业指导。老一辈专家的学术水平和智慧，是项目成功的重要保证。项目承担单位山东中医药大学、南京中医药大学、上海中医药大学、福建中医药大学、浙江省中医药研究院、陕西省中医药研究院、河南省中医药研究院、辽宁中医药大学、成都中医药大学及所在省市中医药管理部门精心组织，充分发挥区域间互补协作的优势，并得到承担项目出版工作的中国中医药出版社大力配合，全面推进中医药古籍保护与利用网络体系的构建和人才队伍建设，使一批有志于中医学术传承与古籍整理工作的人才凝聚在一起，研究队伍日益壮大，研究水平不断提高。

本着"抢救、保护、发掘、利用"的理念，该项目重点选择近60年未曾出版的重要古医籍，综合考虑所选古籍的保护价值、学术价值和实用价值。400余种中医药古籍涵盖了医经、基础理论、诊法、伤寒金匮、温病、本草、方书、内科、外科、女科、儿科、伤科、眼科、咽喉口齿、针灸推拿、养生、医案医话医论、医史、临证综合等门类，跨越唐、宋、金元、明以迄清末。全部古籍均按照项目办公室组织完成的行业标准《中医古籍整理规范》及《中医药古籍整理细则》进行整理校注，绝大多数中医药古籍是第一次校注出版，一批孤本、稿本、抄本更是首次整理面世。对一些重要学术问题的研究成果，则集中收录于各书的"校注说明"或"校注后记"中。

"既出书又出人"是本项目追求的目标。近年来，中医药古籍整理工作形势严峻，老一辈逐渐退出，新一代普遍存在整理研究古籍的经验不足、专业思想不坚定等问题，使中医古籍整理面临人才流失严重、青黄不接的局面。通过本项目实施，搭建平台，完善机制，培养队伍，提升能力，经过近5年的建设，锻炼了一批优秀人才，老中青三代齐聚一堂，有效地稳定了研究队伍，为中医药古籍整理工作的开展和中医文化与学术的传承提供必备的知识和人才储备。

本项目的实施与《中国古医籍整理丛书》的出版，对于加强中医药古籍文献研究队伍建设、建立古籍研究平台，提高古籍整理水平均具有积极的推动作用，对弘扬我国优秀传统文化，推进中医药继承创新，进一步发挥中医药服务民众的养生保健与防病治病作用将产生深远影响。

第九届、第十届全国人大常委会副委员长许嘉璐先生，国家卫生计生委副主任、国家中医药管理局局长、中华中医药学会会长王国强先生，我国著名医史文献专家、中国中医科学院马继兴先生在百忙之中为丛书作序，我们深表敬意和感谢。

由于参与校注整理工作的人员较多，水平不一，诸多方面尚未臻完善，希望专家、读者不吝赐教。

国家中医药管理局中医药古籍保护与利用能力建设项目办公室
二〇一四年十二月

许 序

"中医"之名立，迄今不逾百年，所以冠以"中"字者，以别于"洋"与"西"也。慎思之，明辨之，斯名之出，无奈耳，或亦时人不甘泯没而特标其犹在之举也。

前此，祖传医术（今世方称为"学"）绵延数千载，救民无数；华夏屡遭时疫，皆仰之以度困厄。中华民族之未如印第安遭染殖民者所携疾病而族灭者，中医之功也。

医兴则国兴，国强则医强。百年运衰，岂但国土肢解，五千年文明亦不得全，非遭泯灭，即蒙冤扭曲。西方医学以其捷便速效，始则为传教之利器，继则以"科学"之冕畅行于中华。中医虽为内外所夹击，斥之为蒙昧，为伪医，然四亿同胞衣食不保，得获西医之益者甚寡，中医犹为人民之所赖。虽然，中国医学日益陵替，乃不可免，势使之然也。呜呼！覆巢之下安有完卵？

嗣后，国家新生，中医旋即得以重振，与西医并举，探寻结合之路。今也，中华诸多文化，自民俗、礼仪、工艺、戏曲、历史、文学，以至伦理、信仰，皆渐复起，中国医学之兴乃属必然。

迄今中医犹为国家医疗系统之辅，城市尤甚。何哉？盖一则西医赖声、光、电技术而于20世纪发展极速，中医则难见其进。二则国人惊羡西医之"立竿见影"，遂以为其事事胜于中医。然西医已自觉将入绝境：其若干医法正负效应相若，甚或负远逾于正；研究医理者，渐知人乃一整体，心、身非如中世纪所认定为二对立物，且人体亦非宇宙之中心，仅为其一小单位，与宇宙万象万物息息相关。认识至此，其已向中国医学之理念"靠拢"矣，虽彼未必知中国医学何如也。唯其不知中国医理何如，纯由其实践而有所悟，益以证中国之认识人体不为伪，亦不为玄虚。然国人知此趋向者，几人？

国医欲再现宋明清高峰，成国中主流医学，则一须继承，一须创新。继承则必深研原典，激清汰浊，复吸纳西医及我藏、蒙、维、回、苗、彝诸民族医术之精华；创新之道，在于今之科技，既用其器，亦参照其道，反思己之医理，审问之，笃行之，深化之，普及之，于普及中认知人体及环境古今之异，以建成当代国医理论。欲达于斯境，或需百年欤？予恐西医既已醒悟，若加力吸收中医精粹，促中医西医深度结合，形成21世纪之新医学，届时"制高点"将在何方？国人于此转折之机，能不忧虑而奋力乎？

予所谓深研之原典，非指一二习见之书、千古权威之作；就医界整体言之，所传所承自应为医籍之全部。盖后世名医所著，乃其秉诸前人所述，总结终生行医用药经验所得，自当已成今世、后世之要籍。

盛世修典，信然。盖典籍得修，方可言传言承。虽前此50余载已启医籍整理、出版之役，惜旋即中辍。阅20载再兴整理、出版之潮，世所罕见之要籍千余部陆续问世，洋洋大观。

今复有"中医药古籍保护与利用能力建设"之工程，集九省市专家，历经五载，董理出版自唐迄清医籍，都400余种，凡中医之基础医理、伤寒、温病及各科诊治、医案医话、推拿本草，俱涵盖之。

噫！璐既知此，能不胜其悦乎？汇集刻印医籍，自古有之，然孰与今世之盛且精也！自今而后，中国医家及患者，得览斯典，当于前人益敬而畏之矣。中华民族之屡经灾难而益蕃，乃至未来之永续，端赖之也，自今以往岂可不后出转精乎？典籍既蜂出矣，余则有望于来者。

谨序。

第九届、十届全国人大常委会副委员长

许嘉璐

二○一四年冬

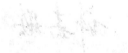

王 序

　　中医学是中华民族在长期生产生活实践中，在与疾病作斗争中逐步形成并不断丰富发展的医学科学，是中国古代科学的瑰宝，为中华民族的繁衍昌盛作出了巨大贡献，对世界文明进步产生了积极影响。时至今日，中医学作为我国医学的特色和重要医药卫生资源，与西医学相互补充、相互促进、协调发展，共同担负着维护和促进人民健康的任务，已成为我国医药卫生事业的重要特征和显著优势。

　　中医药古籍在存世的中华古籍中占有相当重要的比重，不仅是中医学术传承数千年最为重要的知识载体，也是中医为中华民族繁衍昌盛发挥重要作用的历史见证。中医药典籍不仅承载着中医的学术经验，而且蕴含着中华民族优秀的思想文化，凝聚着中华民族的聪明智慧，是祖先留给我们的宝贵物质财富和精神财富。加强对中医药古籍的保护与利用，既是中医学发展的需要，也是传承中华文化的迫切要求，更是历史赋予我们的责任。

　　2010 年，国家中医药管理局启动了中医药古籍保护与利用能力建设项目。这既是传承中医药的重要工程，也是弘扬优秀民族文化的重要举措，不仅能够全面推进中医药的有效继承和创新发展，为维护人民健康做出贡献，也能够彰显中华民族的璀璨文化，为实现中华民族伟大复兴的中国梦作出贡献。

相信这项工作一定能造福当今，嘉惠后世，福泽绵长。

国家卫生与计划生育委员会副主任

国家中医药管理局局长

中华中医药学会会长

王国强

二〇一四年十二月

马 序

　　新中国成立以来，党和国家高度重视中医药事业发展，重视古籍的保护、整理和研究工作。自 1958 年始，国务院先后成立了三届古籍整理出版规划小组，分别由齐燕铭、李一氓、匡亚明担任组长，主持制订了《整理和出版古籍十年规划 (1962—1972)》《古籍整理出版规划（1982—1990）》《中国古籍整理出版十年规划和"八五"计划（1991—2000）》等，而第三次规划中医药古籍整理即纳入其中。1982 年 9 月，卫生部下发《1982—1990 年中医古籍整理出版规划》，1983 年 1 月，中医古籍整理出版办公室正式成立，保证了中医古籍整理出版规划的实施。2002 年 2 月，《国家古籍整理出版"十五"(2001—2005) 重点规划》经新闻出版署和全国古籍整理出版规划领导小组批准，颁布实施。其后，又陆续制定了国家古籍整理出版"十一五"和"十二五"重点规划。国家财政多次立项支持中国中医科学院开展针对性中医药古籍抢救保护工作，文化部在中国中医科学院图书馆专门设立全国唯一的行业古籍保护中心，国家先后投入中医药古籍保护专项经费超过 3000 万元，影印抢救濒危珍、善、孤本中医古籍 1640 余种，开展了海外中医古籍目录调研和孤本回归工作。2010 年，国家财政部、国家中医药管理局安排国家公共卫生专项资金，设立了"中医药古籍保护与利用能力建设项目"，这是继 1982～1986 年第一批、第二批重要中医药古籍整理之后的又一次大规模古籍整理工程，重点整理新中国成立后未曾出版的重要古籍，目标是形成并普及规范的通行本、传世本。

为保证项目的顺利实施，项目组特别成立了专家组，承担咨询和技术指导，以及古籍出版之前的审定工作。专家组中的许多成员虽逾古稀之年，但老骥伏枥，孜孜不倦，不仅对项目进行宏观指导和质量把关，更重要的是通过古籍整理，以老带新，言传身教，培养一批中医药古籍整理研究的后备人才，促进了中医药古籍保护和研究机构建设，全面提升了我国中医药古籍保护与利用能力。

作为项目组顾问之一，我深感中医药古籍保护、抢救与整理工作的重要性和紧迫性，也深知传承中医药古籍整理经验任重而道远。令人欣慰的是，在项目实施过程中，我看到了老中青三代的紧密衔接，看到了大家的坚持和努力，看到了年轻一代的成长。相信中医药古籍整理工作的将来会越来越好，中医药学的发展会越来越好。

欣喜之余，以是为序。

中国中医科学院研究员

马继兴

二〇一四年十二月

校注说明

《宝命真诠》系清·吴楚著。吴楚，清代医家，字天士，号畹庵，生活于康熙、乾隆年间，安徽歙县澄塘人。初攻举子业，屡试不中，而改操医业，且颇有成就。著有《医验录》四卷、《宝命真诠》四卷、《前贤医案》一卷。

该书现存两个版本，即乾隆六十年刻本及咸丰元年刻本。本次整理以乾隆六十年刻本为底本。由于咸丰元年刻本为覆刻本，除前有扉页外，其余与乾隆六十年刻本完全相同，故无对校本。校勘中所涉《内经》内容参校明代顾从德翻刻宋本《黄帝内经素问》、明赵府居敬堂刊本《灵枢》。《伤寒论》《金匮要略》内容参校明代赵开美翻刻宋版《仲景全书》本。

本次校注整理的基本原则：

1. 底本每卷前有"辅孝两书其一医书　宝命真诠卷之一"等字样，今一并删去。

2. 底本二卷、三卷有目录，置于卷前，一卷、四卷无目录。为使读者便于检阅，今据内容统一提取全书（含卷末"前贤医案"）目录，一并置于正文之前，并删除一卷、二卷的原卷首目录。

3. 采用现代标点方法，对底本进行重新标点。关于底本中的注文小字，夹于句子中间的，则其首尾直接与前后正文大字相连，不加标点，小字内部正常断句。在句子之后的，如单独注释句子最后的字词者，紧接大字之后，不加标点，小字结尾处加正文大字标点；如注释前面的整个句子或整段内容的，则置于大字标点之外，以小字句号结束。

4. 凡底本中的古字、异体字、俗字均统一改为现代汉语规范简化字，不出校记。

5. 凡底本中的通假字一律保留，出校说明，并出书证，如多次出现者，只于首次出注。

6. 底本中字形属一般笔画之误者，径改，不出校记，如"日"与"曰"，"七"与"匕"，"炙"与"灸"，"巳"与"已"，"未"与"末"，"浙"与"渐"，"忽"与"葱"等。

7. 底本中有很多不规范的中药名称，为免读者误解，全部改为常用规范名称：如砂参改为沙参，石羔改为石膏，枝子改为栀子，川练子改为川楝子，青箱子改为青葙子等。

8. 二卷脉法原文中，表示强调与醒目时，对某些脉象框以"□"符号，为保持版面协调统一，全部删除，代以字体加粗处理。底本中亦有个别地方，为强调段落单独起行，前加"——"符号，亦予以删除。

9. 底本中夹注极多，统一以仿宋小字置于原相应处。夹注本是对大字正文的注释与补充，撇开夹注，单读正文大字，文义当通。但书中相当多处，大小字混淆，单读正文时，文义不通，疑是刻板所致。对此，根据文义做了大量大小字直接调整，不出校注。

10. 底本中直接附在句子上的手写批注，全部以宋体小字置于原相应位置，前冠"〔批〕"字。底本中的眉批，绝大多数都是《素问》的篇名，相当于对应段落的标题，不是真正意义的批注。但为保持本书的原貌，仍于这些"眉批"前冠以〔批〕字，以宋体小字置于相应段落之后并另起行，前空两格。

11. 底本中所谓"经曰""经云""经言"中的"经"，乃泛指《内经》《伤寒论》《金匮要略》以及脉学、药学的经典著作，故未加书名号；其后的引文多是引述经典的大意，不属真正的原文，故未加引号。

12. 底本中的难字、僻字、异读字予以注音，并酌情出注。

13. 底本引录文献，与原书核对，凡属删节、缩写而不失原意者，不出校记。有损文义者，酌情出校记。

序

　　吴畹庵先生，吾歙①之澄塘人也，为国初诸生。始有志于科名，乃不获售②，遂舍去，隐于医。其于医之源流，无不洞贯而条达。观其超超解悟，不啻③与古之医圣、医贤揖让④，一堂而出。而宣召义蕴，皆能疏通而证明之。以故施于治疗，往往收奇效擅国手。如先生在日，所刻《医验录》一书，其尤彰彰在人耳目者也。夫士生于世，不得志于科名，而其心思才力必不肯没没已也。于是别就其一途，而苦心孤诣，究其微，造其极，以至名高而传于后世。回视当世之得志科名者，皆磨灭而不可胜纪。然则士君子生于斯世，其应知所以自处矣。范文正公云："不为良相，当为良医。"要欲于人必实有所济，而畹庵先生则以为爱人莫先于爱亲，故题其书曰"辅孝"。盖亲亲而仁民，皆孝之推也；未达不敢尝⑤，即孝之辅也。先生其教人子者大矣！惟其然故，先生之子孙，亦能为先生之继述。是书乃先生手录，藏之三代，至其孙宗岷公有志于剞劂⑥，以广其传，乃未逮而下世。今宗岷公之弟与子，又继其父兄之志而成之。呜呼！先生教人以辅孝矣，而是刻之出也，岂非辅孝之报哉？

乾隆六十年乙卯春月后学汪炼拜撰并书

---

　　①　歙：县名。

　　②　售：考取。

　　③　不啻（chì 赤）：不异于。

　　④　揖让：宾主相见之礼仪。此喻《宝命真诠》作者与医圣、医贤的医术相当。

　　⑤　未达不敢尝：不了解药性，不敢随意吃药。典出《论语·乡党》："康子馈药，拜而受之。曰：丘未达，不敢尝。"

　　⑥　剞劂（jījué 基决）：刻印。

目 录

宝命真诠

二

前贤医案

一卷　内经

藏　象

心者，生之本，神之变也，其华在面，其充在血脉，为阳中之太阳，通于夏气。肺者，气之本，魄之处也，其华在毛，其充在皮，为阳中之太阴，通于秋气。肾者，主蛰，封藏之本，精之处也，其华在发，其充在骨，脑者，髓之海，肾主骨髓；发者，脑之所养，故华在发，充在骨也。为阴中之少阴，通于冬气。肝者，罢极之本，肝主筋，人之运动皆节筋之所为。魂之居也，其华在爪，其充在筋，为阳中之少阳，通于春气。脾、胃、大肠、小肠、三焦、膀胱者，仓廪之本，营之居也，名曰器，能化糟粕，转味而出入者也，其华在唇四白，其充在肌，口为脾官，脾主肌肉。四白，唇四际之白色肉也。此至阴之类，通于土气。凡十一脏取决于胆也。上从心脏，下至于胆，为十一也。胆中正则断无私偏，故取决于胆。

〔批〕《六节藏象论》

东方青色，入通于肝，开窍于目，藏精①于肝，其病发惊骇，象木屈伸，有摇动也。其味酸，其类草木，其畜鸡，巽为鸡之意。其谷麦，五谷之长曰麦，故东方用之。其应四时，上为岁星，木之精气，上为岁星，十二年一周天。是以春气在头也，万物发荣于上，故春气在头。其音角，角，木声也。其数八，《洪范》：三曰木。木生数三，成数八。是以知病在筋也②，木之坚柔，类于

---

① 精：原作"经"，据《素问·金匮真言论》改。
② 是以知病在筋也：此句原在"其臭臊"后，据《素问·金匮真言论》改。

筋气。其臭臊。凡气因木变则为臊。其在声为呼，在变动为握，在志为怒。怒伤肝，悲胜怒。悲属肺，肺金并于肝木，故胜怒。风伤筋，风胜则筋络拘急。燥胜风。燥为金气，故胜风。酸伤筋，过节也。辛胜酸。辛金味，故胜酸。南方赤色，入通于心，开窍于耳，手少阴心脉络会于耳。藏精于心，故病在五脏，夏气为脏。其味苦，其类火，其畜羊，言其味也，按《五常政大论》云：其畜马。其谷黍，黍色赤。其应四时，上为荧惑星，火之精气，上为荧惑星，七百四十日一周天。是以知病在脉也，火之燥动，类于脉气。其音徵，其数七，二曰火。生数二，成数七。其臭焦。凡气因火变则为焦。其在声为笑，在变动为忧，在志为喜。喜伤心，恐胜喜。恐属肾，恐则肾水并于心火，故胜喜。热伤气，热胜则喘息促急。寒胜热。苦伤气，咸胜苦①。咸，水气，故胜火热苦。中央黄色，入通于脾，开窍于口，藏精于脾，故病在舌本，脾脉连于舌本。其味甘，其类土，其畜牛，土王四季，故畜取丑牛，又以牛色黄也。其谷稷，色黄而味甘也。其应四时，上为镇星，土之精气，上为镇星，二十八年一周天。是以知病在肉也。土之柔厚，类乎肉气。其音宫，宫，土音也。其数五，土数五。其臭香。凡气因土变则为香。其在声为歌，在变动为哕，哕气，胃寒所生。在志为思。思伤脾，怒胜思。湿伤肉，脾主肉，而恶湿，故湿胜则肉伤。风胜湿。风为木气，故胜土湿。甘伤肉，酸胜甘。酸，木味，故胜甘。西方白色，入通于肺，开窍于鼻，藏精于肺，肺藏气，鼻通息。故病在背，以肺在胸中，背为胸中之府也。其味辛，其类金，其畜马，取乾也，《易》曰：乾为马。其谷稻，稻，白色也。其应四时，上为太白星，金之精气，上为太白星，三百六十五日一

---

① "其在声为笑……咸胜苦"：本段为《素问·阴阳应象大论》文。

周天。是以知病在皮毛也，其音商，金声。其数九，四曰金。生数四，成数九。其臭腥。凡气因金变则为腥膻之气也。其在声为哭，在变动为咳，在志为忧。忧伤肺，喜胜忧。喜属心，喜则心火并于肺金，故胜忧。热伤皮毛，热从火生，耗精液。寒胜热。辛伤皮毛，过而招损。苦胜辛。北方黑色，入通于肾，开窍于二阴，藏精于肾，故病在溪，溪，谓肉之小会也。《气穴论》曰：肉之大会为谷，肉之小会为溪。其味咸，《洪范》曰：润下作咸。其类水，性润下而渗泄。其畜彘，其谷豆，豆色黑。其应四时，上为辰星，水之精气，上为辰星，三百六十五日一周天也。是以知病之在骨也，其音羽，水声。其数六，一曰水。生数一，成数六也。其臭腐。凡气因水变则为腐朽之气。其在声为呻，在变动为栗。寒甚，恐甚。在志为恐。恐伤肾，思胜恐。思深虑远，则见事源，故胜恐。寒伤血，寒则血凝，伤可知也。燥胜寒。燥从热生，故胜寒。咸伤血，食盐而渴，伤血可知。甘胜咸。甘，土味，故胜水咸。

〔批〕《金匮真言论》

心之合脉也，其荣色也，发见于面之色，皆心之荣也。其主肾也。主，谓主与肾相畏，盖火畏于水也。肺之合皮也，其荣毛也，其主心也。金畏于火也。肝之合筋也，其荣爪也，爪者，筋之余。其主肺也。木畏于金。脾之合肉也，其荣唇也①，口为脾之官。其主肝也。土畏于木也。肾之合骨也，其荣发也，其主脾也。水畏于土。心者②，君主之官，神明出焉。清净虚灵，故神明出。肺者，相傅之官，治节出焉。位高非君，故官为相傅。主行营卫，故治节由之出。肝者，将军之官，谋虑出焉。勇而能断，故曰

---

① 其荣唇也：原作"荣在唇也"，据《素问·五脏生成》。
② 心者：此至段末，皆《素问·灵兰秘典论》文。

将军。潜法未萌，故谋虑出。胆者，中正之官，决断出焉。刚正果决，故为中正，直而不疑，故决断出。膻中者，臣使之官，喜乐出焉。膻中者，在胸中两乳间，为气之海。心主为君，以脉宣教令，膻中主气，以气布阴阳，故官为臣使。脾胃者，仓廪之官，五味出焉。包容五谷，是为仓廪之官。营养四旁，故五味出。大肠者，传道之官，变化出焉。小肠者，受盛之官，化物出焉。承奉胃司，受盛糟粕。肾者，作强之官，伎①巧出焉。肾藏智。三焦者，决渎之官，水道出焉。引道阴阳，开通闭塞。〔批〕上焦不治，水溢高原。中焦不治，水停下脘。下焦不治，水畜膀胱。膀胱者，州都之官，津液藏焉，气化则能出矣。三焦水泄，俱出膀胱，是为都会之地。居下内空，故津液藏焉。惟气海之气施化则溲便注泄，气不及则闭隐不通。凡此十二官者，不得相失也。故主明则下安，以此养生则寿，殁世不殆，以为天下大昌。主不明则十二官危，使道闭塞而不通，形乃大伤，以此养生则殃，以为天下者，其宗大危，戒之戒之。

〔批〕《五脏生成篇》

玩《内经》注文，即以心为主。愚谓人身别有一主，非心也。谓之君主之官，当与十二官平等，不得独尊心之官为主。若以心之官为主，则下文"主不明则十二官危"当云"十一官"矣，此理甚明，何注《内经》者昧此耶？盖此一主者，气血之根，生死之关，十二经之纲维，无物可指，无形可见，故人莫得而知之。今于十二经形景图考之，可得其旨矣。形景图说附后。

脏腑内景，各有区别。咽喉二窍，同出一脘，异途施化。

---

① 伎：原作"知"，据《素问·灵兰秘典论》改。

喉在前，主出；咽在后，主吞。喉系坚空，连接肺，本为气息之路，呼吸出入，下通心肝之窍，以及①诸脉之行气之要道也。咽系柔空，下接胃，本为饮食之路，水谷同下，并归胃中，乃粮运之关津也。二道并行，各不相犯。盖饮食必历气口而下，气口有一会厌，当饮食方咽，会厌即垂，厥口乃闭。故水谷下咽，了不犯喉。言语呼吸，则会厌开张。当食言语，则水谷乘气逆②入喉脘，遂呛而咳矣。喉下为肺，两叶白莹，谓之华盖，以覆诸脏，虚如蜂巢，下无透窍，故吸之则满，呼之则虚。一吸一呼，水③之有源，无有穷也，乃清浊之交运，人身之橐籥④。肺之下为心，心有系络，上系于肺，肺受清气，下乃灌注。其象尖长而圆，其色赤，其中窍数多寡各异，迥不相同，上通于舌，下无透窍。心之下有心包络，即膻中也，象如仰盂，心即居于其中，九重端拱，寂然不动。凡脾、胃、肝、胆、两肾、膀胱各有一系，系于包络之旁，以通于心。此间有宗气积于胸中，出于喉咙，以贯心脉，而行呼吸，即如雾者是也。如外邪干犯，则犯包络，心不能犯，犯心即死矣。此下有膈膜，与脊胁周回相著，遮蔽浊气，使不得上熏心肺。膈膜之下有肝，肝有独叶者，有二三叶者，其系亦上络于心包，为血之海。上通于目，下亦无窍。肝短叶中有胆附焉。胆有汁，藏而不泄，此喉之一窍也。施气运化，熏蒸流行，以成脉络者如此。咽至胃，长一尺六寸，通谓之咽门。咽下是膈膜，膈膜之下有胃，

---

① 及：原作"激"，据《医贯》"形景图说"改。
② 逆：原作"送"，据《医贯》"形景图说"改。
③ 水：原作"本"，据《医贯》"形景图说"改。
④ 橐籥（tuóyuè 佗月）：鼓风助火用的风箱。此处喻肺主气，司呼吸的功能。

盛受饮食而腐熟之。其左有脾，与胃同膜而附其上。其色如马肝赤紫，其形如刀镰。闻声则动，动则磨胃，食乃消化。胃之左有小肠，后附脊膂，左环回周叠积。其注于回肠者，外附脐上，共盘十六曲。右有大肠，即回肠，当脐左回周叠积而下，亦盘十六曲。广肠附脊以受回肠，左环叠积下辟，乃出滓秽之路。广肠左侧为膀胱，乃津液之府。五味入胃，其津液上升，精者化为血脉以成骨髓，津液之余流入下部，得三焦之气施化，小肠渗出，膀胱渗入，而溲便注泄矣。凡胃中腐熟水谷，其精气自胃①之上口曰贲门，传于肺，肺播于诸脉；其滓秽自胃之下口曰幽门，传于小肠，至小肠下口曰阑门，泌别其汁。清者渗出小肠而渗入膀胱，滓秽之物则转入大肠。膀胱赤白莹净，上无所入之窍，止有下口，全假三焦之气化施行。气不能化，则闭格不通而为病矣。此咽之一窍，资生气血，转化糟粕而出入如此。三焦者，上焦如雾，中焦如沤，下焦如渎，有名无形，主持诸气，以象三才，故呼吸升降，水谷腐熟，皆待此通达，与命门相为表里。上焦出于胃口，并咽以上贯膈而布胸中，走腋循太阴之分而行，传胃中谷味之精气于肺，肺播于诸脉，即膻中气海所留宗气是也。中焦在中脘，不上不下，主腐熟水谷，泌②糟粕，蒸津液，化其精微，上注于肺脉，乃化为血液，以奉生身，莫贵于此，即肾中动气，非有非无，如浪花泡影是也。下焦如渎，其气起于胃下脘，别回肠，注于膀胱，主出而不纳，即州都之官，气化则能出者，下焦化之也。肾有二，精所舍也，生于脊膂十四椎下两旁各一寸五分，形如豇豆，相并而曲附于

---

① 胃：此下原衍"口"字，据《医贯》"形景图说"删。

② 泌：原作"沁"，据《医贯》"形景图说"改，下同。

脊，外有黄脂包裹，里白外黑，各有带二条，上条系于心包，下条过屏翳穴①，后趋脊骨。两肾俱属水，但一边属阴，一边属阳。越人谓左为肾，右为命门，非也。命门即在两肾各一寸五分之间，当一身之中，《易》所谓"一阳陷于二阴之中"，《内经》曰"七节之旁有小心"是也。名曰命门，是为真君、真主，乃一身之太极，无形可见，两肾之中是其安宅也。其右旁有一小窍，即三焦。三焦者，是其臣使之官，禀命而行，周流于五脏六腑之间而不息，名曰相火。相火者，言如天君无为而治，宰相代天行化，此先天无形之火，与后天有形之心火不同。其左旁有一小窍，乃真阴真水气也，亦无形，上行夹脊，至脑中为髓海，泌其津液，注之于脉，以荣四末，内注五脏六腑以应刻数，亦随相火而潜行于周身，与两肾所主后天有形之水不同。但命门无形之火，在两肾有形之中为黄庭，故曰五脏之真，惟肾为根。褚齐贤云：人之初生受胎，始于任脉兆，惟命门先具。有命门，然后生心，心生血。有心然后生肺，肺生皮毛。有脾然后生肾，肾生骨髓。有肾则与命门合，二数备，是以肾有两歧也。可见命门为十二经之主。肾无此，则无以作强而技巧不出矣；膀胱无此，则三焦之气不化而水道不行矣；脾胃无此，则不能蒸腐水谷而五味不出矣；肝胆无此，则将军无决断而谋虑不出矣；大小肠无此，则变化不行而二便闭矣；心无此，则神明昏而万事不能应矣，正所谓主不明则十二官危也。余譬之元宵之鳌山走马灯，拜者、舞者、飞者、走者无一不具，其中间惟是一火耳。火旺则动速，火微则动缓，火熄则寂然不动，而拜、舞、飞、走者躯壳未尝不存也。余所以谆谆

---

① 屏翳穴：会阴穴。

必欲明此论者，欲世之养身者、治病者的以命门为君主，而加意于火之一字。夫既曰立命之门，火乃人身之至宝，何世之养生者不知保养节欲，而日夜戕贼此火？既病矣，治病者不知温养此火，而日用寒凉以直灭此火，焉望其有生气耶？经曰：主不明则十二官危。以此养生则殃，戒之戒之！余今直指其归元之路而明示之。命门君主之火，乃水中之火，相依而永不相离也。火之有余，缘真水之不足也，毫不敢去火，只补水以配火，壮水之主以镇阳光；火之不足，因见水之有余也，亦不必泻水，就于水中补火，益火之源以消阴翳。所谓原与主者，皆属先天无形之妙，非曰心为火而其原在肝，肾为水而其主属肺。盖心、脾、肾、肝、肺皆后天有形之物也，须以无形之火配无形之水，直探其君主之穴宅而求之，是为同气相求，斯易以入也。所谓知其要者，一言而终也。若夫风、寒、暑、湿、燥、火六者之入于人身，此客气也，非主气也。主气固，客气不能入。今之谈医者，徒知客者除之，漫①不加意于主气，何哉？纵有言固主气者，专以脾胃为一身之主，焉知坤土是离火所生，而艮土又属坎水所生耶？明乎此，则医学之渊源有自矣。

　　脑、髓、骨、脉、胆、女子胞六者，地气之所生也，皆藏于阴而象于地，故藏而不泻，名曰奇恒之腑。出纳之用，有殊于六腑，故名奇恒之腑也。夫胃、大肠、小肠、三焦、膀胱，此五者，天气之所生也，其气象天，故泻而不藏，此受五脏浊气，名曰传化之腑，不能久留，输泻者也。魄门亦为五脏使，水谷不得久藏。谓肛之门也，内通肺，故曰魄门。五脏者，藏精气而不泻也，故满而不能实。精气为满，水谷为实，但藏精气，故满而不

---

　　① 漫：原作"慢"，据《医贯》"形景图说"改。

实。六腑者，传化物而不藏，故实而不能满也。以下不藏精气，但受水谷之故也。所以然者，水谷入口，则胃实而肠虚，食下，则肠实而胃虚。帝曰：气口何以独为五脏主？气口即寸口也，亦谓脉口，在手鱼际之后。岐伯曰：胃者，水谷之海，六腑之大源也。五味入口，藏于胃以养五脏气，气口亦太阴也。即太阴脉所行。是以五脏六腑之气味，皆出于胃，变见于气口。谷入于胃，气传于肺。故五气入鼻，藏于心肺，心肺有病，而鼻为之不利也。

〔批〕《五脏别论》

心藏神，肺藏魄，并精而出入者谓之魄。肝藏魂，随神而往来者谓之魂。脾藏意，肾藏志，故神藏五，形藏四，合为九藏也。神藏，即肝藏魂，五件。形藏四者，一头角，二耳目，三口齿，四胸中也。

〔批〕《宣明五气论》

天食人以五气，地食人以五味。五气入鼻，藏于心肺，上使五色修明，音声能彰。五味入口，藏于肠胃，味有所藏，以养五气，气和而生，津液相成，神乃自生。

〔批〕《六节藏象论》

食气入胃，散精于肝，淫气于筋。精，五谷之精。淫气，浸淫滋养之气。食气入胃，浊气上焦氤氲之气归心，归于心为血。淫精于脉。脉气流经，诸经。经气归于肺，肺朝百脉，居高，为脉朝宗。输精于皮毛。毛脉合精，行气于玄府①。毛属肺气，脉属心血。玄府，腠理也，是为卫气。府精神明，留于四脏，一头角，二耳目，三口齿，四胸中。气归于权衡。平等，无低昂。饮入于

---

① 玄府：《素问·经脉别论》原作"府"。

胃，游溢精气，上输于脾，输，转输传运也。脾气散精，上归于肺，通调水道，下输膀胱，水精四布，五经并行，合于四时五脏阴阳，揆度以为常也。夫既一升一降，由是水谷之精四散，而布五经之义。一机流行，合于四时寒暑，符于五脏阴阳，揆度于造化盈虚，用为常道也。君位臣则顺，臣位君则逆，逆则其病近，其害速，顺则其病远，其害微，所谓二火也。二火，君火、相火也。君火居尊，相火守位，禀命事理之顺也。若相火居尊，无复制驭，以下居上，事之逆，故病近而害远。

〔批〕《经脉别论》

天　真

女子七岁，肾气盛，齿更发长。女子生于阴，阴中必有阳，故以七为纪。肾主骨，齿乃骨之余，肾为精血之府。发者，血之余。二七而天癸至，任脉通，太冲脉盛，月事以时下，故有子。三七肾气平均，故真牙生而长极。真牙，牙之最后生者。四七，筋骨坚，发长极，身体盛壮。五七，阳明脉衰，面始焦，发始堕。六七，三阳脉衰于上，面皆焦，发始白。七七，任脉虚，太冲脉衰少，天癸竭，地道不通，故形坏而无子也。丈夫八岁，肾气实，发长齿更。男子生于阳，阳中必有阴，故以八为纪也。二八，肾气盛，天癸至，精气溢泻，阴阳和，故能有子。三八，肾气平均，筋骨劲强，故真牙生而长极。四八，筋骨隆盛，肌肉满壮。五八，肾气衰，发堕齿枯①。六八，阳气衰竭于上，面焦，发鬓颁白。七八，肝气衰，筋不能动，天癸竭，精少，肾脏衰，形体皆极。八八，则齿发去。肾者主水，受五脏六腑

---

① 枯：《素问·上古天真论》作"槁"。

之精而藏之，故五脏盛，乃能泻。脏腑精气淫溢渗灌于肾，肾特受而藏之，非肾一脏独有精。今五脏皆衰，筋骨解堕，天癸尽矣，故发鬓白，身体重，行步不正，而无子耳。帝曰：有其年已老而有子者何也？岐伯曰：此其天寿过度，气脉常通，而肾气有余也。言其禀受天真有余。

〔批〕《上古天真论》

摄 生

上古之人，其知道者，法于阴阳，和于术数，食饮有节，起居有常，不妄作劳，故能形与神俱，而尽终其天年，度百岁乃去。今时之人不然也，以酒为浆，古人每食必啜汤饮，谓之水浆。今直以酒为浆，言无节也。以妄为常，妄作劳，不慎动也。醉以入房，以欲竭其精，以耗散其真，精伤则真散。不知持满，不时御神，不爱精保神，如持满盈之恐倾。不四时调神以防灾患。务快其心，逆于生乐，起居无节，故半百而衰也。夫上古圣人之教下也，皆谓之虚邪贼风，避之有时，恬淡虚无，真气从之，精神内守，病安从来。

〔批〕《上古天真论》

逆春气，则少阳不生，肝气内变；逆夏气，则太阳不长，心气内洞；逆秋气，则太阴不收，肺气焦满；逆冬气，则少阴不藏，肾气独沉。夫四时阴阳者，万物之根本也。所以圣人春夏养阳，秋冬养阴，以从其根，故与万物浮沉于生长之门。逆其根，则伐其本，坏其真矣。

〔批〕《四气调神大论》

阴之所生，本在五味，阴之五宫，伤在五味。是故味过于酸，肝气以津，脾气乃绝。木制土。味过于咸，大骨气劳，短肌，心气抑。咸入肾，入骨，走血，能软缩诸物。又咸从水化，水胜则火灭。味过于甘，心气喘满，色黑，肾气不衡。甘性滞缓，甘从土化，土亢则害水，见色黑而知肾气不平也。味过于苦，脾气不濡，胃气乃厚。苦性坚燥，故不濡。胃喜燥，故气强厚。味过于辛，筋脉沮弛，精神乃央。沮，润也。迟，缓也。辛从金化，生水以养筋，故令筋脉润而驰长。辛主发散，散则神气不收，故殃也。

〔批〕《生气通天论》

能知七损女血以时下、八益男精宜节，则二者行调，不知用此，则早衰之节也。又注：七为阳，八为阴。阳惧其损而消，阴惧其益而长。阳生阴杀，故宜察其消长之机，用扶阳抑阴之术使不衰也。

〔批〕《阴阳应象大论》

五谷为养，五果为助，五畜为益，五菜为充，气味合而服之，以补精益气。

〔批〕《脏气法时论》

天有四时五行，以生长收藏，以生寒暑燥湿风。人有五脏，化为五气，以生喜怒悲忧恐。故喜怒伤气，寒暑伤形。暴怒伤阴，暴喜伤阳。厥气上行，满脉去形。喜怒不节，寒暑过度，生乃不固。

年四十，而阴气自半也，起居衰矣。年五十，体重，耳目不聪明矣。阳胜阴则强，阴胜阳则衰。四十阴阳相半，衰兆见矣。五十阴胜，故体重。阳主通达显明，阴主闭塞幽暗，故使耳不聪，目不明。年六十，阴痿，气大衰，九窍不利，下虚上实，涕泣俱出矣。阳气大衰，所以阴痿。九窍不利者，阳气不充，不能运化也。下虚者，少火虚也。上实者，阴乘阳也。涕泣俱出，阳衰不能摄也。故曰：知之则强，不知则老。知七损八益而调之则强，不知则阴渐长而衰老。

〔批〕《阴阳应象大论》

肾有久病者，可以寅时面向南，净神不乱思，闭气不息七遍，以引颈咽气顺之，如咽甚硬物，如此七遍后，饵舌下津无数。肾为水脏，以肺金为母，肺金主气。咽气者，母来顾子之法也。咽津者，同类相亲之道也。人生于寅，寅为阳旺之会。神不乱思者，静定凝一也。闭气不息者，止其呼吸，气极则微微吐出，不令闻声。七遍者，阳数也。引颈者，伸之使直，气易下也。如咽甚硬物者，极力咽之，汩汩有声，以意送至丹田、气海。气为水母，气足则精自旺也。命门在两肾之间，上通心肺，开窍于舌下，以生津液。津与肾水原是一家，咽归下极，重来相会，既济之道也。古人以活字从水从舌者，言舌水可以活人也。又以舌字从千从口，言千口水成活也。《仙经》曰：气是千年药，津为续命芝。又曰：气为水母，水为命根，勤而行之，可以长生。《悟真篇》曰：咽津纳气是人行，有药方能造化生，炉内若无真种子，犹将水火煮空铛。此即所谓精养灵根气养神，为真种子也。阳者，轻清而无象。阴者，重浊而有形。长生之术，必曰虚无得全于阳也。故仙真之用，在阴尽阳纯。仙真之号，曰纯阳、全阳，皆以阳为要。《中和集》云：大修行人，分阴未尽则不仙；一切凡人，分阳未尽则不死。明乎此，而七损八益灼然不疑矣。此《内经》谆谆欲人养阳。世之喜用苦寒，好行疏伐以抑阳扶阴者，岂非岐黄之罪人哉！

〔批〕遗篇《刺法论》

阴 阳

黄帝曰：阴阳者，天地之道也，万物之纲纪，变化之父母，异类变化而成。生杀之本始，万物藉阳滥而生，同阴寒而先①。神明之府也，治病必求其本。故积阳为天，积阴为地。阴静阳躁，阳生阴长，阳杀阴藏。阳化气，阴成形。

天地者，万物之上下也；阴阳者，血气之男女也；左右者，阴阳之道路也；水火者，阴阳之征兆也；阴阳者，万物之能始也。故曰：阴在内，阳之守也；阳在外，阴之使也。阴静阳动。

清阳为天，浊阴为地；地气上为云，天气下为雨；雨出地气，雨出而通地气。云出天气。云出而通天气。如脾气散精，上归于肺，地气上为云也。肺行降下之令，下输膀胱，天气下为雨也。膀胱者，州都之官，气化则能出，是雨出地气也。上焦如雾，心肺和而呵出之，是云出天气也。此见阴阳清浊不可失位而倒置，顺之则天地位而万物育，逆之则下飧泄而上䐜胀矣。故清阳出上窍，浊阴出下窍；上窍，耳目口鼻。下窍，前后二阴也。清阳发腠理，浊阴走五脏；清阳实四肢，浊阴归六腑。水为阴，火为阳，阳为气，臊焦香腥腐。阴为味。酸苦甘辛咸。味归形，形归气，五味入于阴血，阴血依于阳气。气归精，精归化，阳气依于元精，元精依于元神。精食气，形食味，气和则精生，味和则形长。化生精，气生形。精生于运化之神，形生于无形之气。味伤形，如味过于酸，肝气以津，脾气乃绝之类。气伤精，如气有余便是火，火炎则水干，又气郁气耗皆伤精。精化为气，气伤于味。阴味出下窍，阳气出上窍。味厚者为阴，薄为阴之阳。气厚者为阳，薄为阳之阴。味厚则泄，薄则通。气薄则发泄，厚则发热。壮火之气衰，壮已必衰。少火之气壮。少已必壮。壮火食气，气生壮火。气食少火。少火滋气。壮火散气，气生壮火，故气得壮火则耗散矣。少火生

---

① 先：死亡。唐·韩愈《祭十二郎文》："维我皇祖，有孙八人。惟兄与我，后死孤存。奈何于今，又弃而先。"

气。少火益气，故气得少火则生长。气味辛甘发散为阳，酸苦涌泄为阴。阴胜则阳病，阳胜则阴病。阳胜则热，阴胜则寒。重寒则热，阴极则阳生。重热则寒，阳极则阴生。寒伤形，热伤气。寒，阴也，故伤血。热，阳也，故伤气。气伤痛，形伤肿。气无形故痛，血有①形故肿。故先痛而后肿者，气伤形也；先肿而后痛者，形伤气也。风胜则动，风淫末疾之类。热胜则肿，燥胜则干，寒胜则浮，阳气不运，故坚痞腹满而为虚浮。湿胜则濡泻。

天气通于肺，地气通于嗌，风气通于肝，雷气通于心，谷气通于脾，雨气通于肾。六经为川，肠胃为海，九窍为水注之气。

寒极生热，热极生寒。寒气生浊浊阴，热气生清清阳。清气在下，则生飧泄，浊气在上，则生䐜胀。

天不足西北，故西北方阴也，而人右耳目不如左明也。地不满东南，故东南方阳也，而人左手足不如右强也。东方阳也，阳者其精并于上，并于上则上明而下虚，故使耳目聪明而手足不便也。西方阴也，阴者其精并于下，并于下则下盛而上虚，故其耳目不聪明而手足便也。故俱感于邪，其在上则右甚，在下则左甚，此天地阴阳所不能全也，故邪居之。

〔批〕《阴阳应象论②》

阴者，藏精而为守也③；阳者，卫外而为固也。阴不胜其阳，则脉流薄疾，并乃狂。阳用事，则脉急数。若重阳相并则狂。盖阳胜则四肢实，实则能登高狂走。阳不胜其阴，则五脏气争，九窍不通。阴无阳则战，如坤之上六，龙战于野，故五脏气争。阴主凝

---

① 有：原作"无"，据文义改。
② 阴阳应象论：《素问》作"阴阳应象大论"。
③ 为守：《素问·生气通天论》作"起亟"。

一　卷　内　经

一五

塞，故九窍不通。凡阴阳之要，阳密乃固。阳不妄泄，乃生强固。两者不和，若春无秋，若冬无夏，偏胜之弊。因而和之，是谓圣度。圣人陈阴阳之法度。故阳强不能密，阴气乃绝，阳气不能闭密，则阴精走泄而竭绝矣。阴平阳秘，精神乃治，阴气和平，阳气闭密，则精神之用日益治。阴阳离决，精气乃绝。及此则损耗天真。

〔批〕《生气通天论》

阳者，天气也，主外；阴者，地气也，主内。故阳道实，阴道虚。故犯贼风虚邪者，阳受之；食饮不节起居不时者，阴受之。阳受之则入六腑，阴受之则入五脏。入六腑则身热不得卧，上为喘呼；入五脏则䐜满闭塞，下为飧泄，久为肠澼。故喉主天气，咽主地气。故阳受风气，阴受湿气。故阴气从足上行至头，而下行循臂至指端；阳气从手上行至头，而下行至足。手三阴，从脏走手；手三阳，从手走头；足三阳，从头走足；足三阴，从足走腹。故曰阳病者上行极而下，阴病者下行极而上。故伤于风者，上先受之；伤于湿者，下先受之。

〔批〕《太阴阳明论》

阴胜则梦涉大水恐惧，阳胜则梦大火燔灼，阴阳俱胜则梦毁伤。上胜则梦飞，下胜则梦堕。甚饱则梦予，甚饥则梦取。肝气胜则梦怒，肺气胜则梦哭。短虫多则梦聚众，长虫多则梦相击毁伤。

〔批〕《脉要精微论》

天之邪气，感则害人五脏。水谷之寒热，感则害人六腑。地之湿气，感则害人皮肉筋脉。

〔批〕《阴阳应象大论》

至阴虚，天气绝；至阳胜，地气不足。至阴，脾也。天气，肺气也。至阳，壮火也。地气，脾胃之气也。言脾气虚者，肺气必绝，金失土母故也。壮火盛者，中气必衰，壮火散气是也。**阴阳并交，至人之所行。**阴阳并交，则血气流通，泰之象也，是至人调摄之术也。阴阳并交者，阳气先至，阴气后至。阳气先往，阴气自随之。是以圣人持诊之道，先后阴阳而持之。圣人法象于阴阳，故先持阳而后持阴。

〔批〕《阴阳类论①》

脏　气

五脏所恶：心恶热，肺恶寒，肝恶风，脾恶湿，肾恶燥。

五脏化液：心为汗，肺为涕，肝为泪，脾为涎，肾为唾。

五脏所藏：心藏神，肺藏魄，肝藏魂，脾藏意，肾藏志。

五脏所主：心主脉，肺主皮，肝主筋，脾主肉，肾主骨。

五味所入：酸入肝，辛入肺，苦入心，咸入肾，甘入脾。

五味所禁：辛走气，气病无多食辛；咸走血，血病无多食咸；苦走骨，骨病无多食苦；甘走肉，肉病无多食甘；酸走筋，筋病无多食酸②。

五味所伤：多食咸，则脉凝泣而变色；肾胜心。多食苦，则皮槁而毛拔；心胜肺。多食辛，则筋急而爪枯；肺胜肝。多食酸，则肉胝䐬而唇揭；肝胜脾。多食甘，则骨痛而发落。脾胜肾。

色味当五脏：白当肺、辛，赤当心、苦，青当肝、酸，黄当脾、甘，黑当肾、咸。故白当皮，赤当脉，青当筋，黄当肉③，黑当骨。当，令也。

---

① 阴阳类论：《素问》作"方盛衰论"。

② 筋病无多食酸：此前皆《素问·宣明五气论》文。

③ 肉：原作"脾"，据《素问·五脏生成》改。

〔批〕《五脏生成篇》

五脉①应象：肝脉弦，心脉钩，脾脉代，肺脉毛，肾脉石。

五气所病：心为噫，肺为咳，肝为语，脾为吞，肾为欠为嚏，胃为气逆为哕为恐，大肠小肠为泄，下焦溢为水，膀胱不利为癃，不约为遗溺。胆为怒。

五精②所并：精气并于心则喜，并于肺则悲，并于肝则忧，并于脾则畏，并于肾则恐。五精，五脏之精气也。精气各藏其脏则不病。若本脏虚而他脏乘虚而合并之，则邪气实而各显其志矣。

五劳所伤：久视伤血，久卧伤气，久坐伤肉，久立伤骨，久行伤筋。

〔批〕《宣明五气论》

脉要 色脉附

夫脉者，血之府也，长则气治，短则气病，数则烦心，大则病进，上盛寸口则气高，下盛尺中则气胀，代则气衰，细则气少，涩则心痛，浑浑脉气浊乱革至弦大实长如涌泉，出而不返。病进而色弊，绵绵微微似有而不应手其去如弦绝者，死。卒断如弦之绝去。微妙在脉，不可不察，察之有纪，从阴阳始。

持脉有道，虚静为保。保守而不失也。虚其心，静其志，始终勿失。春日浮，如鱼之游在波；象春生之气未尽出于地。夏日在肤，泛泛乎万物有余；充满于指，象夏时万物之有余。秋日下肤，蛰虫将去；阳气下降，脉下于肌肤。冬日在骨，蛰虫周密，君子居室。阳气潜藏，脉沉在骨。知内者按而纪之，欲知五内病邪，则重手按之而得之矣。知外者终沉取而始浮取之。既取其沉，复察于

---

① 脉：原作"味"，据《素问·宣明五气论》改。
② 精：原作"经"，据《素问·宣明五气论》改。

宝命真诠

一八

浮，如病邪在外，则浮盛而沉不盛也。

〔批〕《脉要精微论》

平心脉来，累累如连珠，如循琅玕，曰心平。病心脉来，喘喘连属，如喘人之息，急促之状。其中微曲，不能如循琅玕之滑利。曰心病。死心脉来，前曲后倨，如操带钩，洪大而不滑利，如持革带之钩。曰心死。平肺脉来，厌厌聂聂，如落榆荚，翩翩之状，浮薄而流利也。曰肺平。病肺脉来，不上不下，如循鸡羽，涩而难。曰肺病。死肺脉来，如物之浮，如风吹毛，浮毛之极。曰肺死。平肝脉来，软弱招招迢迢，如揭长竿末梢，长而柔。曰肝平。病肝脉来，盈实而滑，如循长竿，长而不软。曰肝病。死肝脉来，急益劲，如新张弓弦，劲急弦长。曰肝死。平脾脉来，和柔相离，无少躁急，不相连属。如鸡践地，缓其步。曰脾平。病脾脉来，实而盈数，如鸡举足，举而实。曰脾病。死脾脉来，锐坚如乌之啄，如鸟之距，锐坚之状。如屋之漏，如水之流，溅而不收，去而不返。曰脾死。平肾脉来，喘喘累累如钩，此心家脉也。肾部有此是为水火相济。按之而坚，肾之石也。曰肾平。病肾脉来，如引葛，不按亦坚。按之益坚，曰肾病。死肾脉来，发如夺索，引长而坚劲也。辟辟如弹石，石之至也。曰肾死。

〔批〕《平人气象论》

尺内两旁，则季胁胁下软肉也。尺外以候肾，外侧。尺里内侧以候腹中少腹中。附上谓关也，左外以候肝，内以候膈膈膜；右外以候胃，内以候脾。上附上寸也，右外以候肺，内以候胸中；左外以候心，内以候膻中两乳之间。前指之前以候前病人之前，谓胸腹之上也，后指之后以候后病人之后，谓肩背之后也。上竟上者，胸喉中事也；下竟下者，少腹腰股膝胫足中事也。竟上寸之尽，竟下尺之尽。

推而外之浮分，内沉分而不外，有心腹积也。推而内之沉分，外浮分而不内，身有热也。推而上之，上而不下，阳气升而不降，故脉独难于下。腰足清也。推而下之，下而不上，头项痛也。阳气滞而不利，故脉独难于上。按之至骨，脉气少者，腰脊痛而身有痹也。

〔批〕《脉要精微论》

平人之常，气禀于胃。胃为中土，得天地中和之气。五脏得胃气则和，否则偏胜而病。人无胃气曰逆，逆者死。春胃微弦为平，必于冲和之中微带弦为平脉。弦多胃少曰肝病，但弦无胃曰死，胃而有毛曰秋病，春时得之是为贼邪，以有胃气，故至秋而病。毛甚曰今病。不必至秋。

夏胃微钩曰平，钩多胃少曰心病，但钩无胃曰死，胃而有石曰冬病，石为肾水，冬脉也。石甚曰今病。受伤已深，不必至冬。

长夏胃微软弱曰平，软弱，脾脉也。长夏属土脉，宜软弱。弱多胃少曰脾病，脾土偏胜。但代无胃曰死，由脾病之极，阴气不能接续，故代而止，绝于生道矣。软弱有石曰冬病，肾水先泄，其气至冬无以封藏矣。弱甚曰今病。脾气亏损已深。

秋胃微毛曰平，毛多胃少曰肺病，但毛无胃曰死，毛①而有弦曰春病，秋得春脉，虽为我克，为微邪。然肝木泄，气至春无以生荣。弦甚曰今病。

冬胃微石曰平，石脉来沉实也。石多胃少曰肾病，但石无胃曰死，石而有钩曰夏病，冬得夏脉，是己不足而所胜者侮之。然心火泄，气至夏无以长养也。钩甚曰今病。

---

① 毛：原作"胃"，据《素问·平人气象论》改。

胃之大络，名曰虚里，贯膈络肺，出于左乳下，其动应衣，宗气泄也。宗，尊也。土为万物之母，故胃为十二经之宗。**盛喘数绝者，则病在中。**病人盛喘，虚里之脉数而绝者，则病由中生，不在外也。**结而横，有积矣。**脉来迟，时一止，曰结。横，横格于指下也。言虚里之脉结而横，是胃中有积矣。**绝不至曰死。**虚里之脉，绝而不至，则十二经无其宗主，故死。**乳之下其动应衣，宗气泄也。**宗气宜藏不宜泄。此脉动甚，是宗气失藏而外泄也。**脉盛滑坚者，曰病在外；脉小实而坚者，曰病在内。脉小弱以涩，谓之久病；**气虚血少，病久为然。**脉滑浮而有疾者，谓之新病。脉急者，**是厥阴病脉。**曰疝瘕，少腹痛。脉滑曰风；**阳受病则为风。**脉涩曰痹；**阴受病则为痹。**缓而滑曰热中；**脾病则脉缓。滑为阳，是脾家热也。**盛而紧曰胀。**胃病则脉盛紧，为阴阳相抟，是胃受邪也，故令胀。

臂多青脉，曰脱血。青为肝色。**尺脉缓**气不足**涩**血不足**谓之解㑊。**寒不寒，热不热，弱不弱，壮不壮，不可名之名也。**安卧脉盛，谓之脱血。**久卧伤气，则脉应微。今盛而不微，是伤血也。**尺涩脉滑，谓之多汗。尺寒脉细，谓之后泄。尺粗常热者，谓之热中。**尺粗，阴液不足。常热，阴火有余。

寸口之脉中手，短者曰头痛，长曰足胫痛。短为阳不足，阳虚则阴凑。长为阴不足，阴虚则阳凑。**中手促，上击者，曰肩背痛，**数，时一止曰促。上部搏手，曰上击，是邪居上部。**沉而坚者曰病在中，**阴之过，故在中。**浮而盛者曰病在外，**阳之过，故在外。**沉而弦曰寒热及疝瘕、少腹痛，**沉为阴，弦为阴中之阳，厥阴少阳脉也。少阳半表半里，病为寒热。厥阴主下，为疝瘕、少腹痛也。**沉而横曰胁下有积，**腹中有横积痛，沉而喘，脉来如人之喘急也。**曰寒热。**沉为阴，喘为阳，故病为寒热。

心脉搏坚而长，当病舌卷不能言；肝邪干心，肝主筋，故舌卷。其软而散者，心脉和。当消病当消去环自已期经行一环而自已。肺脉搏坚而长，当病唾血；其软而散者，当病灌汗，至令不复散发也。肝脉搏坚而长，色不青，当病坠若搏，因血在胁下，令人喘逆；不青，则非本脏自病，当病坠伤及为搏击所伤，因有血在肝分胁下故也。肝气不利，令人喘逆。其软而散，色泽者，当病溢饮，软而散，则脾湿胜，有水湿溢于肌肤，故令色泽。溢饮者，渴暴多饮，而易入肌皮肠胃之外也。胃脉搏坚而长，其色赤，当病折髀；肝邪乘胃，当色黄，赤则是折髀，筋损血伤也。其软而散者，当病食痹。胃若不充，食积痹痛。脾脉搏坚而长，其色黄，当病少气；肝乘脾，中气受伤。其软而散，色不泽者，当病足骨行肿，若水状也。色不泽，非水肿。脾气滞，降多升少，故病足骨行肿，若水状也。肾脉搏坚而长，其色黄而赤者，当病折腰；肝邪干肾，色当黑，今黄而赤，则非肾病，当是伤折其腰。其肉与脉，肉病故黄，脉病故赤也。损①其软而散者，当病少血，至令②不复也。软散，则肾失封藏，故少精血，不能复常。肝与肾脉并至，其色苍赤，当病毁伤，不见血。已见血，湿若中水也。并至，言搏坚而长，又沉石也。色当苍黑，今以苍赤，则非肝肾病，当病毁伤。不见血，盖筋伤则苍，脉伤则赤。若已见血，则搏坚而长，或为湿饮沉下，或为水也。

颈脉动喘疾咳，曰水。颈脉，结喉之旁，人迎处也。喘急疾咳者，水溢于肺也。妇人手少阴脉动甚者，妊子也。面脉取掌后高

---

① 损：《素问·脉要精微论》无此字。
② 令：原作"今"，据《素问·脉要精微论》改。

宝命真诠

二二

骨，神门穴分。

〔批〕《平人气象论》

五脏六腑面尽有部面间有分部。视其五色，黄赤为热，白为寒，青黑为痛。

〔批〕《举①痛论》

善诊者，察色按脉，先别阴阳。审清浊，而知部分。色清而明，病在阳分。色浊而暗，病在阴分。面部之中有五，以五行色推之。视喘息，听音声，而知所苦。观权衡规矩，即知病所主。按尺寸，观浮沉滑涩，而知病所生。以治无过，以诊则不失矣。过，差也。

〔批〕《阴阳应象大论》

寒多则凝泣，凝泣则青黑，热多则淖泽，淖泽则黄赤，此皆常色，谓之无病。五色俱见者，谓之寒热。

〔批〕《调经色诊论》②

征其脉小色不夺者，新病也。气乏而神犹强。征其脉不夺，其色夺者，此久病也。脉不夺血未坏，色夺气先坏。征其脉与五色俱夺者，此久病也。血与气俱坏。征其脉与五色俱不夺者，新病也。血气俱未坏。

〔批〕《脉要精微论》

色以应日，脉以应月。

色之变化，以应四时之脉。

〔批〕《移精变气论》

凡治病，察其形气色泽、脉之盛衰、病之新故乃治之，无后其时。形气相得，谓之可治。色泽以浮，气色浮润。谓之易

---

① 举：原作"卒"，据《素问·举痛论》改。
② 调经色诊论：《素问》作"经络论"。

已。脉从四时，春弦夏钩之类。谓之可治。脉弱以滑，是有胃
气，命曰易治。取之以时。形气相失，谓之难治。色夭不泽，
谓之难已。脉实以坚，谓之益甚。邪气盛。脉逆四时，为不可
治。必察四难，四难，上四事。以明告之。所谓逆四时者，春得
肺脉，夏得肾脉，秋得心脉，冬得脾脉，其至皆悬脉来悬异绝阴
阳偏绝沉沉为绝阳涩涩为绝阴，命曰逆四时。皆无冲和之气，为真
脏脉形也。未有脏形，于春夏而脉沉涩，秋冬而脉浮大，名曰逆
四时也。此言未有真脏脉形，但于春夏生长之时，而脉反沉涩，秋冬
收藏之时，而脉反浮大，是与四时相失，亦为逆四时者也。

〔批〕《玉机真脏论》

帝曰：诊得心脉而急，此为何病？岐伯曰：病名心疝，少
腹当有形也。凡脉软缓为阳和，劲急为阴惨。心为火，心脉急，寒
包火也，故痛，为心疝。心为牝脏，小肠为之使，故曰少腹当有
形也。牝，阴也。小肠居于少腹，与心相为表里，故为心所役使也。
胃脉实则胀，虚则泄。实，邪气实也，故胀。虚，正气虚也，故泄。

〔批〕《脉要精微论》①

病　能

帝曰：夫百病之生也，皆生于风寒暑湿燥火，以之化之变
也。盛者泻之，虚者补之。工巧神圣，可得闻乎？岐伯曰：审
察病机，无失气宜，此之谓也。曰：愿闻病机。曰：诸风掉眩，
皆属于肝。风性动，木性亦同之故也。诸寒收引，皆属于肾。收，
敛也。引，急也。寒物收缩，肾气同也。诸气膹郁，皆属于肺。膹，
谓膹满。郁，谓奔迫。气之为困，金气同之。诸湿肿满，皆属于脾。

---

① 脉要精微论：此眉批原无，据上下文例补。

诸热瞀瘛①，皆属于火。诸痛疮痒②，皆属于心。诸厥固泄，皆属于下。下，谓之下焦肝肾气也。守司于下，肾之气也。门户束腰肾之气也。厥，谓气逆。固，谓禁固。诸有气逆上行，及固不禁，出入无度，燥湿不恒，皆由下焦肝肾之失主守故也。诸痿喘呕，皆属于上。〔批〕肺热叶焦，发为痿躄，故云属上。上，谓上焦心肺气也。炎热薄燥，心之气也。承热分化，肺之气也。热气上郁化，故病属上焦。〔批〕此句不可执。诸禁鼓栗，如丧神守③，皆属于火。热之内作。诸胀腹大，皆属于热。热郁于内，肺胀所生。诸躁狂越，皆属于火。热盛于胃，及四末也。诸痉项强，皆属于湿。太阳伤湿。诸逆冲上，皆属于火。炎上之性。诸暴强直，皆属于风。阳内郁而阴行于外。诸病有声，鼓之如鼓，皆属于热。诸病胕肿，疼酸惊骇，皆属于火。诸转反戾，水液浑浊，皆属于热。反戾，转筋也。水④液，小便也。诸病水液，澄澈清冷，皆属于寒。诸呕吐酸，暴注下迫，皆属于热。〔批〕此句亦不可执。

〔批〕《至真要大论》

帝曰：风之伤人，或为寒热，或为热中，或为寒中，或为疠风，或为偏枯，或为风也。滑云："或"字当作"内"。其病各异，其名不同，或内至五脏六腑，不知其解，原闻其说。岐伯曰：风气藏于皮肤之间，内不得通，外不得泄。风者善行而数变，腠理开则洒然寒，闭则热而闷。其寒也则衰食饮，其热也则消肌肉，故使人怢栗⑤卒振寒貌。而不能食，名曰寒热。寒风

----

① 瘛：原作"瘦"，为"瘛"的俗误字，据文义改。
② 疮痒：《素问·至真要大论》作"痒疮"。
③ 守：原作"字"，据《素问·至真要大论》改。
④ 水：原作"小"，据文义改。
⑤ 怢（dié 叠）栗：突然怕冷发抖。

入胃，故食饮衰。热气内藏，故消肌肉。寒热相合，故怢栗而不能食。风气与阳明入胃，循脉而上至目内眦，其人肥则风气不得外泄，则为热中而目黄；人瘦则外泄而寒，则为寒中而泣出。风气与太阳俱入，行诸脉腧，散于分肉之间，与卫①气相干，其道不利，故使肌肉膹膜而有疡，卫气有所凝而不行，故其肉有不仁也。肉分之间，卫气行处，风与卫气相搏，俱行肉分之间，故气道涩而不利也。气道不利，风气内攻，卫气相持，故肉膹膜而疮出。若卫气被风吹之，不得流转，所在偏并，凝而不行，肉有不仁之处也。不仁，谓之不知痛痒。疠者，营卫热胕腐同，其气不清，故使鼻柱坏而色败，皮肤疡溃，此风入于经脉之中也。营行脉中，故风入脉中。内攻于血，与营气合，合热则血胕坏也。气不清，言溃乱也。血脉溃乱，营复挟风，阳脉尽上于头。鼻为呼吸之所，故鼻柱坏而色恶，皮肤破而溃烂也。风寒客于脉中而不去，名曰疠风，或名曰寒热。始为寒热，或曰疠风。以春甲乙伤于风者为肝风，以夏丙丁伤于风者为心风，以季夏戊己伤于邪者为脾风，以秋庚辛中于邪者为肺风，以冬壬癸中于邪者为肾风。风中五脏六腑之腧，亦为脏腑之风，各入其门户所中，则为偏风。随俞左右而偏中之，则为偏风。风气循风府而上，则为脑风。风入系头，则为目风眼寒。饮酒中风，则为漏风。热郁腠理疏，中风汗出多如液漏。入房汗出中风，则为内风。内耗其精，外开腠理，因内风袭。新沐中风，则为首风。因沐发，而风舍于头。久风入中，则为肠风飧泄。风在肠中，上冲②于胃，故食不化而下出。外在腠理，则为泄风。薄而汗泄。故风者百病之长也，至其变化乃为他病也，无常方，然致有风气也。

---

① 卫：原作"胃"，据《素问·风论》改。
② 冲：原作"重"，据文义改。

肺风之状，多汗恶风，色皏然白，皏，薄白色也。时咳短气，昼日则瘥，暮夜则甚，昼则阳气在表，故瘥。暮则阳气入里，风内应之，故尤甚。诊证一在眉上，两眉间之上，阙庭之部，外司肺候。其色白。心风之状，多汗恶风，焦绝善怒吓，唇焦而纹理断绝，以热则皮剥故也。风薄于心，则神乱，故善怒而吓人也。病甚则言不可快，从心系上侠喉而主舌，故言不可快。诊在口，其色赤。肝风之状，多汗恶风，色微苍，嗌干善怒，时憎女子，木性曲而直。诊在目下，其色青。脾风之状，多汗恶风，身体怠惰，四肢不欲动，脾主四肢。色薄微黄，不嗜食，诊在鼻上，其色黄。鼻居脾气，令王居中也。肾风之状，多汗恶风，面疣然肿起也浮肿，脊痛不能正立，其色炲即黑也，隐曲不利，俯首为隐，鞠躬为曲。肾脉入肺，循喉咙，故不利于隐。肾脉贯脊，故不利于曲。诊在肌上，其色黑。肌属脾，肾病而诊在此者，水病而侮乎土也。胃风之状，颈多汗恶风，食饮不下，膈塞不通，腹善满，失衣则䐜胀，风寒助邪，脉益凝涩。食寒则泄，胃衰。诊在形，瘦而腹大。风热畜聚于胃，故腹大。首风之状，头面多汗恶风，当先风一日则病甚，头痛不可出内屋也，至其风日则病少愈。人身之气，外合于天，故风至而先应之。漏风之状，或多汗，常不可单衣，食则汗出，甚则身汗，喘息恶风，衣常濡，口干善渴，不能劳事。一则风热伤其筋，一则汗多而衰弱。泄风之状，多汗，汗出泄衣上，口中干，汗多则津液涸矣。上渍，风伤人，头先受之，故上渍。其风不能劳事，身体尽痛则寒。无液以养筋，故痛。汗多亡阳，故寒。

〔批〕《风论》

风寒湿三气杂至，合而为痹也。其风气胜者为行痹，阳受之。寒气胜者为痛痹，阴之受也。湿气胜者为着痹，着者，着于一处而不移。湿则皮肉筋脉受之，故着而不去。以冬遇此者为骨痹，以春遇此者为筋痹，以夏遇此者为脉痹，以至阴遇此者为肌痹，以秋遇此者为皮痹。曰：内舍五脏六腑，何气使然？言五时之外，遇内居脏腑，何以致之。曰：五脏皆有病，合久而不去者，内舍于其合也。肝合筋，心合脉，脾合肉，肺合皮，肾合骨，久病不去，则入于是。故骨痹不已，复感于邪，内舍于肾。筋痹不已，复感于邪，内舍于肝。脉痹不已，复感于邪，内舍于心。肌痹不已，复感于邪，内舍于脾。皮痹不已，复感于邪，内舍于肺。所谓痹者，各以其时重感于风寒湿之气也。时谓气旺之月，如肝主春之类。凡痹之客五脏者，肺痹者，烦满喘而呕。以脏气应息，又其脉还循胃口。心痹者，脉不通，烦则心下鼓，暴上气而喘，嗌干善噫，厥气上则恐。心合脉，故受邪则脉不通利。邪气内扰，故烦。心主为噫，以心下鼓满，故噫之以出气。若逆气上乘心，则恐畏矣。肝痹者，夜卧则惊，多饮数小便，上为引如怀。上引，少腹痛，如怀孕之状也。肾痹者，善胀，尻以代踵，脊以代头。肾者，胃之关。关不利，则胃气不转，故善胀。尻以代踵，谓足挛急。脊以代头，谓身踡屈。脾痹者，四肢解惰，〔批〕主四肢。发咳呕汁，〔批〕脉挟咽寒湿。

上为大塞。脾气养肺，胃复连咽，故上为大塞。肠痹者，数饮而出不得，中气喘争，时发飧泄。小肠有邪，则脉不下膈。肠不行化，而胃气搐热，故多饮水而不得下出也。肠胃中阳气与邪气奔喘交争，时得通利，以肠气不化，故时或得通，则为飧泄。胞痹者，少腹膀胱按之内痛，若沃以汤，涩于小便，上为清涕。小便涩，则太阳之脉不得下行，故上烁其脑，而为清涕，出于鼻窍矣。淫气喘息，痹聚在肺；淫气忧思，痹聚在心；淫气遗溺，痹聚在肾；

淫气乏①竭，痹聚在肝；淫气肌绝，痹聚在脾；淫气，谓气之妄行者，各随脏之所主而入为痹也。诸痹不已，亦益内也。从外不去，则益深至于身内。其风气胜者，其人易已也。风动物也，行而不留，故易已。其入脏者死，其留连筋骨间者疼久，其留皮肤间者易已。曰：其客于六腑者何也？曰：此亦其食饮居处，为其病本也。六腑者亦各有腧，风寒湿气中其腧，而食饮应之，循腧而入，各舍其腑也。六腑俞，亦谓背俞也。

痹，或痛或不痛，或不仁，或寒或热，或燥或湿，其故何也？曰：痛者，寒气多也，有寒故痛也。其不痛不仁者，病久入深，营卫之行涩，经络时疏，故不痛，皮肤不荣，故为不仁。皮顽不知有无。其寒者，阳气少，阴气多，与病相益，故寒也。病本生于风寒湿气，故阴气益之也。其热者，阳气多，阴气少，病气胜，阳乘阴，故为痹热。阴气不盛，故热。其多汗而濡者，此其逢湿甚也。阳气少，阴气盛，两气相感，故汗出而濡也。曰：夫痹之为病不痛，何也？曰：痹在骨则重，在于脉则血凝而不流，在于筋则屈不伸，在于肉则不仁，在于皮则寒，故具此五者，则不痛也。凡痹之类，逢寒则虫，谓皮中如虫行。按《甲乙经》"虫"作"急"。逢热则纵。谓纵缓不相就。

〔批〕《痹论》

帝曰：五脏使人痿，何也？岐伯曰：肺主身之皮毛，心主身之血脉，肝主身之筋膜，脾主身之肌肉，肾主身之骨髓，故肺热叶焦，则皮毛虚弱急薄，着则生痿躄也。躄，牵躄，足不得伸以行也。肺热则肾受热气故尔。心气热，则下脉肾脉厥而上，上则下脉虚，虚则生脉痿，枢折挈，胫纵而不任地也。肾气主足，

---

① 乏：原作"之"，据《素问·痹论》改。

故膝腕枢纽如折，去而不相提挈，胫筋纵缓而不能任用于地也。肝气热，则胆泄口苦筋膜干，筋膜干则筋急而挛，发为筋痿。胆在肝之短叶间下，故肝热则胆液渗泄而口苦。肝主筋膜，热则干而挛急，为筋痿也。脾气热，则胃干而渴，肌肉不仁，发为肉痿。脾与胃以膜相连。肾气热，则腰脊不举，骨枯而髓减，发为骨痿。腰为肾府，肾主骨髓。曰：何以得之？曰：肺者，脏之长也，位高而布叶于胸中。为心之盖也，有所失亡，失其肺金清肃之气。所求不得，则发肺①鸣，鸣则肺热叶焦。肺藏气，气郁不利，故喘息有声，而肺热叶焦，乃生痿躄也。故曰：五脏因肺热叶焦，发为痿躄，此之谓也。五脏失其清静之气，则手足无力举动。悲哀太甚，则胞络绝，胞，精室也，在女子为血海。胞络绝，言胞之脉络绝也。胞络绝则阳气内动，发为心下崩，数溲血也。阳气，虚阳也。内动，内发也。心下崩，心血下注如崩也。盖悲哀太甚则志逆，而胞之络脉绝。胞脉属心，而络于胞中，故胞之络脉绝，则心血下崩，令人数溲其血也。故《本病》曰：大经空虚，则血不足以灌渗肌肤。发为肌痹肌肉顽痹，传为脉痿。传变而为脉痿也。思想无穷，所愿不得，意淫于外，此皆伤脾。入房太甚，宗筋弛纵，此则伤肝。发为筋痿，肝伤则无血以养筋，故筋痿。及为白淫。即浊带也。脾伤则土不足以胜湿，故白淫。故《下经》曰：筋痿者生于肝，速也。使内也。谓劳役阴力，费竭精气。有渐近也于湿，以水为事，有事于水也。若有所留，久留于水也。居处相湿，居处饮食或伴乎湿，受湿如此，则肌肉湿润如下文云云也。肌肉濡渍，痹而不仁，发为肉痿。故《下经》曰：肉痿者，得之湿地也。肉应脾土，故湿伤肉。有所远行劳倦，逢大热而渴，渴则阳气内伐内伐其阴，

---

① 肺：原脱，据《素问·痿论》补。

宝命真诠

内伐则热舍于肾，肾者水脏也，今水不胜火，以热舍于肾中。则骨枯而髓虚，故足不任身，不能胜任其身。发为骨痿。故《下经》曰：骨痿者，生于大热也。热甚则骨枯。

肺热者，色白而毛败；心热者，色赤而络脉溢；肝热者，色苍而爪枯；脾热者，色黄而肉蠕动蠕音软；肾热者，色黑而齿槁。此以五脏之色与证而明别之也。帝曰：论古论言治痿者独取阳明，何也？曰：阳明者，五脏六腑之海，广纳水谷。主润宗筋身中之大筋也，宗筋主束骨而利机关也。束，管摄也。机关，屈伸之会也。管束骨肉而利屈伸。冲脉者，经脉之海也，冲脉受十二经之血，为女子之月事，故云经脉之海也。主渗灌溪谷，与阳明合于宗筋，肉之大会为谷，小会为溪。横骨上下，齐两旁竖筋，正宗筋合二脉并而为一也。阴阳总宗筋之会，会于气街一名气冲，而阳明为之长，皆属于带脉，而络于督脉。气街在横骨两端，鼠溪上一寸，动脉应手。长，犹主也。属，受其管束也。络，支别之脉贯通也。带脉起季胁，回身一周。督脉起小腹之下，贯脊属肾。故阳明虚则宗筋纵，带脉不引，故足痿不用也。帝曰：治之奈何？岐伯曰：各补其荥而通其俞，调其虚实，和其逆顺，筋脉骨肉，各以其时受月①，则病已矣。十二经有荥有俞。所溜为荥，所注为俞。补，致其气也。通，行其气也。夫既调之和之，病邪散去而天真之气不能骤复，则又各以其时受气，而后已也。如筋病，则以春时受气；脉病，则以夏时受气；骨病，则以冬时受气；肉病，则以长夏受气也。

〔批〕《痿论》

厥之寒热者，何也？岐伯曰：阳气衰于下下谓足，则为寒

---

① 月：原作"气"，据《素问·痿论》改。

厥；阴气衰于下，则为热厥。阳，足之三阳脉也。阴，足之三阴脉也。曰：热厥之为热也，必起于足下者，何也？足下，内也。阳主外而厥在内，故问之。曰：阳气起于足五指之表，足太阳脉出于足小指之端外侧，足少阴脉出于足小指次指之端，足阳明脉出于足中指及大指之端，并循足阳而上。阴脉者集于足下而聚于足心，肝脾肾脉集于足下，聚于足心。故阳气盛则足下热也。阳胜则阴弱，阴弱故足下热，阳乘阴位也。曰：寒厥之为寒也，必从五指而上于膝者，何也？阴主内而厥在外，故问之。曰：阴气起于五指之里，集于膝下而聚于膝上，足太阴脉起于足大指之端内侧，足厥阴脉起于足大指之端三毛中，足少阴脉起于足小指之下斜趣①足心，并循足阴而上，循股阴入腹。故阴气胜则从五指至膝上寒，言阴盛阳衰，则阴起于下，而令五指至膝下寒。其寒也，不从外，皆从内也。曰：寒厥何失而然也？曰：气因于中，言寒厥之气，因于在中之阳气衰也。前阴者，宗筋之所聚，太阴阳明之所合也。宗筋挟脐而下，聚于阴器，为太阴阳明之合。盖脾胃二脉，皆辅近宗筋。春夏则阳气多而阴气少，秋冬则阴气盛而阳气衰。言天之常道如此，人亦应之也。此人者质壮，质，形也。以秋冬夺于所用，阴盛阳衰之时，多欲而数夺其阴也。下气上争，不能复，下气，身半以下之气也。上争者，阳搏阴激，身半以下之气亦引而上争也。不能复，谓不能复归其经也。精气溢下，阴精之气涌溢泄出而下也。邪气阳气也，以其失所，目之为邪因从之而上也，因中部虚衰，故从之而上乘其虚也。阳气衰，不能渗营其经络。阳气日损，阴气独在，故手足为之寒也。四肢者，诸阳之本。衰则俱衰，故合手足言之也。

---

① 趣：趋向。

曰：热厥何如而然也？曰：酒入于胃，则络脉^①满而经脉虚，脾主为胃行其津液者也。阴气虚则阳气入，阳气入则胃不和，胃不和则精气竭，精气竭则不营其四肢也。此言酒之为患如此，络与经不能两实，故络脉满则经脉虚。阴，五脏之阴。阳，四肢之阳。精气竭，阴气竭也。营，充养也。此人必数醉若饱以入房，气聚于脾中不得散，酒气于谷气相薄，热盛于中，故热遍于身，内热而溺赤也。夫酒气盛而慓悍强暴也，肾气有^②衰，阴气也。阳气独胜，故手足为之热也。醉饱入房，内亡精气。中虚热入，由是肾衰。阳盛阴虚，故热生手足也。曰：厥或令人腹满，或令人暴不知人，或至半日远至一日乃知人者何也？言卒然冒闷不醒觉也。

曰：阴气盛于上则下虚，下虚则腹胀满。下虚，则下气并入于腹，故腹胀而满。阳气盛于上则下气重上而邪气逆，重，并也。邪，气失其常之名也。逆则阳气乱，阳气乱则不知人也。阳气乱，则神明亦乱。逆之微者，半日复。逆之甚者，一日复，复则知人矣。

曰：愿闻六经脉之厥状病能也。曰：巨阳之厥，则肿首头重，足不能行，发为眴仆。太阳脉上额交巅，上入络脑，还出别下项，故厥则肿首头重；又下合腘中，贯踹内，故足不能行。眴，目眩乱也。仆，颠仆也。阳明之厥，胃脉。则癫疾欲走呼，邪气并入于胃腑，则邪气实。腹满不得卧，其脉循腹里，故满。胃不和，则卧不安。面赤而热，脉行于面。妄见而妄言。阳胜则神明内乱。少阳之厥，则暴聋颊肿而热，少阳脉入耳中，故暴聋；加颊车，故颊赤。胁痛，下腋过季胁下，故胁痛。胻不可以运。下出膝外廉故也。太阴之厥，则腹满膜胀，太阴脉入腹络脾，故满胀。后不利，脾虚则泄，实则闭。不欲食，食则呕，不得卧。脾病则亡坤静之化，

---

① 络脉：原作"脉络"，据《素问·厥论》改。
② 有：原作"自"，据《素问·厥论》改。

故不卧。少阴之厥，则口干溺赤，脉循喉咙，挟舌本，故口干；属肾络膀胱，故溺赤也。腹满心痛。循腹里，故满；络于心，故痛。厥阴之厥，则少腹肿痛，腹胀，脉抵少腹挟胃，故少腹肿痛而腹胀。泾溲不利，其脉环阴器好卧屈膝，阴缩肿，肝主筋，厥则筋衰。胻内热。胻内为厥阴所过，故热。盛则泻之，虚则补之。盛，邪气盛也。虚，正气虚也。实当泻其子，虚当补其母。不胜不虚，以经取之。此正经自病，不中他邪也，当自取其经。经，经穴之所行者。太阴厥逆，胻急挛，心痛引腹。少阴肾也厥逆，虚满呕变，命门火衰，不足以生脾土，故令虚满，言中虚而满也。呕变者，水谷已变，犹呕逆而出。盖少阴在下，故食至下焦，其色已变，犹呕出也。下泄清澄澈清冷。厥阴厥逆，挛腰痛，虚满脉抵小腹，故腰痛；挟于胃，木盛则土虚，故虚满前闭脉环阴器谵言肝藏魂，魂失其守，故谵言。三阴俱逆，不得前后，前闭，厥阴主之。后闭，太阴主之。少阴则主二便者也。使人手足寒，三日死。手足寒则三阴绝也。太阳厥逆，僵仆善衄。少阳厥逆，机关不利。机关不利者，腰不可以行，项不可以顾，机关，屈伸要会也。少阳脉过季胁，下合髀厌中，故腰项俱病。发肠痈不可治，惊者死。发肠痈则经气绝，惊则毒气入心故死。阳明厥逆，喘咳身热，阳明脉循喉咙，入缺盆，故喘咳；主肌肉，故身热。善惊衄呕血。脉循膈中，故惊。脉起于鼻，鼻中燥，故衄。胃热甚，故呕血。〔批〕此下言六经手之脉。手太阴厥逆，虚满而咳，善呕沫。肺主治节，行降下之令。肺病则不能降，故虚满而咳。虚满之久，必有留沫。手心主少阴厥逆，心痛引喉，身热，死不可治。脉从心系上挟咽，故令心痛引喉。脉经于身，故身热。心为一身之主，坚不受邪。受邪，则不可治。手太阳厥逆，耳聋泣出，小肠脉，至目锐眦，却入耳中，故耳聋泣出。项不可以顾，腰不可以俯仰，其支者，从缺盆循颈，故不可以顾。小肠系腰之部分，故腰不可以俯仰。**手阳明少阳厥逆，发喉痹，嗌肿，痓。**大肠之脉，从缺盆上颈；三焦之脉，出缺盆上颈，故发喉痹，嗌肿。二经皆行于手表，故发痓，谓两手与颈强直也。

〔批〕《厥论》

卧出而风吹之，血凝于肤者为痹，凝于脉者为泣音涩，凝于足者为厥逆冷，此三者，血行而不得反其空上声，故为痹逆①也。空者，血流之道，大经遂也。

〔批〕《五脏生成篇》

汗出而身热者，风也；汗出而烦满不解者，厥也。病名曰风厥。巨阳主气，故先受邪，少阴与之为表里也，得热则上从之，从之则厥也。

〔批〕《评热病论》

人之伤于寒也，则为病热，热虽甚不死；其两感于寒而病者，必不免于死。伤寒一日，巨阳受之。太阳脉浮，外在皮毛，故先受之。**巨阳者，诸阳之所属也。**太阳之气，经络气血营卫于身，故诸阳气皆所宗属。**其脉连于风府，**穴名，在项上入发际一寸，大筋内宛宛中，疾言其肉立起，言休其肉立下，督脉阳维之会。**故为诸阳主气也。以其脉经头项循腰脊，故头项痛，腰脊强。二日阳明受之，阳明主肉，其脉侠鼻络于目，故身热目疼而鼻干，不得卧也。三日少阳受之，少阳主胆，其脉循胁络于耳，故胸胁痛而耳聋。三阳经络皆受其病，而未入于腑者，故可汗而已。四日太阴受之，太阴脉布胃中络于嗌，故腹满而嗌干。五日少阴受之，少阴脉贯肾络于肺，系舌本，故口燥舌干而渴。六日**

---

① 厥：原作"逆"，据《素问·五脏生成》改。

厥阴受之，厥阴脉循阴器而络于肝，故烦满而囊缩。其满三日已入于腑者，可下而已。其病两感于寒者，一日则巨阳与少阴俱病，则头痛太阳证，口干而烦满少阴证。二日则阳明与太阴俱病，则腹满太阴证，身热不欲食，谵言阳明证。三日则少阳与厥阴俱病，则耳聋少阳证，囊缩而厥厥阴证，水浆不入，不知人，六日死。三阴三阳五脏六腑皆受病，营卫不行，五脏不通则死矣。其不两感于寒者，七日巨阳病衰，头痛少愈；邪气渐退，经气渐和，故少愈。八日阳明病衰，身热少愈；九日少阳病衰，耳聋微闻；十日太阴病衰，腹减如故，则思饮食；十一日少阴病衰，渴止不满，舌干已而嚏；十二日厥阴病衰，囊纵少腹微下，大气皆去，病日已矣。病热少愈，食肉则复，多食则遗。凡病伤寒而成温者，先夏至日为病温，后夏至日为病暑，暑病者，热极重于温也。暑当与汗皆出，勿止。暑邪在表，令人自汗，汗则邪出，勿得止之。畜邪为患也。

〔批〕《热论》

有病温者，汗出辄复热，而脉躁疾不为汗衰，狂言不能食，病名阴阳交。交者，死也。此汗非阳邪，乃阴液交出于阳，而狂言不能食，是又阳邪交入于阴，邪益深而正益负，故为死征也。人所以汗出者，皆生于谷，谷生于精，言谷气变化为阴精，泄之于表，为汗出也。今邪气交争于骨肉而得汗者，是邪却而精胜也，精胜则当能食而不复热。复热者邪气也，汗者精气也，今汗出而辄复热者，是邪盛也，不能食者，精无俾也，俾，使也。精衰无以役使运化，故不能食。病而留者，其寿可立而倾也。且夫《热论》曰：汗出而脉尚躁盛者死。凡汗后脉当迟静。今脉不与汗相应，此不胜其病也，其死明矣。狂言者是失志，失志者死。今见三死，不见一生，虽愈必死也。邪之所凑，其气必虚。阴虚者，阳必凑之，故少气时热而汗出也。小便黄者，少腹中有热也。不能正偃者，胃中不和也。正偃则咳甚，上迫肺也。诸有水气者，微肿先见于目下也。水者阴也，目下亦阴也，腹者至阴之所居，故水在腹者，必使目下肿也。真气上逆，故口苦舌干，卧不得正偃，正偃则咳出清水也。诸水病者，故不得卧，卧则惊，惊则咳甚也。腹中鸣者，病本于胃也。薄脾邪气搏激于脾则烦不能食，食不能下者，胃脘隔也。身重难以行者，胃脉在足也。月事不来者，胞脉闭也。胞脉者属心而络于胞中，今气上迫肺，心气不得下通，故月事不来也。

夫不得卧，卧则喘者，是水气之客也。夫水者，循津液而流也。肾者水脏，主津液，主卧与喘也。胃不和，则卧不安①。

〔批〕《评热病②论》

肾者至阴也，至阴者盛水也，肺者太阴也，少阴者冬脉也，故其本在肾，其末在肺，皆积水也。肾气上逆，则水气客于肺中。曰：肾何以聚水而生病？曰：肾者胃之关也，关闭不利，故聚水而从其类也。关闭则水积，水积则气停，气停则水生，气水同类，故云从其类。上下溢于皮肤，故为胕肿。浮肿曰胕。胕肿者，聚水而生病也。上谓肺，下谓肾，肺肾俱溢，故聚水于腹中而生病也。肾者牝脏也，地气上者属于肾，而生水液也，故水病下为胕肿大腹水性居阴，上为喘呼肾脉入肺，不得卧者，标本俱病，肺为标，肾为本，言肺肾俱水为病也。

目里微肿如卧蚕起之状，曰水。水，阴也；目下亦阴也。故水在腹者，必目下肿。溺黄赤安卧者，黄疸。已食如饥者，胃疸。

---

① "夫不得卧……则卧不安"：本段原文见于《素问·逆调论》。

② 病：原脱，据《素问·评热病论》补。

胃中热胜。**目黄者，曰黄疸。目黄者，病在胸。面肿曰风。足胫肿曰水。**肾与膀胱主水，其脉皆行于足胫。

〔批〕《水热穴篇①》

五脏六腑，寒热相移者何？岐伯曰：肾移寒于脾，臃②肿少气。肾主骨，脾主肌肉。寒毒移于骨肉之间，壅塞营卫，故成臃肿。肾以阴气吸纳，今阴气并于脾，则肾之阴气微，故少气。**脾移寒于肝，臃肿筋挛。**肝主筋。**肝移寒于心，狂膈中。**心藏神，神为寒气所薄则乱。**心移寒于肺，肺消，肺消者饮一溲二，死不治。**心属火，则其阴气亦化为火，故善消。然饮一溲二，不能消克水饮，火金相形③，故死。**肺移寒于肾，为涌水，涌水者，按腹不坚，水气客于大肠，疾行则鸣濯濯如囊里浆，水之病也。**涌，积也。水客大肠，不输膀胱。**脾移热于肝，则为惊衄。**肝主风，热为火，风火交作，则生惊。肝脉与督脉会于巅，巅通于鼻，故血从鼻出也。**肝移热于心，则死。**肝气急猛，上逆并心，则心受其邪，而身失其主。**心移热于肺，传为膈消。**肺金本燥，又以热移之，则膈上焦烦，饮水多而善消。**肺移热于肾，传为柔痓。**柔，多汗也。痓，强劲也。气骨皆热，则阴日消，故令多汗强劲。**肾移热于脾，传为虚，肠澼死，不可治。**脾之阴液为热所耗则虚，虚则不磨，热甚则大肠庚金受克，故下汁沫不禁，名曰肠澼。是阴不闭藏，阳不禁固，阴阳将绝，故为不治。**胞移热于膀胱，则癃、溺血。**胞，阴胞也，男为精室，女为血海。移热于膀胱，则小便不利，名为癃，甚为溺血。**膀胱移热于小肠，膈肠不便，上为口糜。**小肠脉循咽，移热膈塞于肠，不得便利，其热气熏蒸发越于上，则令口内疮。糜，烂

---

① 篇：《素问》作"论"。
② 臃：肿。
③ 形：通"刑"。《荀子·成相》："众人贰之，谗夫弃之，形是诘。"

也。**小肠移热于大肠，为虑**①**瘕，为沉。**丙火形其庚金，则为隐伏秘匿之瘕，极其痛苦，奔注如火之灼痛，止则如不病之平人，为患深沉，不易求也。伏，"虑"同。**大肠移热于胃，善食而瘦，又谓之食亦。**胃土燥热，故善消水谷。阳明主肌肉，病故瘦。食亦者，虽食亦瘦也。**胃移热于胆，亦曰食亦。**胃戊土，胆甲木。土为百骸之母，木为生物之始。胃与胆病，则百骸失其母，生物无其始，故虽食而亦瘦也。**胆移热于脑，则辛频**②**鼻渊，鼻渊者，浊涕下不止也，**胆脉上抵头角，头角通于巅，巅通于脑，脑通于额，额通于鼻。惟脑受其热，故令额中辛辣，鼻液如渊流不止也。**传为衄蠛瞑目，**盛为衄，微为蠛。失血既多，目无所养，又以移热灼其阴精，故令瞑目。瞑目者，羞明恶日而喜瞑合也。**故得之气厥也。**

〔批〕《气厥论》

四肢解堕，此脾精之不行也。喘咳者，是水气并阳明也。脾病不能制水，水不通调，并于胃腑，从溢上焦，气道不利，故令喘咳。**血泄者，脉急，血无所行也。**脉者血之府，急则奔迫而出。

〔批〕《示从容论》③

风胜则动，风为挠动，为迎随，故胜则动。**热胜则肿，**疮疡之类。**燥胜则干，**燥胜则津液枯涸，皮肤皴揭。**寒胜则浮，**痞满虚浮。**湿胜则濡泄，甚则水闭胕肿。**湿胜则土不能克制，故濡泄，甚则水道闭塞，而病胕肿，肉按如泥不起是也。

〔批〕《六元正纪大论》

头痛巅疾，下虚上实，过在足少阴、巨阳，甚则入肾。头痛巅疾，巨阳经病。下虚，少阴肾虚。上实，巨阳膀胱经实。过，责

一卷　内经

三九

---

① 虑：原作"伏"，据《素问·气厥论》改。

② 频：原作"额"，据《素问·气厥论》改。

③ 示从容论：此批注原无，据上下文例补。

其过也。言有上件①病症，责其过在少阴、巨阳。盖肾虚不能引巨阳之气，故虚邪上行，甚则邪乘肾虚，自入于肾经，而肾受病矣。徇②目动蒙目半合招尤摇动不定，目冥目全合耳聋，下实肝胆自实上虚经脉虚，过在足少阳、厥阴，甚则入肝。甚则邪自伤肝矣。腹满䐜胀，支支离而痛膈膈膜胠胁胁上为胠，胠下为胁，下厥气从下逆上上冒头目如蒙冒，过在足太阴脾、阳明胃。咳嗽上气，厥在胸中，过在手阳明大肠、太阴肺。心烦头痛，病在膈中，过在手巨阳小肠、少阴心。

〔批〕《五脏生成篇》

疟之始发也，先起于毫毛，伸欠乃作，寒栗鼓颔，腰脊俱痛，寒去则内外皆热，头痛如破，渴欲冷饮。此阴阳上下交争，虚实更作，阴阳相移也。阳气者下行极而上，阴气者上行极而下，与邪相遇，则上下交争。阳虚则外寒，阳实则外热；阴虚则内热，阴实则内寒。更实更虚而作，则阴阳相移易也。阳并于阴，则阴实而阳虚，并，一也。言阳尽入于阴也。阳明虚则寒栗鼓颔也；阳虚则外寒，阳明之脉循颊车，故令鼓颔。巨阳虚则腰背头项痛；巨阳脉抵腰中，挟脊背，上额交巅，下项，故所过皆痛。三阳俱虚则阴气胜，阴气胜则骨寒而痛；阴主骨，寒主痛。寒生于内，故中外皆寒；阳虚则外寒，阴实则内寒。阳盛则外热，阴虚则内热，外内皆热则喘而渴，故欲冷饮也。此阴并于阳，故令如此。此皆得之夏伤于暑，热气盛，藏于肌③肤之内，肠胃之外，此营气之所舍也。荣气，阴气也。此指暑气言令人汗空疏，腠理开，阳气主疏

---

① 上件：上述。宋·范仲淹《奏殿直王贵等》："上件三人，并堪边上任使，欲乞朝廷各转一资，充沿边寨主监押。"

② 徇：原作"眴"，《素问·五脏生成》。

③ 肌：《素问·疟论》作"皮"。

泄。因得秋气，汗出遇风，及得之以浴，水气舍于皮肤之内，与卫气并居。卫气者，昼日行于阳，夜行于阴。此气得阳而外出，得阴而内薄，内外相薄，是以日作。曰：间日而作者何也？曰：其气之舍深，内薄于阴，阳气独发，阴邪内着，阴与阳争不得出，是以间日而作也。曰：疟先寒而后热者何也？曰：夏伤于大暑，其汗大出，腠理开发，因遇夏气凄沧之小寒，藏于腠理皮肤之中，秋伤于风，则病成矣。此言受病之由。夫寒者，阴气也。风者，阳气也。先伤于寒而后伤于风，故先寒而后热也，病以时作，名曰寒疟。曰：先热而后寒者何也？曰：先伤于风而后伤于寒，故先热而后寒也，亦以时作，名曰温疟。以其先热故名。其但热而不寒者，阴气先绝，阳气独发，则少气烦闷，手足热而欲呕，名曰瘅疟。先绝，先解也。烦闷，烦热不安也。瘅，阳亢之名。方其盛时勿敢必毁，因其衰也，事必大昌。正盛泻之，或伤真气，俟其衰已，补其经①气，则邪气弥退。夫疟之始发也，阳气并于阴，当是之时，阳虚而阴盛，外无气，故先寒栗也。阳虚则外寒，阴胜则内寒，故寒栗。外无气，谓卫气并入于阴，而表虚也。阴气逆极，则复出之阳，阳与阴复并于外，则阴虚而阳实，故后②热而渴。阳实则表热，阴虚则里热，故热而渴。夫疟气者，并于阳则阳胜，并于阴则阴胜，阴胜则寒，阳胜则热。夫疟之未发也，阴未并阳，阳未并阴，因而调之，真气得安，邪气乃亡，故工不能治其已发，为其气逆也。病在阳，则热而脉躁；在阴，则寒而脉静；极则阴阳俱衰，卫气相离，故病得休；卫气集，则复病也。病作之极，则阴血阳气皆已衰败，真

---

① 经：原作"轻"，据文义改。
② 后：《素问·疟论》作"先"。

邪与卫气相离，故病得休。休之日许，则卫气复集，正不容邪，故病复。

〔批〕疟论

五脏六腑皆令人咳，非独肺也。皮毛者，肺之合也。皮毛先受邪气，邪气以从其合也。肺咳之状，咳而喘息有音，甚则吐血。肺藏气而应息，故咳则喘息，而喉中有声。心咳之状，咳则心痛，喉中介介如梗状，甚则咽肿喉痹。肝咳之状，咳则两胁下痛，甚则不可以转，转则两胠胁也下满。脾咳之状，咳则右胠①下痛，阴阴引肩背，甚则不可以动，动则咳剧。肾咳之状，咳则腰背相引而痛，甚则咳涎。五脏之久咳，乃移于六腑。脾咳不已，则胃受之。胃咳之状，咳而呕，呕甚则长虫出。肝咳不已，则胆受之。胆咳之状，咳呕胆汁。肺咳不已，则大肠受之。大肠咳状，咳而遗矢。心咳不已，则小肠受之。小肠咳状，咳而失气，气与咳俱失。肾咳不已，则膀胱受之。膀胱咳状，咳而遗溺。久咳不已，则三焦受之。三焦咳状，咳而腹满，不欲食饮，此皆聚于胃，关于肺，使人多涕唾而面浮肿气逆也。

〔批〕《咳论》

因于寒，体若燔炭，汗出而散。因于暑，汗，烦则喘喝，静则多言。因于湿，首如裹，湿热不攘，大筋软短，小筋弛长，软短为拘，弛长为痿。首为诸阳之会，位高气清。湿邪上蒸，如有物蒙之。湿热，湿郁而热，热伤血不能养筋，故拘挛而不伸。湿伤筋，不能束骨，故痿弱而无力。因于气，为肿，四维相代，阳气乃竭。气亦湿热所化，血脉壅滞而为浮肿。四维，血肉筋骨也。四者，维持人身故云。四维相代，更代而坏也。湿为土，土贯四旁，故

---

① 胠：《素问·咳论》作“胁”。

四维皆病。阳气竭，谓正气衰尽也。以上言由阳气不固而生外感，此下言内伤者自损其阳气也。**阳气者，烦劳则张，精绝，辟积于夏，使人煎厥。**烦扰乎阳，则阳气张大而劳火炎矣。火炎则水干，故令精绝。是以迁延辟积至于夏月，内外皆热，则火益炽而精益亏，如煎熬然。**目盲不可以视，耳闭不可以听，溃溃乎若坏都，汩汩乎不可以止。**此煎厥症也。目盲耳闭，由精绝于内所致。盖肾之精为瞳子，耳为肾窍。都，防水堤也。二句极状精绝之弊。**阳气者，大怒则形气绝，而血菀于上，使人薄厥。**怒则气逆于肝，迫血上行，而菀积于胸中矣。薄者，邪正摩荡之名。厥，气逆也。**有伤于筋，纵，其若不容**，人之所以束骨而利机关者，筋维之也。伤筋则纵而不收，其若不能为容止矣。**汗出偏沮，使人偏枯。**沮，止也。汗出而偏止者，久久半身不遂，由中风邪使然。**汗出见湿，乃生痤疿。**阳气发泄，寒水制之，热郁皮肤，甚为痤疖，微作痱疮。疿，癗粟也。**高粱之变，足生大丁，受如持虚。**足，能也。膏粱之人，内多滞热，故能生疔。持虚，轻也。受病之初，如持虚不觉其重也。**劳汗当风，寒薄为皶，郁乃痤。**皶，刺生于皮中，俗称粉刺。痤，疖也，内蕴血脓，形大如枣。**阳气者，精则养神，柔则养筋。**此又明阳气之运养也。言阳气者内化精微养于神气，外为津液以柔于筋，动静失宜，则生诸疾。**开合不得，寒气从之，乃生大偻。**寒袭则不能柔养乎筋，而筋拘急，形容偻俯矣，此阳气被伤，不能柔筋之验。**陷脉为瘘，留连肉腠。**寒气陷入于脉中，经血稽凝，故发为疡瘘，留结腠理。**俞气化薄，传为善畏，乃①为惊骇。**寒中背俞，变化而入于脏者，则为恐畏及为惊骇。盖脏主藏神，今为邪气所薄，故神不安如此。此阳气被伤，不能养神之验。**营气不从，逆于肉理，乃生**

---

① 乃:《素问·生气通天论》作"及"。

痈肿。血郁则热聚而脓。魄汗未尽，形弱而气烁，穴腧以闭，发为风疟。魄，阴也。阴汗未止，形若气消，风寒薄之，穴腧遂闭，热藏不出，寒热相移，是为疟也。以所起为风，故云风疟。故风者，百病之始也。诸病多由风寒所致。清静则肉腠闭拒，虽有大风苛毒，弗之能害，此因时之序也。故病久则传化，上下不并，阳自上而阴自下为不并。良医弗为。弗能治也。风客淫气，精乃亡，邪伤肝也。因而饱食，筋脉横解，肠澼为痔。因而大饮，则气逆。因而强力，肾气乃伤，高骨乃坏。强力，谓强力入房。高骨，谓腰之高骨。春伤于风，邪气留连，乃为洞泄。木胜脾土故泻。夏伤于暑，秋为痎疟。夏不即病，至秋凉气外束，金火相战，则往来寒热，是为痎疟。痎，老也。秋伤于湿，上逆而咳，发为痿厥。湿邪下注则泻，上逆则咳。若发于外，则湿伤筋而痿。阳不能胜湿，故令厥。冬伤于寒，春必病温。四时之气更伤五脏。寒暑温凉，递相胜负，故四时之气更伤五脏之和也。

〔批〕《生气通天论》

风成为寒热，瘅成为消中，瘅，谓湿热也。积热于内，故变为消中。厥成为巅疾，气逆上而不已，则变为上巅之疾也。久风为飧泄，肝气内合而乘胃。脉风成为疠。风寒客于脉而不去。

〔批〕《脉要精微论》

五脏者，中之守也。中盛脏满，气胜伤恐者，声如从室中言，是中气之湿也。中，谓腹中。盛，谓气盛。脏，谓肺。气胜，谓胜于呼吸而喘息变易。伤，悲伤。言而微，终日乃复言者，此夺气也。衣被不敛，言语善恶，不避亲疏者，此神明之乱也。仓廪不藏者，是门户不要也。水泉不止者，是膀胱不藏也。得守者生，失守者死。五脏^①者，身之强也。<small>脏安则神守，神守则身强。</small>头者精明之府，头倾视深，精神将夺矣。背者胸中之府，背曲肩随，府将坏矣。腰者肾之府，转摇不能，肾将惫矣。膝者筋之府，屈伸不能，行则偻附，筋将惫矣。骨者髓之府，不能久立，行则振掉，骨将惫矣。得强则生，失强则死。

〔批〕《脉要精微论》

帝曰：愿闻虚实以决死生。岐伯曰：五实死，五虚死。<small>言五脏之虚实也。</small>脉盛，皮热，腹胀，前后不通，闷瞀，此谓五实。<small>实，谓邪气盛实。脉盛，心也。皮热，肺也。腹胀，脾也。前后不通，肾也。闷瞀，肝也。</small>脉细，皮寒，气少，泄利前后，饮食不入，此谓五虚。<small>虚，谓真气不足。</small>曰：其时有生者何也？曰：浆粥入胃，泄注止，则虚者活；身汗得后利，则实者活。

〔批〕《玉机真脏论》

足阳明之脉病，恶人与火，闻木音则惕然而惊，钟鼓不为动，闻木音而惊何也？岐伯曰：阳明者胃脉也，胃者土也，故闻木音而惊者，土恶木也。曰：其恶火何也？曰：阳明主肉，其脉血气盛，邪客之则热，热甚则恶火。曰：其恶人何也？曰：阳明厥则喘而惋<small>热内郁</small>，惋则恶人<small>恶人，烦。</small>曰：病甚则弃衣而走，登高而歌，或至不食数日，逾垣上屋，所上之处，皆非其素所能也，病反能者何也？曰：四肢者诸阳之本也，阳盛则四肢实，实则能登高也。热盛于身，故弃衣欲走也。阳盛则使人妄言骂詈，不避亲疏而不欲食，不欲食故妄走也。

〔批〕《阳明脉解论》

二阳之病发心脾，有不得隐曲，女子不月。<small>二阳，阳明胃与</small>

---

① 脏：原作"腑"，据《素问·脉要精微论》改。

大肠也。隐曲，谓隐蔽委曲之事。以阳明主宗筋，且对女子不月，故属男子房帏事。吴注：言俯首为隐，鞠躬为曲。言心病则上焦不利，故不得隐。脾病则中焦胀满，故不得曲。然心为生血之源，脾为运化之脏，故在女子则经事不下，此解较自然。**其传为风消，其传为息贲奔同者，死不治。**传，日久传变也。风，木气也。消，瘦削也。贲，奔迫也。言脾病日久，则肝木乘其虚而克贼之，脾日亏而肌肉日消削矣。心病日久则传于肺，肺受火邪则息不利而奔迫，脾土虚而受木邪，心火盛而克肺金，皆不治之证也。**三阳为病，发寒热，下为痈肿，及为痿厥腨喘。**痛音狷。三阳，谓太阳小肠膀胱也。为病，自为已，病不发于他脏也。膀胱为壬，寒水所化。小肠为丙，热火所化。一寒一热，故为病则发寒热。水凝结为肿，火糜烂为痈，热甚则痿而无力，寒胜则厥而逆冷，寒热争则痛而酸疼。腨，足腹也。小肠膀胱皆在下部，故言病在下也。**其传为索睪**音高，旧作泽，**其传为㿉疝**①。索，引也。睪，肾丸也。㿉，顽也。言或传而为痛引肾丸，或传而为顽然不害之疝。痛者，为火，为小肠。不痛者，为水，为膀胱也。**一阳发病，少气善咳善泄。**一阳，谓少阳三焦胆也。二经发病皆为火，经曰：壮火食气，故少气。火盛则乘肺金，故善咳。大肠亦从金化，火盛则大肠受克，而失其燥金之令，故善泄。**其传为心掣，其传为隔。**心掣，心引而动也。火炽，必归于心，故引而动。火结于内，上焦不行，下脘不通，则膈塞于中。**一阴发病，主惊骇背痛，善噫善欠，名曰风厥。**一阴，谓厥阴心主及肝脉也。心火肝风，风火交作，则为惊骇。心主之脉出属心包，在膺背之间，故背痛。五气所病，心为噫，故善噫。欠，曲引肢体之名。本曲之象，皆风火逆而为患，故名风厥。**二阴一阳发病，善胀，心满善气。**二阴，谓心肾。一阳，谓三焦胆也。心肾俱病，则水火不交。火自上而

---

① 㿉疝：亦作"癞疝""㿉疝"，阴囊肿大之症。下同。

水自下，不交则不通，故善胀。水火不济，则逆而为心满善气矣。三阳三阴发病，为偏枯痿易，四肢不举。三阳，小肠膀胱。三阴，脾肺也。阳左阴右，三阳病偏枯于左，三阴病偏枯于右。太阳小肠脉行于手，太阳膀胱脉行于足。脾主四肢，肺行诸气，四经俱病，故偏枯痿弱，而四肢不举也。结阳者，肿四肢。阳脉行于四肢之表，若有结邪，则四肢脉气壅滞，故肿。结阴者，便血一升。六阴脉行于腹里，而主阴血，若有结邪，则血受病。阴阳结斜邪同，多阴少阳曰石水，少腹肿。二阳结谓之消，胃与大肠俱结阳邪，则为善消水谷之症。三阳结谓之隔，小肠膀胱皆传化出物之官，若有结邪，则隔绝升降之道。三阴结谓之水，三阴，脾肺也。脾肺俱有结邪，则脾不运而肺不降，水停留不去。一阴一阳结谓之喉痹。一阴，手心主与肝。一阳，胆与三焦。若结火邪而上炎，则作喉痹而痛。阴争于内，阳扰于外，魄汗未藏，四逆而起，起则熏肺，使人喘鸣。此言阴阳不和之害。五脏之阴争于内，六经之阳扰于外。争为五阴克贼，扰为六阳败绝，故魄汗不收藏，四肢逆冷，随时而起。起则诸阳陷入阴中而熏肺，使人喘急而鸣。此阴阳离绝，垂死之证也。

〔批〕《阴阳别论》

夜行则喘出于肾，淫气病肺。肾脉上入肺中，喘气上逆，肺苦之也。有所堕恐，喘出于肝，淫气害脾。堕伤筋，筋属肝，肝属木，木传土。有所惊恐，喘出于肺，淫气伤心。惊则神越气乱，气乱故喘出于肺。心藏神，神乱则邪入心。渡水跌仆，喘出于肾与骨。湿气通于肾，跌仆则伤于骨。当是之时，勇者气行则已，怯者则着而为病也。故曰：诊病之道，观人勇怯骨肉皮肤，能知其情，以为诊法也。故饮食饱甚，汗出于胃。饮食本以养胃，若饱甚而汗，则汗为胃液，非平人阴阳和而汗出也。惊而夺精，汗出于心。持重远行，汗出于肾。疾走恐惧，汗出于肝。肝主筋而藏魂，疾走伤筋，恐惧伤魂。摇体劳苦，汗出于脾。脾主四肢，用力则汗出于脾。故春秋冬夏，四时阴阳，生病起于过用，此为常也。过用而耗其真，则生病矣。

〔批〕《经脉别论》

阴气少而阳气胜，故热而烦满也。阳气少，阴气胜，故身寒如从水中出。曰：人有身寒，汤火不能热，厚衣不能温，然不冻栗，是为何病？曰：是人者，素肾气盛，以水为事，太阳气衰，肾脂枯不长，一水不能胜两火。肾者水也，而生于骨，肾不生则髓不能满，故寒甚至骨也。髓，阴中之阳也，故髓不满者寒至骨。所以不能冻栗者，肝一阳也，心二阳也，肾孤脏也，一水不能胜二火，故不能冻栗，病名曰骨痹，是人当挛节也。肾脂枯则髓不满，髓不满则筋干缩，故病挛节。曰：人之肉苛者，麻木不仁。虽近衣絮，犹尚苛也，是谓何疾？曰：营气虚，卫气实也。营，阴血也。阴主内，如军之中营。卫，阳气也。阳主外，如军之外卫。营气虚则不仁，卫气虚则不用，营卫俱虚，则不仁且不用，肉如故也。不仁，麻木顽痹也。不用，手足痿弱不运用也。

〔批〕《逆调论》

肠澼便血，身热则死，寒则生。肠澼，滞下也，利而不利之谓。肠澼下白沫，脉沉则生，脉浮则死。阴病见阳脉，与证相反，故死。头病耳鸣，九窍不利，肠胃之所生也。肠胃痞塞所致。

〔批〕《通评虚实论》

有病头痛数岁不已，当有所犯大寒，内至骨髓，髓者以脑为主，脑逆故令头痛，齿亦痛，齿为骨余，脑寒骨亦寒，故齿痛。病名曰厥逆。有病口甘者，此五气之溢也，名曰脾瘅。五气，腥、焦、香、臊、腐也。溢，上溢也。瘅，热也。夫五味入口，藏于胃，脾为之行其精气，津液在脾，故令人口甘也，此肥美之所发也，此人必数食甘美而多肥也。肥者令人内热，<small>食肥则腠理</small><small>密，阳气不得外泄，令人内热。</small>甘者令人中满，故其气上溢，传①为消渴<small>饮水善消而渴不已。</small>治之以兰，除陈气也。<small>兰，香草也，言能除肥美不化之陈气也。</small>有病口苦，病名胆瘅<small>亦热也。</small>夫肝者，中之将也，取决于胆，咽为之使。<small>肝主谋虑，胆主决断，胆脉行于颈，故咽为之使。</small>此人者，数谋虑不决，故胆虚②气上溢而口为之苦。治之以胆募俞。<small>胸腹曰募，背脊曰俞。胆募，日月穴也。胆俞在脊第十椎下，各一寸五分。</small>

〔批〕《奇病论》

帝曰：余知百病生于气也。怒则气上，喜则气缓，悲则气消，恐则气下，寒则气收，炅则气泄，惊则气乱，劳则气耗，思则气结，九气不同，何病之生？岐伯曰：怒则气逆，甚则呕血，食而气逆故气上矣。喜则气和志达，营卫通利，故气缓矣。悲则心系急，肺布叶举，而上焦不通，营卫不散，热气在中，故气消矣。恐则精却，却则上焦闭，闭则气还，还则下焦胀，故气下行矣。寒则腠理闭，气不行，故气收矣。热则腠理开，营卫通，汗大泄，故气泄矣。惊则心无所倚，神无所归，虑无所定，故气乱矣。劳则喘息汗出，外内皆越，故气耗矣。思则心有所存，神有所归，正气留而不行，故气结矣。

〔批〕《举③痛论》

东风生于春，病在肝，俞在颈项；<small>俞，"输"同。</small>南风生于夏，病在心，俞在胸胁；西风生于秋，病在肺，俞在肩背；北风生于冬，病在肾，俞在腰股；中央为土，病在脾，俞在脊。

---

① 传：《素问·奇病论》作"转"。

② 虚：原作"嘘"，据《素问·奇病论》改。

③ 举：原作"卒"，据《素问·举痛论》改。

故春气者病在头，夏气者病在脏，阳充阴微也。秋气者病在肩背，肺系肩背。冬气者病在四肢。易受寒邪。故春善病鼽衄，仲夏善病胸胁，长夏善病洞泄寒中，秋善病风疟，冬善病痹厥。痹厥不同，此所谓痹，寒痹也。厥，寒厥也。夫精者，身之本也。故藏于精者，春不病温。夏暑汗不出者，秋成风疟。冬宜闭藏，人能藏精，则肾实而水足，春木得水而荣，不病温矣。温者，阴火为患，非温疫也。夏宜疏泄，逆之而汗不出，则暑邪内伏，遇秋为疟。

〔批〕《金匮真言论》

论　治

善治者治皮毛，止于萌也。其次治肌肤，攻其已生。其次治筋脉，攻其已病。其次治六腑，治其已甚。其次治五脏。治五脏者，半死半生也。治其已成。

病之始起也，可刺而已；其盛，可待衰而已。故因其轻而扬之，因其重而减之，因其衰而彰之。形不足者，温之以气；精不足者，补之以味。补五脏之味。其高者，因而越之；其下者，引而竭之；中满者，泻之于内；其有邪者，渍形以为汗；风邪中表。其在皮者，汗而发之；发重于渍。其慓悍者，按而收之；其实者，散而泻之。阳实则汗，阴实则泻。审其阴阳，以别柔刚。阳病治阴，阴病治阳。所谓从阴引阳，从阳引阴，以右治左，以左治右也。以上四句是注。定其血气，各守其乡，血实宜决之，气虚宜掣引之。

〔批〕《阴阳应象大论》

本末为助，标本已得，邪气乃服。暮世之治病也则不然，治不本四时，如春气在经脉，夏气在经络，长夏气在肌肉，秋气在皮肤，冬气在骨髓之类是也。不知日月，日有寒温明暗，月有空满亏盈。不审逆从，如月生而泻为脏虚，月满而补为重实。病形已成，乃欲微针治其外，汤液治其内，粗工凶凶，不料事宜。以为可攻，故病未已，新病复起。

〔批〕《移精变气论》

肝苦急，急食甘以缓之。

心苦缓，急食酸以收之。

脾苦湿，急食苦以燥之。

肺苦气上逆，急食苦以泄之。

肾苦燥，急食辛以润之。

开腠理，致津液，通气也。辛者，金之味，能开腠理而泻其燥，能致津液而使之润。腠理开，津液达，则肺气下流而气通矣。

肝欲散，急食辛以散之。

心欲软，急食咸以软之。咸从水化，能济其刚。

脾欲缓，急食甘以缓之。

肺欲收，急食酸以收之。

肾欲坚，急食苦以坚之。

肝病者，平旦寅卯木慧爽，下晡甚，申酉金。夜半静。子水为母。

心病者，日中午火慧，夜半子水甚，平旦静。寅卯木。

脾病者，日昳音迭，戌土。慧，日出寅卯木甚，下晡静。申酉金旺，能平本邪。

肺病者，下晡申酉慧，日中午甚，夜半静。水能胜火。

肾病者，夜半子慧，四季辰戌丑未。甚，下晡静。申酉金生水。

肝病者，两胁下痛引少腹，令人善怒。此肝之实邪为病。虚则目䀮䀮音荒无所见，耳无所闻，善恐如人将捕之；肝脉入颃颡，连目系，目为肝之窍。耳窍内通颃颡，肝血气虚，故耳目无闻见。肝藏魂，魂不安故恐。气逆，则头痛、耳聋、不聪、颊肿。

心病者，胸中痛，胁支满，胁下痛，膺背肩甲间痛，两臂内痛，虚则胸腹大，胁下与腰相引而痛。

脾病者，善饥，肉痿，身重，足不收行，善瘛，脚下痛，虚则腹满肠鸣，飧泄，食不化。

肺病者，喘咳气逆，肩背痛，汗出，尻阴股膝髀腨胻足皆痛，虚则少气不能报息入息也，耳聋嗌干。耳者，肾之窍。肾为肺之子，母病则子失养，故耳聋。肺系嗌虚，则津液不足以润系，故嗌干。

肾病者，腹大胫肿，喘咳身重，寝汗出，憎风，虚则胸中痛，大腹小腹痛，清厥，意不乐。胸腹既病，则阳气不宣于四末，故清厥。清厥，清冷而四末厥逆也。胸中，即膻中。膻中者，臣使之官，喜乐出焉。胸中痛，故意不乐也。

〔批〕《脏气法①时论》

地有高下，气有温凉，高者气寒，下者气热，故适寒凉者胀，之温热者疮，下之则胀已，汗之则疮已，此腠理开闭之常，太少②之异耳。曰：其于寿夭如何？曰：阴精所奉其人寿，阳精所降其人夭。曰：其病也，治之奈何？曰：西北之气，散而寒之，东南之气，收而温之，所谓同病异治也。西北方人肤闭腠密，多食热，故宜散宜寒。东南方人肤疏腠开，多食冷，故宜收宜温。气反者，病在上取之下，病在下取之上，病在中旁取之。反，谓反其常候。治亦权其反而取之，旁取其四肢，病有标本故也。治热以寒，温而行之。寒药温服。治寒以热，凉而行之。治温以

---

① 法：原作"发"，据《素问·脏气法时论》改。

② 太少：原作"大小"，据《素问·五常政大论》改。

清，冷而行之。治清以温，热而行之。

大毒_{下品毒药}治病十去其六，常毒治病，十去其七，小毒治病，十去其八，无毒治病，十去其九，_{勿使过服，过则恐伤其正。}谷肉果菜，食养尽之，_{言以此等养之，以尽病邪，勿以毒药尽病邪也。无使过之，伤其正也。}无盛盛，无虚虚，而遗人夭殃；无致邪，无失正，绝人长命。_{盛盛为致邪，虚虚谓失正，重言以戒之也。}

〔批〕《五常政大论》

木郁达之，火郁夺之，金郁泄之，水郁折之，然调其气，过者折之，以其畏也，所谓泻之。_{太过者，以味泻之，如咸泻肾，苦泻心之类。过者畏泻，故以其畏。}

〔批〕《六元正^①纪大论》

补上治上制以缓，补下治下制以急，急则气味厚，缓则气味薄，适其至所，此之谓也。逆者正治，从者反治，从少从多，观其事也。_{以寒治热，以热治寒，逆其病者为正治。以寒治寒，以热治热，从其病者谓之反治。}曰：反治何谓？曰：热因寒用，寒因热用，塞因塞用，通因通用。必伏其所主，而先其所因。其始则同，其终则异。可使破积，可使溃坚，可使和气，可使必已。_{如寒甚格热，则热药冷服。中热格寒，则寒药热服。塞如中满下虚，则峻补其下。通如热结泻利，下之则利止。}

从内之外者调其内，从外之内者治其外。从内之外而盛于外者，先调其内而后治其外；从外之内而盛于内者，先治其外而后调其内；中外不相及则治主病。_{中外不相及，自各一病也。主病，重病也。犹律家二罪俱发，科其重者也。}诸寒之而热者取之

---

① 正：原作"经"，据《素问·六元正纪大论》改。

阴，热之而寒者取之阳，所谓求其属也。言益火之原以消阴翳，壮水之主以制阳光，故曰求其属。夫粗工浅陋，以热攻寒，以寒疗热，治热未已而冷疾已生，攻寒日深而热病更起，热起而中寒尚在，寒生而外热不除，欲攻寒则惧热不前，欲疗热则思寒又止，岂知取阴取阳之妙用哉？夫五味入胃，各归所喜，故酸先入肝，苦先入心，甘先入脾，辛先入肺，咸先入肾。久而增气，物化之常也。气增而久，夭之由也。增气如久服黄连、苦参而反热之类，久之则脏气偏胜，即致偏绝而夭。

〔批〕《至真要大论》

圣人不治已病治未病，不治已乱治未乱。夫病已成而后药之，乱已成而后治之，譬犹渴而穿井，斗而铸兵，不亦晚乎！

〔批〕《四气调神大论》

拘于鬼神者，不可与言至德。恶于针石者，不可与言至巧。巧不得施。病不许治者，病必不治，治之无功矣。

〔批〕《五脏别论》

帝曰：夫经脉十二，络脉三百六十五，此皆人之所明知，工之所循用也。所以不十全者，精神不专，志意不理，外内相失，故时疑殆。外，谓色。内，谓脉。色脉相失，故时自疑。诊不知阴阳逆从之理，此治之一失矣。受师不卒卒业，妄作杂①术，谬言为道，更名自功，妄用砭石，后遗身咎，此治之二失也。不适贫富贵贱之居，坐之厚薄，形之寒温，不适饮食之宜，不别人之勇怯，不知比类，足以自乱，不足以自明，此治之三失也。诊病不问其始，忧患饮食之失节，起居之过度，或伤于毒，不先言此，卒仓卒持寸口脉之会也，何病能中，妄言作名，为粗

---

① 杂：原作"离"，据《素问·征四失论》改。

所穷，此治之四失也。

〔批〕《征四失论》

凡未诊病者，必问尝贵后贱，虽不中邪，病从内生，名曰脱营。心志不乐，血无以生。尝富后贫，名曰失精，先膏粱，后藜藿①，脏液不生。五气留连，病有所并。五气迟涩留连，病因之以合并也。医工诊之，不在脏腑，不变躯形，脏腑中无形可求，形躯中无证可验。诊之而疑，不知病名。身体日减，气虚无精，此言病之次脱营，故体日减。失精，故气虚无精。病深无气，洒洒时惊，此言病之深。气怯，故振栗恶寒。神不定，故时惊也。病深者，以其外耗于卫，内夺于营。气随悲减，血为忧煎。良工所失谓失问，不知病情，此治之一过也。凡欲诊病者，必问饮食居处。膏粱藜藿，施治不同；温凉燥湿，制方亦异。暴乐暴苦，始乐后苦，皆伤精气，精气竭绝，形体毁沮。乐则喜而气缓，苦则悲而气消，故皆伤精气而形坏。暴怒伤阴，暴喜伤阳，怒为肝志，故伤阴。喜为心志，故伤阳。厥气上行，满脉去形。逆气上行，则充满于脉，耗失有形之血。愚医治之，不知补泻，不知病情，精华日脱，邪气乃并，此治之二过也。善为脉者，必以比类奇恒，奇异庸常之症。从容知之，为工而不知道，此诊之不足贵，此治之三过也。诊有三常，必问贵贱，封君败伤志抑，及欲侯王妄念。故贵脱势，虽不中邪，精神内伤，身必败亡。始富后贫，虽不伤邪，皮焦筋屈，痿躄为挛。失其肥甘，五液干涸，故令焦屈挛躄。医不能严，不能动神，外为柔弱，乱至失常，病不能移，则医事不行，此治之四过也。医不能严戒其非，竦②动其神，使之

---

① 藜藿（líhuò）：指粗劣的饭菜。
② 竦（sǒng 怂）：振作。

从命，为外为柔和萎弱，至于乱失天常，病且不移，何医之有。**凡诊者，必知终始**今病及初病，**有知余绪，**谓有知之后诸凡余事也。**切脉问名问症，当合男女。**男女气血不同，其脉与证亦当符合也。**离问其亲爱绝断其所怀菀思虑积郁结悱郁不解，忧恐喜怒，五脏空虚，血气离守，工不能知，何术之语？**离则魂游，绝则魄丧，菀则神劳，结则志苦，忧则气塞，恐则气下，喜则气缓，怒则气逆，有此八者，故令五脏空虚，血气离守矣。**尝富大伤，斩筋绝脉，身体复行，令泽不息。**大伤，大有伤损。斩筋绝脉，损之甚也。身体虽能复旧而行，美泽不能如前滋息矣。**故伤败结，**旧时伤损，复败而结。**留薄归阳，**或留薄归于阳经。**脓积寒炅。**脓血蓄积，令人寒热交作也。**粗工治之，亟刺阴阳，身体解散，四肢转筋，死日有期，**不知寒热为脓积所生，以常治之，急刺阴阳，夺而又夺，则身之经气解散，四肢转掣其筋，死日有期矣。**医不能明，不问所发，唯言死日，亦为粗工，此治之五过也。**发谓病之由。**凡此五者，皆受术不通，人事不明也。故曰：圣人之治病也，必知天地阴阳，四时经纪，五脏六腑，雌雄表里，刺灸砭石，毒药所主，从容人事，以明经道，贵贱贫富，各异品理，问年少长，勇怯之理，审于部分①，知病本始，八正八风**正气**九候**九部脉候，**诊必副全也矣。**

五邪所乱：邪入于阳则狂，邪入于阴则痹；搏阳则为巅疾，邪搏于阳，是为上实下虚，故为巅顶疾。**搏阴则为瘖；**太阴脾脉挟咽连舌本，散舌下。少阴肾脉循喉咙挟舌本，厥阴肝脉循喉咙之后，邪搏于此三阴之脉，则喉闭舌不利。又太阴肺主气，故肺病令人声喑。又言者心之声，故惊。气入心，令人失声，皆搏阴为害。**阳人之**

---

① 部分：《素问·疏五过论》作"分部"。

阴则静，阴实而阳虚，阳虚生外寒，阴实生内寒，内外皆寒故静。阴出之阳则怒。阳实阴虚，阴虚生内热，阳虚①生外热，内外皆热，故躁而怒②。

五邪所见：春得秋脉，夏得冬脉，长夏得春脉，秋得夏脉，冬得长夏脉，此皆胜己之脉，故谓之邪。名曰阴出之阳，病善怒不治。不怒则可治，善怒则肝木已燥，生生之本已矣。

〔批〕《疏五过论》

诸脉者皆属于目，诸髓者皆属于脑，诸筋者皆属于节，诸血者皆属于心，诸气者皆属于肺，此四③肢八溪之朝夕也。四肢，手足也。溪，肉之会。八溪，每肢二溪也。朝夕，会也，谓脉、髓、筋、血、气五者与四肢八溪相为朝夕而会见也。故人卧血归于肝，动则血运于诸经，静则归于肝脏。肝受血而能视，足受血而能步，掌受血而能握，指受血而能摄。

〔批〕《五脏生成篇》

五病所发：阴病发于骨，阳病发于血，阴病发于肉，阴病发于夏，阳病发于冬④。

〔批〕《宣明五气论》

气实形实，气虚形虚。谷盛气盛，谷虚形⑤虚。脉实血实，脉虚血虚，此其常也，反此者病。曰：何如而反？曰：气盛身寒，气虚身热，此谓反也。谷入多而气少，谷不入而气多，脉盛血少，脉少血多，此谓反也。气盛身寒，得之伤寒。寒伤形。

---

① 虚：据文义当为"实"。

② "五邪所乱……故躁而怒"：本段原文见于《素问·宣明五气论》。

③ 四：原作"五"，据《素问·五脏生成》及下文改。

④ 阴病发于夏，阳病发于冬：《素问·宣明五气论》作"阳病发于冬，阴病发于夏"。

⑤ 形：《素问·刺志论》作"气"。

气虚身热，得之伤暑。热伤气。谷入多而气少者，得之有所脱血，湿居下也。脱血则血虚，血虚则气盛内郁，化成津液，流入下焦。谷入少而气多者，邪居胃及与肺也。胃气本不足，肺气下流于胃，故邪在胃。然肺气入胃，则肺气不自守，而邪气从之矣。脉小而血多者，饮中热也。饮留脾胃之中，则脾气溢而发热中。脉大血少者，脉有风气，水浆不入，此之谓也。风气盛满，则水浆不入于脉。

度事上下，脉事因格。格者，穷至其理也，言揆度病情之高下，而脉事因之穷至其理也。是以形弱气虚，死；中外俱败。形气有余，脉气不足，死；脏气损坏。脉气有余，形气不足，生。脏气未坏。是以诊有大方，坐起有常，出入有行，以转神明，此论作医之道。大方，大法也。坐起有常，非礼不动也。医以活人为事，必出入之时念念真诚，则德可动天，庶能挽回神明，而人可活也。必清必净，上观下观，上观神色，下观胸腹腰足等处。司八正邪，别五中部，司，推步也。别，明审也。推步八风邪，明审五脏部曲。按脉动静，循尺滑涩，寒温之意，动为阳，静为阴。滑温属阳，寒涩属阴。循尺以察其里，究其本。视其大小，合之病能，大小，二便。逆从以得，复知病名，诊可十全，不失人情。病人之情。诊之或视息视意，故不失条理，视息，视其呼吸高下也。视意，视其志趣远近苦乐忧思也。条理者，有条有理，言不错谬也。道甚明察，故能长久。不知此道，失经绝理，妄言妄期，此谓失道。失经绝理，言失乎经旨，悖乎常理也。

〔批〕《虚实至论》①

---

①　虚实至论：《素问》作"刺志论"。

经　度

太阳根起于至阴穴名，在足小指外侧，结于命门；阳明根起于厉兑穴名，在足大指次指之端；少阳根起于窍阴。三阳之离合也，太阳为开，阳明为阖，少阳为枢。太阴根起于隐白穴名，在足大指端；少阴根起于涌泉穴名，在足心下；厥阴根起于大敦穴名，在足大指之端三毛之中。三阴之离合也，太阴为开，厥阴为阖，少阴为枢。

〔批〕《阴阳离合论》

任脉为病，男子内结七疝，女子带下瘕聚。任脉起于中极之下，以上毛际，循腹里，上关元，至喉咙，属阴脉之海。冲脉为病，逆气里急。脉起于气街，并少阴之经。督脉为病，脊强反折。脉起于下极之腧，并于脊里，上至风府，入脑上巅，循额至鼻柱，属阳脉之海。

〔批〕《骨空论》

运　气

夫变化之为用也，在天为玄，天道玄远，变化无穷。在人为道，妙用之道。在地为化，化成万物。化生五味，道生智，玄生神。神在天为风，在地为木；在天为热，在地为火；在天为湿，在地为土；在天为燥，在地为金；在天为寒，在地为水；故在天为气，在地成形，总结上。形气相感而化生万物矣。

天以六为节，六气之分。地以五为制，五位之分。周天气者，六期①为一备；终地纪者，五岁为一周。备，谓备历天气。周，谓

---

① 期：原作"朝"，据《素问·天元纪大论》改。

周行地位。君火以名，立名于君位。相火以位。守位禀命。

甲己之岁，土运统之；乙庚之岁，金运统之；丙辛之岁，水运统之；丁壬之岁，木运统之；戊癸之岁，火运统之。

子午之岁，上见少阴；丑未之岁，上见太阴；寅申之岁，上见少阳；卯酉之岁，上见阳明；辰戌之岁，上见太阳；巳亥之岁，上见厥阴。少阴所谓标也，厥阴所谓终也。上，谓司天也。标者，终尽也。子丑申卯辰亥为对化，午未寅酉戌巳为正化。对化司令之虚，正化司令之实。厥阴之上，风气主之；少阴之上，热气主之；太阴之上，湿气生之；少阳之上，相火主之；阳明之上，燥气主之；太阳之上，寒气主之。所谓本也，是谓六元。三阴三阳为标，寒、暑、燥、湿、风、火为本。一元析而为六，故曰六元。

北政之岁，少阴在泉，则寸口不应；厥阴在泉，则右不应；少阴在右故也。太阴在泉，则左不应。少阴在左故也。南政之岁，少阴司天，则寸口不应；厥阴司天，则右不应；太阴司天，则左不应。水火金木运，面北受气。土运之岁，面南行令。诸不应者，岁运之当然不应，谓脉沉也。北政之岁，三阴在下，则寸不应；三阴在上，则尺不应。南政之岁，三阴在天，则寸不应；三阴在泉，则尺不应。左右同。在下即在泉，在上即在天。

〔批〕《天元纪大论》

相火之下，水气承之；水位之下，土气承之；土位之下，风气承之；风位之下，金气承之；金位之下，火气承之；君火之下，阴精承之。俱以所胜之气乘于下者。亢则害，承乃制，亢，过极。物恶其极。制则生化，外列盛衰，害则败乱，生化大病。

〔批〕《六微旨大论》

至高之地，冬气常在；至下之地，春气常在。高山之巅，盛夏凝雪，卑下川泽，严冬草生。

〔批〕《六元正纪大论》

燥胜则地干，暑胜则地热，风胜则地动，湿胜则地泥，寒胜则地裂，火胜则地固矣。

〔批〕《五运行大论》

厥阴所至为挠动为迎随，风性。少阴所至为高明焰为曛，太阴所至为白埃为晦暝，湿土气也。少阳所至为光显、为彤云五色云、为曛，阳明所至为烟埃、为霜、为劲切、为悽鸣，秋金令。太阳所至为刚固、为坚芒、为立，气寒万物坚持。令行之常也。气至而品物从之是为令。厥阴所至为里急，人身筋膜，厥阴主之。厥阴风木用事，则筋膜牵引而里急。少阴所至为疡疹身热，君火用事，则血热。太阴所至为积饮痞隔，湿土用事，则脾湿停积痰饮，隔塞不通。少阳所至为嚏呕、为疮疡，相火用事，则火性炎上而嚏呕。火性糜烂而疮疡。阳明所至为浮虚，肺属金，主皮毛。燥金用事，则皮伤而虚浮。太阳所至为屈伸不利，寒水用事，则血脉凝涩而不利。病之常也。病常之一。厥阴所至为支痛，主肝，故两胁拒格而痛。少阴所至为惊惑、恶寒、战栗、谵妄，主心，火生于心则惊。火体外明内暗故惑。火恶水，故恶寒。火有动摇之象，故战栗。火甚则有声，故谵妄，语言妄乱也。太阴所至为𪐴满，主脾，脾病则不运化，停蓄中宫，遂令中满。少阳所至为惊躁、瞀昧、暴病，主胆，主火，火生于胆，故令惊。火性动故躁。火外阳而内阴，故瞀昧。火性急速故暴病。阳明所至为鼽、尻阴、股膝、髀、腨、骱、足病，阳明之脉起于鼻，鼻流清涕谓之鼽。尻阴，臀阴也，其肉最重。阳明主肌肉，故尻阴病。阳明之脉，下髀关，抵伏兔，下膝膑中，循胫外廉，下足跗，故阳明气至，令股膝髀腨骱足俱病也。太阳所至为腰痛，太阳脉挟脊抵腰中，故腰痛。病之常也。病常之二。厥阴所至为软戾，肝主筋，故手足无力，软缓乖戾于常也。少阴所至为悲悽怆妄缪乱衄鼻血衊污血，太阴所至为中满霍乱吐下，土位中宫，故中满。病在上者吐，病在下者泻。今病在中故既吐且泻。吐下甚者，挥霍缭乱。少阳所至为喉痹耳鸣呕涌，喉痹，喉痛也。涌，食不下而上溢也。少阳之脉循项，故令喉痹。入耳中，故令耳鸣。相火上炎，故令呕涌。阳明所至为胁痛皴揭，燥金用事，则肝木郁，故胁痛。皮裂为皴，皮起为揭，皆燥病也。太阳所至为寝汗痉，寝汗，病卧而出汗也。痉，项背腰脊强也，是为伤寒。病之常也。病常之三。厥阴所至为胁痛呕泄，木位于胁，故胁痛。肝乘于脾，故呕泄。少阴所至为语笑，火有声。太阴所至为身重胕肿，肉浮而肿，谓之胕肿。少阳所至为暴注䐃瘛暴死，相火甚则大肠燥，失化而大便暴注。䐃，肉动也。瘛，手足收引也。火乘脾则肉动，火乘肝则筋引，火性急速故暴死。阳明所至为鼽嚏涕喷，太阳所至为流泄禁止，流泄象水，禁止象寒。病之常也。病常之四。

〔批〕《六元正纪大论》①

五运六气六十年定局

甲子年　湿土统运　少阴君火司天　阳明燥金在泉　两寸不应

乙丑年　燥金统运　太阴湿土司天　太阳寒水在泉　右尺不应

丙寅年　寒水统运　少阳相火司天　厥阴风木在泉　右寸不应

丁卯年　风木统运　阳明燥金司天　少阴君火在泉　两寸不应

---

①　六元正纪大论：此批注原无，据《素问·六元正纪大论》补。

戊辰年　相火统运　太阳寒水司天　太阴湿土在泉　左寸
不应

己巳年　湿土统运　厥阴风木司天　少阳相火在泉　右寸
不应

庚午年　燥金统运　少阴君火司天　阳明燥金在泉　两尺
不应

辛未年　寒水统运　太阴湿土司天　太阳寒水在泉　两尺
不应

壬申年　风木统运　少阳相火司天　厥阴风木在泉　右寸
不应

癸酉年　相火统运　阳明燥金司天　少阴君火在泉　两寸
不应

甲戌年　湿土统运　太阳寒水司天　太阴湿土在泉　右尺
不应

乙亥年　燥金统运　厥阴风木司天　少阳相火在泉　左尺
不应

丙子年　寒水统运　少阴君火司天　阳明燥金在泉　两尺
不应

丁丑年　风木统运　太阴湿土司天　太阳寒水在泉　右尺
不应

戊寅年　相火统运　少阳相火司天　厥阴风木在泉　右寸
不应

己卯年　湿土统运　阳明燥金司天　少阴君火在泉　两尺
不应

庚辰年　燥金统运　太阳寒水司天　太阴湿土在泉　左寸
不应

辛巳年　寒水统运　厥阴风木司天　少阳相火在泉　左尺
不应

壬午年　风木统运　少阴君火司天　阳明燥金在泉　两尺
不应

癸未年　相火统运　太阴湿土司天　太阳寒水在泉　右尺
不应

甲申年　湿土统运　少阳相火司天　厥阴风木在泉　左尺
不应

乙酉年　燥金统运　阳明燥金司天　少阴君火在泉　两寸
不应

丙戌年　寒水统运　太阳寒水司天　太阴湿土在泉　左寸
不应

丁亥年　风木统运　厥阴风木司天　少阳相火在泉　左尺
不应

戊子年　相火统运　少阴君火司天　阳明燥金在泉　两尺
不应

己丑年　湿土统运　太阴湿土司天　太阳寒水在泉　左寸
不应

庚寅年　燥金统运　少阳相火司天　厥阴风木在泉　右寸
不应

辛卯年　寒水统运　阳明燥金司天　少阴君火在泉　两寸
不应

壬辰年　风木统运　太阳寒水司天　太阴湿土在泉　左寸
不应

癸巳年　相火统运　厥阴风木司天　少阳相火在泉　左尺
不应

甲午年　　湿土统运　　少阴君火司天　　阳明燥金在泉　　两寸
不应

乙未年　　燥金统运　　太阴湿土司天　　太阳寒水在泉　　右尺
不应

丙申年　　寒水统运　　少阳相火司天　　厥阴风木在泉　　右寸
不应

丁酉年　　风木统运　　阳明燥金司天　　少阴君火在泉　　两寸
不应

戊戌年　　相火统运　　太阳寒水司天　　太阴湿土在泉　　左寸
不应

己亥年　　湿土统运　　厥阴风木司天　　少阳相火在泉　　右寸
不应

庚子年　　燥金统运　　少阴君火司天　　阳明燥金在泉　　两尺
不应

辛丑年　　寒水统运　　太阴湿土司天　　太阳寒水在泉　　右尺
不应

壬寅年　　风木统运　　少阳相火司天　　厥阴风木在泉　　右寸
不应

癸卯年　　相火统运　　阳明燥金司天　　少阴君火在泉　　两寸
不应

甲辰年　　湿土统运　　太阳寒水司天　　太阴湿土在泉　　右尺
不应

乙巳年　　燥金统运　　厥阴风木司天　　少阳相火在泉　　左尺
不应

丙午年　　寒水统运　　少阴君火司天　　阳明燥金在泉　　两尺
不应

丁未年　风木统运　太阴湿土司天　太阳寒水在泉　右尺
不应

戊申年　相火统运　少阳相火司天　厥阴风木在泉　右寸
不应

己酉年　湿土统运　阳明燥金司天　少阴君火在泉　两尺
不应

庚戌年　燥金统运　太阳寒水司天　太阴湿土在泉　左寸
不应

辛亥年　寒水统运　厥阴风木司天　少阳相火在泉　右尺
不应

壬子年　风木统运　少阴君火司天　阳明燥金在泉　两尺
不应

癸丑年　相火统运　太阴湿土司天　太阳寒水在泉　右尺
不应

甲寅年　湿土统运　少阳相火司天　厥阴风木在泉　左尺
不应

乙卯年　燥金统运　阳明燥金司天　少阴君火在泉　两寸
不应

丙辰年　寒水统运　太阳寒水司天　太阴湿土在泉　左寸
不应

丁巳年　风木统运　厥阴风木司天　少阳相火在泉　左尺
不应

戊午年　相火统运　少阴君火司天　阳明燥金在泉　两尺
不应

己未年　湿土统运　太阴湿土司天　太阳寒水在泉　左寸
不应

庚申年　燥金统运　少阳相火司天　厥阴风木在泉　右寸不应

辛酉年　寒水统运　阳明燥金司天　少阴君火在泉　两寸不应

壬戌年　风木统运　太阳寒水司天　太阴湿土在泉　左寸不应

癸亥年　相火统运　厥阴风木司天　少阳相火在泉　左尺不应

五运者，以十干合化，而为木火土金水之五运。六气者，以十二支对化，而为风寒暑湿燥火之六气。十干合者，如甲己化土，此二年皆土运；乙庚化金，二年皆金运；丙辛化水，二年皆水运；丁壬化木，二年皆木运；戊癸化火，二年皆火运。十二支对者，如子与午对，二年俱君火之气；丑与未对，二年俱湿土之气；寅与申对，二年俱相火之气；卯与酉对，二年俱燥金之气；辰与戌对，二年俱寒水之气；巳与亥对，二年俱风木之气。六气有司天，有在泉，有正化，有对化。如子午年皆君火司天，午属火为正化，子则对化也。对化司令之虚，正化司令之实，余支皆仿此。然运五气六，干支交临，不能配合，抑知君火居尊，故不立运。其戊癸化火者，化相火以统运。经所谓：君火以明，相火以位也。司天居上，在泉居下，统运居中。司天通主上半年，在泉通主下半年。

君①火与燥金相对。

湿土与寒水相对。

相火与风木相对。

———

① 君：原作"居"，据文义改。

君火司天，必燥金在泉。

湿土司天，必寒水在泉。

相火司天，必风木在泉。

燥金、寒水、风木司天，则必君火、湿土、相火反而在泉也。

二卷　脉法

吴楚

持脉论

《素问·脉要精微论》曰：持脉有道，虚静为保。言医者于持脉之时，必虚其心无杂念，必静其身无躁动。然后神闲气定，乃能得脉之真，中病之疑，而病者赖之以保其生也。先圣之垂训，其谆切也如此。今世之医家则不然，其庸医本不知脉，诊视之际，不过如优人①登场，关目②要到，且其意正欲探知病形，以为用药张本，是以指按病手，口问病形，腹背药性，瞻顾不定，问答不休。若一虚静，指下茫然，此全恃口耳工夫，与虚静二字正相反者也，无足怪也。至于名医，又往往故示神奇，才一下指，辄尔举方。夫脉必三部九候，每候五十至，方得脉情。今即不能每候必五十至，亦须三部九候逐一审到。若一下指，便已洞然，虽岐伯、轩辕诸医圣复生，亦不能如是之神异也。嗟嗟！愚者贸贸③而求医者，忽忽而应，岂以人命同草菅乎？然亦有不得已者，世人耳食，趋名如鹜，每日百人，或数十人，填塞名医之庭，摩肩接背，伸手争先，名医视之甚苦，只求发落一空，何暇从容审量？故于持脉之时，正如拈子

---

① 优人：亦称优子，古代以乐舞、戏谑为业的艺人。
② 关目：戏曲、小说中的重要情节。
③ 贸贸：轻率貌。

着棋枰，子落手便起；又如骑马看花，一览而过；甚至指按乙病之手，口举甲病之方。倥偬迫促，而欲其虚静以持，审脉用药，切中病情，此万不得之数也。而况其于诊家之理，脉中之权变精微，又未必其果能洞达也。所以千方一律，但用和平，〔注〕此时流之通病。轻飘数味，无论寒热虚实，人人可服。服之不效，则久服；久服终不效，则归于数。不知和平轻飘之味，虽不杀人，然病实不能泻，病虚不能补，日久积深，以至于危。犹之治国者，大寇不除，大荒不救，养成祸乱，忍视死亡，不杀之杀深于杀也。此病之不保，缘脉之不审，盖持脉之道失也。呜呼！死生之际大矣，为司命者可不念哉！

康熙癸丑仲秋漫识于且然居

脉法一　四脉统领

脉象二十有八，统贯于浮、沉、迟、数四脉，故以此四脉提纲，而以诸脉分隶于四脉之下，亦既条理分明矣。又且兼二脉三脉以切一脉，而此一脉，始极真确而无模糊疑似之弊。逐项脉下，又复辨其名状，注其主病。俾不知脉者，亦能一目了然，明白简易无逾于此。慎斋吴楚识

此以浮脉提纲，而以洪、虚、散、芤、濡、微、革七脉之皆兼于浮分者，统贯于浮脉下。**浮脉法天，轻取皮毛**。金也，阳也，主病在表。有力**洪**大，**状若波涛，来甚去衰**，又名为**钩**。洪，大也，如波涛汹涌。又名钩者，言重而下垂如钩也。洪以水喻，钩以木喻，钩即是洪。无力**虚**大，**迟而且柔**。浮而无力为虚脉，主诸虚伤暑。**虚极则散，涣漫不收**。散脉亦浮而无力，但按之如无，比于虚脉则更甚矣，本伤危殆之候。**浮空为芤，中候难求**。芤草如葱，如以指

按葱，浮沉皆着葱皮，中取独空，非中候绝无，但比浮沉则无力，主失血。**浮小为濡软，水上轻沤**。浮候细软，中沉二候俱不可得，如水上浮沤，随手而没，主虚损。**濡甚则微，有无依稀**。浮而极小极软，比于濡脉则更甚矣，欲绝非绝，似有若无，主气血大衰。**浮芤弦急，革脉如斯**。浮多沉少，外急内虚，状如皮革，仲景云：弦则为寒，芤则为虚，虚寒相搏，而见革脉。主外邪有余，而内亏不足。

〔批〕浮

此以沉脉提纲，而以伏、牢、实、弱、细五脉之兼于沉分者，统贯于下。**沉脉法地，如水投石**。阴也，重浊在下之象，主寒积，病在里。**沉极为伏，推筋着骨**。沉脉犹在筋骨间，伏则推筋着骨而后见。主阴寒，受病入深。**有力为牢，大而弦长**。沉而有力，且大且弦且长为牢脉。合坚固牢实，实深居在内二义，故主坚积，病在内。**牢甚则实，幅幅**①**而强**。实则浮中沉三候皆有力，更甚于牢，主大邪热，大积聚。**无力为弱，柔小如棉**。沉而无力，极细极软为弱脉，主真阳衰弱。**细则直软，如蛛丝然**。沉而直且软为细脉，如蛛丝一线，更甚于弱脉矣，主气衰劳损。

〔批〕沉

此以迟脉提纲，而以涩、结、代、缓四脉之兼乎迟象者，统贯于下。**迟脉属阴，一息三至**。不及之象，主寒。**迟细为涩，往来极滞**。迟而又细又滞为涩脉，如轻刀括②竹，迟滞不前，主血少精伤。**迟而歇止，结脉有此。止数不乖，代脉为灾**。迟滞中时见一止为结脉，主阴寒凝积。代则止有常数，脏衰难救。**缓则四至，似迟实异，和匀胃气，兼脉始议**。迟以至数言，缓以脉象言。往来和缓，胃气脉也，必兼某脉，始可断症。

---

① 幅幅（bì 必）：郁结貌。
② 括（guā 瓜）：削。

〔批〕迟

此以数脉提纲，而以滑、紧、促、动、疾五脉之兼乎数象者，统贯于下。**数脉属阳，一息六至。**太过之象，主火热。**数而流利，滑脉不滞。**数而流利不滞为滑脉，滑如珠之走盘，主痰。**有力为紧，切绳相似。**状如切紧绳，左右弹手，主寒邪诸痛。**数时一止，促脉乃是。**急数之中时见一止为促脉，如人疾行而蹶①，主火亢停滞。**数如豆粒，动摇之义。**数脉两头俯，中间高起，形如豆粒，厥厥动摇，为动脉，主痛与惊。**数至七八，疾脉最忌。**数极一息七八至即疾脉，伤寒热极，方见此脉，阳极阴竭之候。

〔批〕数

外更有**弦**，四脉俱兼。浮、沉、迟、数俱有弦脉，故不专贯于四脉之一内也。弦而有余，**长脉宽舒。**弦脉轻软而带急，加以有余，宽舒之象，即为长脉。反长为**短**，两头俱损，中起涩小，指按不满。短与长正相反，如动脉之两头俯，中间起，但涩小不能满部。四脉提纲，诸脉统备，补弦长短，更无遗义，一以贯之，诊宜详细。

脉法二　脉症详辨

前之四脉统领乎二十八脉，亦既无遁情矣。然差之毫厘，失之千里，况人命死生寄于三指之下，岂得仅以简便为贵乎？故于各脉之呈象主症以及兼脉主症，又复详加订正，剖析入微，稍有晦义，未复辨明，务使无一字影响，无一意挂漏。不惟悬的以示人，且于审顾命中之方，咸和盘托出矣。斯殆能与人规矩，而又能使人巧也哉！

---

① 蹶（jué 决）：跌倒。

浮在皮肤，如水漂木，举之有余，按之不足。

浮脉为阳，其病在表。六腑属阳，故表，主腑病。寸浮伤风，头痛鼻塞。左关得浮，中焦风客。右关得浮，风痰在膈。尺部若浮，下焦风匮，小便不利，大便秘涩。瘦人三部相得曰肌薄，肥人得之未有不病者也。

无力表虚，阴血亏虚，盖正气夺则虚。有力表实。风邪所干，邪气盛则实。浮紧风寒，浮数风热，浮迟中风，表寒喜近衣。浮缓风湿，浮洪虚火，中沉无力，故知虚火。浮芤失血，浮涩血伤，浮短气怯，浮虚伤暑，浮微两竭，气血俱虚。浮濡阴戕，浮散虚绝，散亡之象，虚极所致。浮弦痰饮，浮滑痰热，浮促痈疽，浮长风痫。浮风长火，风火相搏，故肝病而痫生。

浮为轻清在上之象，在卦为乾，在时为秋，在人为肺。夫肺职掌秋金，天地之气，至秋而降，且金性重而下垂，何以与浮脉相应乎？不知肺金虽沉，然所主者实阳气也，又处于至高，为五脏六腑之华盖，轻清之用与乾天合德，故与浮脉相应耳。

浮脉轻手便得，非必中沉俱无，若崔氏云"有表无里、有上无下"，则脱然无根，混于散脉矣，非浮脉之真面目也。

洪脉极大，浮而盛大为洪。状如洪水，来盛去衰，滔滔满指。脉来大而鼓。若不鼓，犹不足以言洪。洪为盛满，气壅火极。亢也。左寸洪大，心烦舌敝。右寸洪大，胸满气逆。左肝木盛，右脾火实。左尺若洪，水枯难溺。右尺得洪，龙火番炙。

有力实火，无力虚燔。洪急胀满，洪滑热痰，洪数暴吐，中毒可拟。诸失失血、遗精、白浊、盗汗脉洪，病为难已。伤寒汗后，脉洪者死。凡失血、下利、久病、久嗽之人，俱忌脉洪。

大抵洪脉只是根脚阔大，却非坚硬。若大而坚硬，则为实脉，而非洪脉矣。《内经》谓：大则病进。谓其气方张也。又曰：夏脉如钩。夏脉，心脉也，南方火也，万物所以盛长也。其气来盛去衰，故曰钩。反此者病，反者其气来盛去亦盛，为太过，病在外。来不盛去反盛，为不及，病在中。太过则令人身热，而肤痛为浸淫，不及则令人烦心，上见咳吐，下为气泄。经曰：形瘦脉大，多气者死。谓形与脉不合，而且阳亢过极也。

叔和云：反得沉濡而滑者，是肾乘心，水之克火，为贼邪，死不治。反得大而缓者，是脾乘心，子之挟母，为实邪，虽病自愈。反得浮涩而短者，是肺乘心，金之凌火，为微邪，虽病必自愈矣。

虚合四形，浮而无力为虚。浮大迟软，及乎寻按，几不可见。

虚主血虚，不言气虚者，气主浮分。今浮分大而沉分空，故主血虚。又主暑伤。左寸心亏，惊悸怔忘。怔忡健忘。右寸肺亏，气怯汗洋。左关肝损，血不营筋。右关脾寒，食必滞凝。左尺水衰，腰膝痿痹。右尺火衰，寒症蜂起。虚则兼迟，迟寒无疑。虚极挟寒，理势所宜。尺虚且涩，艰嗣可知。

虚之异于散者，虚脉按之虽软，犹可见也；散脉按之绝无，不可见也。虚之异于芤者，虚则愈按而愈软；芤则重按而仍见也。

散脉浮乱，虚极为散。有表无里，中候渐空，按则绝矣。渐重渐无，渐轻渐有，八字为散脉传神。

散为本伤，见则危殆。左寸之散，怔忡不寐。右寸之散，汗拭不逮。左关溢饮，右关胀紧。蛊胀。左尺水竭，右尺阳绝。血亡而气欲去之脉也。若无病而心脉得此，为心多喜。

散有二义：一自有渐无之象，一散乱不整之象也。比如杨花散漫，或至数不齐，多寡不一，为危殆之候。若心脉浮大而散，肺脉短涩而散，皆平脉也。软散则病脉矣。肾脉软散，肾败之征。<small>先天资始之本绝。</small>胃脉代散，脾绝之症。<small>后天资生之本绝。</small>若二脉交见，尤为必死。

芤乃草名，浮而中空为芤。绝类乎葱，浮沉俱有，中候独空。<small>两旁有，中间空，阴去阳存之脉也。</small>

芤脉中空，故主失血。左寸心亏，右寸肺缺，<small>肺亏失血。</small>左肝不藏，<small>肝不藏血。</small>右脾不摄，<small>脾虚不能摄血。</small>左尺便红，右尺精泄。

营行脉中，脉以血为形。芤脉中空，脱血之象也。伪诀云：寸芤积血在胸中，关里逢芤肠胃痛，是以芤为畜血积聚之实脉，非失血虚家之空脉也。且云：两头有，以"头"字换《脉经》之"边"字，便相去千里矣。

濡脉细软，见于浮分，举之乃见，按之即逝。<small>浮小为濡，按之无力，如水上浮帛，阴阳俱损之脉。</small>

濡主阴虚，<small>浮主气分，浮举之而可得，气犹未败。沉主血分，沉按之而全无，血已残伤，故曰阴虚。</small>髓竭精伤。左寸见濡，惊悸健忘。右寸见濡，虚汗洋洋。左关逢之，血不营筋。右关逢之，脾虚受侵。左尺精枯，右尺火灭。两尺湿甚，泄泻不绝。

濡脉之浮软与虚脉相类，但虚脉形大而濡脉形小也。濡脉之细小与弱脉相类，但弱在沉分，而濡在浮分也。《伪诀》云：按之似有举还无，是弱脉而非濡脉矣。濡脉之无根与散脉相类，但散脉从浮大而渐至于沉绝，濡脉从浮小而渐至于不见也。从大而至无者全凶之象，从小而至无者吉凶相半也。在久病年老之人见之，尚未至于必绝，若平人少壮暴病见之，名为无根，去死不远矣。

微脉极细，浮而濡甚为微。而又极软，似有若无，欲绝非绝。<small>诸部见之，皆曰不足，近死之脉也。</small>

微脉模糊，气血几无。左寸惊悸，右寸气呼喘息。左关寒挛，右胃冷结。右尺阳衰，左尺精竭。阳微恶寒，阴微发热。

微之为言无也，其象极细极软。张仲景曰：萦萦如蛛丝状，其细而难见也。瞥瞥如羹上肥壮，其软而无力也。轻取之如无，故曰阳气衰。重按之而欲绝，故曰阴气竭。长病得之，多不可救，谓正气将次灭绝也。卒病得之，犹或可生，谓邪气不至深重也。微主久虚血弱之症。阳微恶寒，阴微发热，自非峻补难可回春。

革大弦急，浮大而芤弦为革。浮取即得，按之乃空，浑如鼓革。阳中之阴，为表邪有余，而内亏不足。

革主表寒，亦属中虚。左寸之革，心血无余。右寸之革，金衰气吁。肺虚气壅。左关遇之，疝瘕为虞。右关遇之，虚痛脾枯。男尺精亡，女尺血亏。半产漏下。

向以革即牢脉，非也。盖革浮而牢沉，革虚而牢实，形与症皆异也。叔和云：三部脉革，长病得之死，卒病得之生。《甲乙经》曰：浑浑革至如涌泉。言其去而不返。病进而色弊，绵绵其去为弦绝者死。言急为涌泉，则浮取之不止于弦大，而且数且搏且滑矣，曰弦绝。不止于豁然，而且绝无根蒂矣，故曰死也。

沉行筋骨，如水投石，按之有余，举之不及。

沉脉为阴，其病在里。为寒为积。寸沉短气，胸痛引胁，或为痰饮，或水与血。关主中寒，因而痛积，或为满闷，吞酸筋急。尺主背痛，亦主腰膝阴下湿痒，浊痢淋沥。伤寒两寸沉曰难治。平人两寸沉曰无阳，必无寿。

有力里实，或为痰食。无力里虚，或为气郁。沉弱虚衰，沉牢坚积，寒则坚牢为痼冷。沉紧冷痛，沉缓寒湿，为畜水。沉数内热，身肿曰阳水。沉实热极，沉迟虚寒，身肿曰阴水。沉涩血涩，沉滑痰饮，沉促食滞，沉伏吐利，寸伏吐，尺伏利。阴毒积集。阴症伤寒。

沉脉在卦为坎，在时为冬，在人为肾。黄帝曰：动脉为营，冬为万物含藏，其气来沉以软，故曰营。夫肾之为脏，配坎，应冬，万物蛰藏，阳气下陷，烈为雪霜，故其脉主沉阴而居里。若误与之汗，则为蛰虫出而见霜；若误与之下，则如飞蛾入而见汤，此叔和之至言也。

伏为沉伏，沉极为伏。更下于沉，推筋着骨，始得其形。浮中二候绝无，沉候亦隐，必至骨始见。

伏脉为阴，受病入深。为积聚，为疝瘕，为少气，为忧思，为痛甚。伏犯左寸，血郁之因。伏在右寸，气郁之征。左关值伏，肝血在腹。右关值伏，寒凝水谷。左尺伏见，疝瘕可验。右尺伏藏，少火消亡。

伏数热厥，阳极内结。亢极而兼水化也。伏迟寒厥，阴极将绝。

伏脉主病，在沉阴之分，隐深之处，非轻浅之剂可得破其藩垣也。

在《伤寒论》中以一手脉伏为单伏，两手脉伏为双伏，不可以阳症见阴脉为例也。火邪内郁不得发越，乃阳极似阴，故脉伏者必有大汗而解，如久旱将雨，必先六合。阴晦一回，雨后庶物咸苏也。又有阴症伤寒，先有伏阴在内，而外复感冒寒邪，阴气壮盛，阳气衰微，四肢厥逆，六脉沉伏，须投姜附，及灸关元，阳始回，脉始出也。若太溪肾脉在足内踝后跟骨上陷中，动脉是也。冲阳胃脉，一曰趺阳，在足面上五寸骨间动脉是也。皆无脉者，必死无疑。刘元宾云：脉伏不可发汗，为其非表脉也，亦为其将自有汗也。

牢在沉分，沉而有力为牢。大而弦实，浮中二候，了不可得。

牢主坚积，病在乎内。左寸之牢，伏梁为病。右寸之牢，息贲可定。左关见牢，肝家血积。右关见牢，阴寒痞癖。左尺奔豚，右疝成疾。

树以根深为牢，盖深入于下者也。监狱以禁固为牢，深藏于内者也。仲景曰：寒则牢固。又有坚固之义也。沈氏曰：似沉似伏，牢之位也。实大弦长，牢之体也。牢脉所主之症，以其在沉分也，故悉属阴寒。以其形弦实也，故咸为坚积。若失血亡精之人，内虚当得革脉，若反得牢脉，是脉与症反，可卜死期矣。

伏脉重按亦不见，牢既实大弦长，重按便满指有力矣。

实脉有力，牢甚为宝。长大而坚，应指幅幅，三候皆然。阴中之阳。

血实脉实，火热结壅。左寸舌强心劳，右寸咽肿。肺病在呕逆咽痛。左关见实，肝火胁痛①。右关见实，中满气疼②。左尺见之，便闭腹捧。右尺见之，相火亢逆③。见此脉者，必有大邪、大热、大积聚。

实而且紧，寒积稽留。实而且滑，痰凝为忧。

实为邪气盛满，坚劲有余之象。既大矣而且长且坚又且三候皆然，则诸阳之象莫不毕备，故但主实热不主虚寒。

紧与实虽相似，而实相悬。紧者热为寒束，故其象绷急而

---

① 痛：原作"砲"，据《诊家正眼》及脉理改。
② 疼：原作"涌"，据《诊家正眼》及脉理改。
③ 逆：原作"耸"，据《诊家正眼》及脉理改。

不宽舒。实者邪为火迫，故其象坚满而不和柔。以症合之，以理审之，不可混淆。

弱脉细小，沉而无力为弱。沉分阳虚，按之始得，举之如无。阴也，久病羸弱之人多有之。

弱为阳陷，真气衰歜。左寸心虚，健忘惊悸。右寸肺虚，自汗短气。左关木枯，必苦挛急。右关土寒，水谷之疾。左尺涸流，右尺阳寂。灭也。柳氏曰：气虚则脉弱。寸弱阳虚，尺弱阴虚，关弱胃虚。

浮以候阳，阳主气。浮取之而如无，则阳气衰微，确然可据。夫阳气者，所以卫外而为固者也，亦所以运行三焦熟腐五谷者也。弱脉呈形，而阴霾已极，自非见睍①而阳何以复耶？《素问》云：脉弱以滑，是有胃气。脉弱以涩，是为久病。盖弱堪重按，阴犹未绝。若兼涩象，则气血交败，生理灭绝矣。仲景云：阳陷入阴，当恶寒发热。久病及年衰见之，犹可维持。新病及少壮见之，则死。

细直而软，沉直而软为细。萦萦累累，状如丝线，较显于微，阴也，诸部见之，皆曰不足，近死之脉。

细主气衰，诸虚劳损。细居左寸，怔卧不稳。怔忡不寐。细居右寸，呕吐气短。肝细阴枯，胃细胀满。左尺若细，遗利遗精泻利不断。右尺若细，下元惫冷。

微脉模糊而难见，细脉则显而易见，故细比于微稍稍较大也。《脉经》云：细为血少，气衰有此证则顺，无此症则逆。故吐利失血得沉细者生。忧劳过度之人，脉亦多细，为自戕其血气也。春夏之令，少壮之人，俱忌细脉。谓时与形俱不合也。秋冬老

---

① 睍（xiàn 现）：日光。

弱不在禁例。大抵细脉微脉俱为阳气衰残之候，非行温补何以复其散失之元乎？尝见虚损之人，脉已细而身尝热，医者不究其原，而仍以凉剂投之，无异恶醉而强酒，遂使真阳衰败，饮食不进，上吐下泄，是速之毙耳。《素问》云：壮火食气，少火生气。人非此火，无以运行三焦，熟腐五谷，奈何火已衰而犹清之润之，如水益深，真可悯也。虚劳之脉，细数并见者死。细则气衰，数则血败。

迟脉属阴，象为不及，往来迟慢，三至一息。

迟脉主脏，其病为寒。为阳虚。寸迟上寒，心痛停凝。关迟中寒，癥结挛筋。尺迟火衰，溲便不禁，或病腿足，疝痛牵阴。

有力冷痛，无力虚寒。迟而在浮，表冷何忧。迟而在沉，里寒阴深。迟而兼涩，血少无惑。迟兼宽缓，寒而多湿。迟滑胀满，迟微衰息。

阴性多滞，故阴寒之证脉必见迟，与缓脉绝不相类。盖缓以形之宽纵得名，迟以至数之不及为义，故缓脉四至，宽缓和平，迟脉三至，迟滞不前，二脉迥别。庸医动云迟缓，未知是一是二，可发一噱。一呼一至曰离经，二呼一至曰夺精，三呼一至曰死，四呼一至曰命绝，此损脉也。总之，至数愈迟，阴寒愈甚矣。

涩脉蹇滞，迟浮而细软为涩。如刀刮竹，迟细而短，三象俱足。阴也，男妇尺中沉涩者，必艰子。

涩为血少，亦主精空。寸涩心痛，或为怔忡。关涩阴虚，中热难驱。左关胁胀，右关土虚。尺涩遗淋，血利可虞。孕为胎病，血不足以养胎。无孕血枯。

涩而坚大，为有实热，涩而虚软，虚炎难灭。

李时珍以病蚕食叶为喻者，谓其迟慢而艰难。盖涩脉往来迟难，有类乎止，而实非止也。又曰：细而迟，往来难且散者，乃浮分多而沉分少，有类乎散而实非散也。须知极细极软、似有若无为微脉，浮而且细且软为濡脉，沉而且细且软为弱脉，三脉皆有似于涩，而实有分别也。肺脏气多血少，故右寸见涩，犹为合度。肾脏专司精血，若两尺见之，为虚残之候。凡物濡润者则必滑，枯槁者则必涩，故滑为痰饮，涩主阴衰。

结为凝结，迟而歇止为结。迟时一止，徐行而怠，颇得其旨。阴也，结而不散之义也。

结属阴寒，亦因凝积。左寸心寒，疼痛可识。右寸肺虚，气寒凝泣。左关疝瘕，右关痰食。右尺阴寒，左尺痿躄。

结而居浮，积痛在外；结而居伏，积聚在内。然必有力，方为积内结；若无力，真气衰殆。

古人譬诸徐行而怠，偶羁一步，可为结脉传神。大凡热则流行，寒则凝结，如冬冷则冰坚，理势然也。人惟少火衰弱，中气虚寒，失其乾健之运，则气血痰食互相纠缠，运行之机不利，故脉应之而成结然。结甚则积甚，结微则积微。若真气衰息，惟一味温补为正治也。

代为禅代，迟而止有常数为代。如数而止不能自还，良久复起。如四时之代禅，不衍其期也。

代主脏衰，危恶之候。脾土败坏，吐利为咎。中寒不食，腹疼难救。两动一止，三四日死。四动一止，六七日死。次第推求，不失经旨。

结促之止，止无常数；代脉之止，止有常数。结促之止，一止即来；代脉之止，良久方至。《内经》以代脉之见脏气衰微，脾气脱绝之候也。惟伤寒心悸，怀胎三月，或七情太过，跌打重伤及风家痛家，俱不忌代脉。若无病而羸瘦脉代者，危候也。久病脉代，万难回春。经曰：代则气衰。又曰：代散者死。夫代脉现而脾土衰，散脉现而肾水绝，二脉交见，虽神圣不能施其力矣。脉来一息五至，则五脏之气皆足，故五十动而不一止者，合大衍之数，谓之平脉，反此，则止乃见焉。肾气不能至，则四十动一止；肝气不能至，则三十动一止；脾气不能至，则二十动一止；心气不能至，则十动一止；肺气不能至，则四五动一止。故《难经》谓：三部九候，每候必满五十动，脉之止否方知。古人谓痛甚者，脉多代，非死脉也。又云：少得代脉者死，老得代脉者生，自当变通。

缓脉四至，与迟不同。来往合匀，如初春柳，风微扬轻。缓为胃气不主病，必兼脉乃可断症。

缓浮伤风，卫气不充。卫气受伤。缓沉寒湿，营弱无力。营血不足。缓而犹细，湿痹当记。缓而加弱，气衰力薄。缓益以涩，血伤形脱。

左寸涩缓，少阴血虚。右寸浮缓，风邪所居。左关浮缓，肝风内急。右关沉缓，土弱浸湿。左尺缓涩，精宫不及。右尺缓细，真阳衰极。

缓脉以宽舒和缓为义，与紧脉正相反也。在卦为坤，在五行为土，在时为四季之末，在人身为足太阴脾经。若阳寸阴尺，上下同等，浮大而软，无有偏胜，为缓而和匀，不浮不沉，不大不小，不疾不徐，意思欣欣，悠悠扬扬，难以名状者，此真胃气脉也。土为胃气之母，中气调和则百疾不生。一切脉中皆须挟缓，谓之胃气，非病脉也。脉语谓：缓脉状如琴弦，久失更张，纵而不整，此言缓之兼乎浮迟虚濡细涩之形者也。脾壮之时，其脉宜大而缓，若得反脉，亦视生克，以定吉凶轻重，如前钩脉云云。

数脉属阳，象为太过，一息六至，往来越度。

数脉主腑，热病所宗。无论虚实，热脉必数。寸数喘咳，口疮肺痈。关数胃热，邪火上攻。尺数相火，遗浊淋癃。数而坚，如银钗之股，曰蛊毒。若婴儿纯阳之象，六至和平，即七八至亦其常也。

有力实火，无力虚火。阴虚发热。浮数表热，沉数里热。阳数君焚，阴数相腾。相火上腾。右数阳亢，左数阴丧。阴血丧失。

数之为义，躁急而不能中和也。火性急速，故阳盛之症，脉来必数。肺部见之为金家贼脉，秋月逢之为克令凶征。

滑脉流利，数而流利为滑。往来替替，不滞貌。盘珠之形，荷露之义。阳中之阴，滑必兼数。

滑脉为阳，多主痰溢。寸滑咳嗽，胸满吐逆。关滑胃热，壅气伤食。尺滑病淋，或为痢积，男子溺血，妇人经郁。尺滑为下焦畜血，两寸滑曰痰火，一手独滑曰半身不遂。

浮滑风痰，沉滑痰食，右关沉滑为食停。滑数痰火，滑短气塞，滑而浮大，阴痛尿涩，滑而浮散，中风瘫缓，滑而冲和，娠孕无讹。

滑之为言往来流利而不滞涩也。盖脉者血之府也，故血枯则脉涩，血盛则脉滑。滑脉为阳中之阴，以其形兼数也，故为阳，以其形如水也，故为阳中之阴。大概兼浮者毗于阳，兼沉者毗于阴，是以或热或寒，古无定称也。惟辨之以浮沉尺寸，乃无误耳。

紧脉有力，数而有力为紧。左右弹人，如绞转索，如切急绳。阴中之阳，为阴阳相搏也。

紧主寒邪，亦主诸痛。左寸逢紧，心满痛急。右寸逢紧，伤寒喘咳。左关人迎浮紧伤寒，右关气口沉紧伤食。左尺见之，脐下痛极。右尺见之，奔豚疝疾。中恶祟乘之脉而得浮紧，谓邪方炽而脉无根也；咳嗽虚损之脉而得沉紧，谓正已虚而邪已痼也，均为不治。

浮紧伤寒，沉紧伤食，或为寒积。紧洪痈疽，紧数中毒，紧细疝瘕，紧实腹胀。

紧者，绷急而兼绞转之象也。热则筋纵，寒则筋急，此惟热郁于内，而寒束于外，故紧急绞转之象见焉。夫寒者，北方刚劲肃杀之气，故紧急中复兼左右弹手之象也。合观《内经》之左右弹手，仲景之如转索，丹溪之如纫线，叔和之如切绳，可见紧之为义，不独纵有挺急抑且横有转侧也。紧脉之挺急与弦相类，但比之于弦，有更加挺劲之异，与转如绳索之殊也。

促为急促，数时一止。如趋而蹶，进则必死。阳也，阳盛而阴不能和之，固有此脉。

促因火亢，亦因物停。左寸见促，心火炎燻。右寸见促，咯咯肺鸣。左关血滞，右脾食凝。左尺逢之，遗滑堪惊。右尺逢之，灼热无阴。

人身之血气贯注于经络之间，绵绵不息。脏气乖违，则稽留凝泣，阻其运行之机，因而歇止者，其止为轻。若真元衰备，则阳弛阴涸，失其揆度之常，因而歇止者，其止为重。然促脉之故，得于脏气乖违者十之六七，得于真元衰备者十之二三。或因气滞，或因血凝，或因痰停，或因食壅，或外因六气，或内因七情，皆能阻遏其运行之机而为促也。如止数渐稀，则为病瘥；止数渐增，则为病剧。所谓进必死也。

动无头尾，其形豆若，厥厥动摇，必兼滑数。

动脉主痛，亦主于惊。左寸得动，惊悸不宁。右寸若动，自汗淋淋。左关拘挛，右关脾疼。左尺见之，病在亡精。右尺见之，龙火奋升。

动脉两头俯中间起，极与短脉相似，但短脉为阴，不数不硬不滑也，动脉为阳，且数且硬且滑也。关前为阳，关后为阴。故仲景云：阳动则汗出。阳指寸也。左寸之心，汗为心之液；右寸之肺，主皮毛而司腠理，故动则汗出也。又曰：阴动则发热。阴言尺也。左尺动为肾水不足，右尺动为相火虚炎，故动则发热也。成无己曰：阴阳相搏则虚者动，故阳虚则阳动，寸也。主出汗。阴虚则阴动，尺也。主发热。旧说谓动脉只见于关上者，观此可不辨而明矣。妇人手少阴心脉动为妊子。

疾脉太急，数急为疾。数之至极，七至八至，脉流薄疾。

疾为阳极，阴气欲竭，脉号离经，虚魂将绝，渐进渐疾，旦夕殒灭。左寸疾成，弗戢^①自焚。右寸疾至，金被火乘。左绝肝血，右竭脾阴。左尺涸辄，右尺相烈。

疾一名极，总是急速之形，数之甚者也。惟伤寒热极，方见此脉，非他病所恒有也。若劳瘵虚备之人见之，则阴髓下竭，阳光上亢，有日无月，短期近矣。阴阳易病者，脉常七八至，号曰离经，为不治。孕妇将产，脉亦离经，言离乎平日之脉，如昨浮今沉，昨迟今数，非七八至之谓。

弦如琴弦，指下挺然，轻虚而滑，端直长纤。阳中之阴也。浮沉迟数俱兼此脉，故不贯于四脉下。

弦为肝风，疟痛痰饮。主此四症。弦在左寸，心痛难忍。弦在右寸，胸头痛甚。左关痰疟，更主癥瘕。右关胃寒，膈痛尤加。左尺逢弦，饮在下焦。右尺逢弦，挛疝难瘳。弦而搏曰饮，弦而急曰疝，弦而乍迟乍数曰疟。大概弦而软其病轻，弦而硬其

---

① 戢（jǐ及）：停止。

病重。

弦浮支饮，外感风。弦沉悬饮，肝气郁。弦数多热，弦迟多
寒，弦大主虚，弦细拘急，阳弦头痛，阴弦腹疼，单弦饮癖，
流饮作痛。双弦寒深。脉来如引二线。

弦如琴弦之挺直而略带长也，在卦为震，在五行为木，在
四时为春，在五脏为肝。经曰：少阳之气，温如软弱，故脉为
弦。其气来实而强，为太过，病在外，令人善怒。其气不实而
微，为不及，病在中，令人胸胁痛引背，两胁胀满。又肝脉来
濡弱迢迢，如循长竿末梢，曰肝平。若过实则肝病，急劲则肝
死。弦脉与长脉皆主春令，但弦为初春之象，阳中之阴，天气
犹寒，故如琴弦之端直而挺然，稍带一分之紧急也；长为暮春
之象，纯属于阳，绝无寒意，故如木干之迢直以长，纯乎发生
之气象也。又两关俱弦亦谓之双弦，若不能食为木来克土，土已负
矣，必不可治也。

长脉迢迢，首尾俱宽，直上直下为循长竿。过于本位相引曰
长，阳也。

长主有余，气逆火盛。左寸见长，君火为病。右寸见长，
满逆已定。左关见长，木实之症。右关若长，土郁胀闷。左尺
长时，奔豚冲竞。右尺长时，相火专令。上部主吐，中部主饮，
下部主疝。女人左关独长曰多淫欲，男人两尺修长曰多春秋。

长而软滑犹曰气治，长而坚搏则为气病，长而且洪，颠狂
尤甚。凡实牢弦紧四脉皆兼长脉，故长脉主有余之疾。

长脉之与前弦脉略同，但弦之为木，为万物之始生，此主
春生之正令，天地之气至此而发舒，故脉象应之为长脉也。《内
经》云：长则气治。李月池曰：心脉长者，神强气壮；肾脉长
者，蒂固根深。皆言平脉也。惟长而和缓，乃合春生之气，为

健旺之征。长而硬满，即属火亢之形而为疾病之应也。昔人谓长脉过于本位，李士材先生非之。愚谓过于本位者，言其状如长竿，直上直下，宽然有余，不拘束于位中之意也。若真长过本部，则寸过而上之为溢脉，尺过而下之为覆脉，岂得谓之长哉？昔贤之言，当会悟其意而不可泥其词类如此。

短脉涩小，首尾俱俯，中间突起，不能满部。阴也，与长脉正相反。

短主不及，为气虚症。短居左寸，心神不定。右寸肺虚，头痛为病。短在左关，肝气有伤。短在右关，膈内为殃。左尺短时，少腹必痛。右尺短时，真火无用。关短宿食，尺短胫冷，乍短乍长曰邪祟，过于悲哀之人其脉多短。

短反乎长，彼应春，此应秋，彼属肝，此属肺，肺主气，气属阳，宜乎充沛。短脉独见，气衰之兆，乃与肺应何也？《素问》曰：肺之平脉，厌厌聂聂，如落榆荚，则短中自有和缓之象，气仍治也。若短而沉且涩，则气病矣。家刻《脉语》谓：上不至关为阳绝，下不至关阴绝。正短而沉涩之脉也，所谓不至关者非谓断绝，不与关脉贯通，以气虚衰短缩而不能伸耳，其不至绝也几希？

大抵长短二脉为有余不及之象，长类于弦而盛于弦，为有余；短类于动而衰于动，为不及。弦脉带急而长脉带缓，动脉形滑而且数，短脉形涩而闭迟。此诚细心较量，锱铢不爽者也。吴楚识

脉法三　脏腑部位

《内经》曰：尺内两旁，则季胁也。在胁下两旁，为肾所居之处。尺外以候肾，外即前半部。尺里以候腹。里即后半部，大小肠

膀胱皆在其中。中附上，附尺之上。左外以候肝，肝为阴中之阳。内以候鬲①，中焦之鬲膜，皆在其中。右外以候胃，内以候脾，胃为阳，脾为阴。上附上，寸部。右外以候肺，肺最高。内以候胸中，鬲膜之上皆是。左外以候心，内以候膻中。膻中即心包络之别名。上竟上者，胸喉中事也。竟上则尽于鱼际。下竟下者，少腹腰股膝胫足中事也。竟下则尽于尺部。

《脉经》曰：左手关前寸口阳绝者，无小肠脉也。阴绝者，无心脉也。左手关上阳绝者，无胆脉也；阴绝者，无肝脉也。左手关后尺中阳绝者，无膀胱脉也；阴绝者，无肾脉也。右手关前寸口阳绝者，无大肠脉也；阴绝者，无肺脉也。右手关上阳绝者，无胃脉也；阴绝者，无脾脉也。右手关后尺中阳绝者，无子户脉也；阴绝者，无肾脉也。阳实阴实，可以类推。

此言左寸兼心与小肠，右寸兼肺与大肠也，世皆宗之，较前《内经》分配三部似不相符，李士材先生所以极诋之。然亦未可尽非也。前之定位，就身之胸鬲腹三段言也，此以脉络相表里言也。胸鬲腹不可使上下倒置，而脉络未曾不上下交缠。惟小肠之脉络于心，大肠之脉络于肺，故候左寸而并知小肠，候右寸而并知大肠。如心热则移于小肠，肺热则移于大肠，此其明验也。以上下隔远之位病且相干，岂以下络上之脉反不相属也？至于前半部属腑，后半部属脏，腑阳脏阴则阳先阴后，自不待言第。胸鬲腹三焦之症，仍在寸关尺三部推详，如淋疝等症属在下焦，自当在尺部候之，未尝以下部之病越候于上部之脉也。纵之前之分配，以一身之定位言，而表里之脉究不可废。后之分析以脉络之相表里言，而胸鬲腹之三部，仍未尝淆，

---

① 鬲：通"膈"。《素问·五脏生成论》："心烦头痛，病在鬲中。"

就不相侔①之中而得其相侔之理，庶几可合列圣于一堂耳。<small>吴楚识</small>

三焦，经曰：上焦如雾，中焦如沤，下焦如渎。人身以胸膈腹分三焦，脉以寸关尺配三焦，至当不易。三焦通则周身之气皆通。三焦有名无形，主持诸气，以象三才，故呼吸升降，水谷腐熟，皆待此通达，与命门相为表里。

人迎气口，古称关前一分人命之主，左为人迎，右为气口。人迎以察外因，气口以察内因。所谓关前一分者，正关之前一分也。左关之前一分属少阳胆部。胆为风木之司，肝与胆相为表里。胆少阳之脉，而行肝脉之分外。肝厥阴之脉，行胆脉之位内。两阴至是而交尽，一阳至是而初生，十二经脉至是而终，故左关之前一分为六腑之源头，为诸阳之主宰，察表者不能外也。右关之前一分属阳明胃部，中央湿土得天地中和之气，万物所归之乡也。土为君相，故不主时，寄王于四季之末，为五脏六腑之海。清气上交于肺，肺气从太阴而行之，为十二经脉之始，故右关之前一分为五脏之隘。口为百脉之根荄②，察里者不能废也。况肝胆主春令，春气浮而上升，阳之象也。阳应乎外，故以候表焉。脾胃居中土，性疑而重浊，阴之象也，阴应乎内，故以候里焉。

经曰：人迎盛坚者，伤于寒。气口盛坚者，伤于食。盖人迎主表，盛坚为外感。气口主里，盛坚为内伤。

脉法四　四推九候七诊

经曰：推而外之，推求于表。内而不外，但见沉分而无表脉。

---

① 相侔：相等，同样。
② 荄（gāi 该）：草根。

有心腹积也。知其病在心腹之有积。**推而内之，**推求于里。**外而不内，**浮而不沉。**身有热也。**惟表有邪故主热。**推而上之，**上指寸言。**上而不下，**下指尺言。**腰足清也。**清，冷也，上盛下虚，故腰足清冷。**推而下之，下而不上，头顶痛也。**上部无力，此清阳不能上升，故头顶痛，或阳虚而阴凑，亦头顶痛。**按之至骨，肾肝之分。脉气少者，**无力之脉。**腰脊痛而身有痹。**肾水虚故腰脊痛，肝血亏则身有痹。

岐伯曰：**察九候，**寸关尺各浮中沉三候，共九候。**独小者病，独大者病，独疾者病，独迟者病，独热者病，独寒者病，独陷下者病。**此七诊也，既言独疾独迟则主热与寒矣。又言独热独寒者，必于阳部得洪实滑数之脉为独热，必于阴部得沉微迟涩之脉为独寒。独陷下者，沉伏而不起也。**形肉已脱，九候虽调犹死。**脾主肌肉，为五脏之本。大肉脱，则脾气绝矣。九候之中，虽无七诊独见之脉亦不生。**七诊虽见，九候皆从者不死。**从，顺也。顺四时之令，五脏之常，反与病症为顺也。既得顺脉，虽独脉亦不至死。

脉法五　五脏平病死脉

五脏平脉

经曰：软弱迢迢，如循长竿末梢，曰肝平。

累累如连珠如循琅玕，曰心平。

和柔相离如鸡践地，曰脾平。

厌厌聂聂如落榆荚，曰肺平。

喘喘累累如钩按之而坚，曰肾平。此皆极状其和平之象，无太过无不及，胃气脉也，故曰平。

五脏病脉

经曰：盈实而滑，如循长竿，曰肝病。

喘喘连属，其中微曲，曰心病。

实而盈数，如鸡举足，曰脾病。

不上不下，如循鸡羽，曰肺病。

如引葛，按之益坚，曰肾病。此皆失其和缓之象，弦钩弱毛石脉多，而胃气少也，故曰病。

五脏死脉

经曰：急益劲，如新张弓弦，曰肝死。

前曲后居，如操带钩，曰心死。

锐坚如鸟之喙，如鸟之距，如屋之漏，如水之流，曰脾死。

如物之浮，如风吹毛，曰肺死。

发如夺索，辟辟如弹石，曰肾死。此言各脏过极而全无胃气也，故曰死。

脉法六　脉决死生

形气相得者生。

形盛脉亦盛，形小脉亦小，形与脉相得矣。相得者，相合也，故曰生。

形盛脉细，少气不足以息者危。

外有余而内不足，枝叶盛而根本拔也，故曰危。

形瘦脉大，胸中多气者死。

阴不足而阳有余也，孤阳不生，故主死。

参伍不调者病。

参伍，数目也。言其至数不和匀，往来无常度。上下左右之脉，相应如参舂者病甚。上下左右，即两手之三部九候。脉来实大有力，如杵之舂。

上下左右之脉相失，不可数者死。

失其常度，至于急数而不可数，即八九至之绝脉也，安得不死？

三部九候皆相失者死。

相失，如应浮而沉，应大而小，违四时之度，失五脏之常。

中部之候相减者死。

众脏虽调，而中部独不及，为根本败坏，即无胃气也，故主死。

从逆脉从生逆死

脉从四时，谓之可治。顺时如春弦夏钩之类。脉弱以滑，不偏于弦钩毛石。是有胃气，命曰易治。脉实以坚，谓之益甚。失其冲和真脏之类。

脉逆四时，为不可治。春得肺脉，金克木。夏得肾脉，水克火。秋得心脉，火克金。冬得脾脉，土克水。其至皆悬脉来悬异绝阴阳偏绝沉沉为绝阳涩涩为绝阴，命曰逆四时。无冲和之气，真脏脉出也。

未有脏形，上言真脏形，此言未有真脏脉形。于春夏而脉沉涩，秋冬而脉浮大，名曰逆四时也。当生长不生长，当收藏不收藏，是皆相失，方名逆四时也。

真脏脉死脉

真肝脉至，中外急如循刀刃，责责然，如按琴瑟弦，色青白不泽，毛折乃死。皮毛得卫气而充，毛折则卫败绝，是为阴阳衰极，故死不治。

真心脉至，坚而搏，如循薏苡子，累累然，色赤黑不泽，毛折乃死。

真肺脉至，大而虚，如以毛羽中人肤，色白赤不泽，毛折乃死。

真肾脉至，搏而绝，如指弹石，辟辟然，色黑黄不泽，毛折乃死。

真脾脉至，弱而乍数乍疏，色黄青不泽，毛折乃死。诸真脉见者，皆死不治也。

五脏偏胜，无冲和胃气，且兼胜色，真气衰而贼乘之故死。

诸死脉

沸釜　如釜中火燃水沸，有出无入，阴阳气绝。又名涌泉，如泉之涌出不返也。

弹石　脉在筋骨间，劈劈然而至，如石之弹指，肾绝也。

雀啄　连来三五下而歇，歇而再至，且锐且坚，如雀啄食，脾绝也。

屋漏　良久一至，如屋漏滴水之状，胃绝也。

解索　散乱如解绳索，精血绝也。

鱼翔　浮时忽一沉，如鱼游水面，忽然沉没，命绝也。

虾游　沉时忽一浮，如虾之游，静中忽一跃，神魂绝也。

燃薪　脉如火燃薪，洪大之极，心精夺也。

散叶　如散落之叶，肝气大虚也。

偃刀　浮急如刀口，沉按急如刀背，寒热并于肾也。一名循刃，如循锋刃。

省客　来如省问之客，旋复去也，是肾气不足也。

横格　如木之横格于指下，胆气不足也。

悬痈　如悬赘之痈，左右弹而根不移，十二俞予①不足也。

如丸　滑不宜手，按之不可得，大肠气不足也。

弦缕　如弦之急，如缕之细，胞精不足也。

---

① 予：给予，此作"奉养"解。

颓土　按之即不可得见，如颓土之状，肌气不足也。

交漆　左右旁至，如绞漆之下，袅袅然而交也。

如舂　极洪极实，如杵之舂。

霹雳　静时忽鼓数下而去，如霹雳之轰空也。

脉法七　诸病宜忌

伤寒未汗宜阳脉忌阴脉，已汗宜阴脉忌阳脉。

中恶宜紧细，忌浮大。

中风宜浮迟，忌急数。

中毒宜洪大而迟，忌细微。

咳嗽宜浮濡，忌沉伏。

喘急宜浮滑，忌短涩。

吐血宜沉小，忌实大。

衄血宜沉细，忌浮大。

脱血宜阴脉，忌阳脉。

崩漏宜微弱，忌实大。

带下宜迟滑，忌急疾。

新产宜沉滑，忌弦紧。

虚损宜软缓，忌细数。

下利宜沉细，忌浮大。

头痛宜浮滑，忌短涩。

心痛宜浮滑，忌短涩。

腹痛宜沉细，忌弦长。

腹胀宜浮大，忌沉小。

水肿宜浮大，忌沉细。

癫狂宜实大，忌沉细。

霍乱宜浮洪，忌微迟。

痿痹宜虚濡，忌紧急。

消渴宜数大，忌虚小。

癥瘕宜沉实，忌虚弱。

肠澼宜沉小，忌数大。

堕伤宜紧急，忌小弱。

金疮宜细微，忌紧数。

痈疽宜微缓，忌滑数。

蜃蚀宜虚小，忌紧急。

脉法八　妇人小儿脉法

阴搏阳别，谓之有子。阴，尺脉也。尺脉搏大，与寸脉迥别者，有子之象也。

阴虚阳搏，谓之崩。阴血虚于下，则阳火亢于上，血为火迫，不安其位则崩。

手少阴脉动甚者，妊子也。少阴，心也。心主血，心脉急数有力，动如豆粒，乃血旺之象，故当有子。

三部浮沉正等，无他病而不月者，为有妊也。

左手沉实为男，右手浮大为女。又尺脉左大滑实为男，右大滑实为女，左右俱大实为二男。

阴阳俱盛曰双躯。若少阴微紧者，血即凝浊。胎养不周，主偏夭。

体弱之妇，尺内按之不绝，便是有子。

经断有躯，其脉弦者，后必大下，不成胎也。

得革脉曰半产漏下，得离经之脉曰产期。

妊娠七八月，牢实强大者吉，沉细者难产而死。

尺脉微迟为居经，月事三月一下。

尺脉微弱而涩，少腹冷，恶寒，年少得之为无子，年大为绝产。

新产伤阴，出血不止，尺脉不能上关者死。

带下脉浮，恶寒漏下者，不治。

脉下而虚者，乳子也。以上妇人。

半岁以下，于额前眉端发际之间，以名、中、食三指候之。儿头在左，举右手候。儿头在右，举左手候。食指近发为上，名指近眉为下，中指居中。三指俱热，外感于风，鼻塞咳嗽。三指俱冷，外感于寒，内伤饮食，发热吐泻。食、中二指热，主上热下冷。名、中二指热，主夹惊。食指热，主食滞。

三岁以下看虎口、三关，男左女右。初寅位为风关，次卯位为气关，三辰位为命关。纹色淡黄淡红者为无病，色紫者热，色红伤寒，色青惊风，色白疳积，色黑者危。在风关轻，气关重，命关危。

三岁以上以一指取寸关尺之处，六七至为常，加则为热，减则为寒。凡小儿四末独冷，股栗恶寒，面色气粗①，涕泪交至，必为痘诊。以上小儿。

脉法九　脉中几微

男女脉异　男以阳为主，寸旺于尺，反此者肾不足也。女以阴为主，尺旺于寸，反此者上焦有余也。不足固病，有余亦病。

老少脉异　老人脉宜缓弱，过旺者病。少壮脉宜充实，过

---

① 粗：原缺，据《望诊遵经》赤色主病补。

弱者病。然旺而非躁，此天禀之厚，寿征也。弱而和缓，此天禀之静，清士也。

脉合形性　凡诊脉，当视其人大小长短及性气缓急，脉合形性者吉，脉反形性者逆也。

脉分五脏　肝脉弦，心脉钩，脾脉代，肺脉毛，肾脉石。

脉分四方　东极气喧和①，脉多缓。南极气蒸炎，脉多软。西极气清肃，脉多劲。北极气凉冽，脉多石。

脉分病期　无肝脉春得病，无心脉夏得病，无肺脉秋得病，无肾脉冬得病，无脾脉四季之月得病，或长夏得病。

脉忌无根　有表无里为无根，关前有关后无亦为无根。无根则阴道绝，阳岂能独存。

脉贵有神　有神者，有力也，虽六数、七疾、三迟、二败犹生。

节庵②辨伤寒谓：脉来有力为阳症，沉数无力为阴症，最确。

脉嫌先见　如春宜弦，得洪脉者夏死，得涩脉者秋死，得石脉者冬死，真脏之气先泻故也，余季可推。

阴阳相乘　浮与寸皆阳，若见紧涩短小之类，是阳不足而阴乘之。沉与尺皆阴，若见洪大数滑之类，是阴不足而阳乘之。

阴阳相伏　阴脉之中阳脉间一见，此阴中伏阳。阳脉之中阴脉间一见，此阳中伏阴。

阴阳亢制　阳实者脉洪大，极则反伏匿，此乾之亢龙有悔也。阴虚者脉细微，极则反躁，此坤之龙战于野也。

---

① 喧和：喧，热闹、繁杂。喧和，引申为生发、温和之意。
② 节庵：即明代医家陶节庵，著有《伤寒六书》。

重阴重阳　寸口浮大而疾，此阳中之阳。尺内沉细而迟，此阴中之阴。上部重阳，下部重阴。阳亢阴隔，颠①狂乃成。

脱阴脱阳　六脉虚芤，此脱阴也。六脉陷下，此脱阳也。六脉暴绝，此阴阳俱脱也。脱阴者目盲，脱阳者见鬼，阴阳俱脱者危。

六残脉　弦紧涩滑浮沉，此六脉为残贼，能与诸经作病。

上鱼脉　脉上鱼际也，平人神色充实而有此，乃天禀之气厚，主寿。若素无此脉，见之必病，为溢脉，为阴乘阳，主遗尿，女思得男。

胃气脉　胃气者，脉之中和也。如弦不甚弦之类，顺四时五行而无太过不及也。又男人右脉充于左，女人左脉充于右，皆有胃气。

神门脉　两手尺中，神门脉也。叔和云：神门决断，两在关后。人无二脉，病，死不救。神门脉绝，即是肾绝，资始之本绝也。

脉法十　奇经八脉<small>附足脉</small>

督脉　督者，都也，为阳脉之都纲。脉起于下极之腧，并于脊里，上至巅，极于缝中龈②交穴。主外感风寒，脊强，头重。

任脉　脉起于中极之下，循腹上喉，至于龈交，极于目下承泣穴，为阴脉之都纲。主疝瘕，阴痛拘急。

冲脉　脉起于气街，在少腹毛中两旁各二寸，侠脐左右上

①　颠：同"癫"。
②　龈：原作"断"，据医理改。下同。

行至胸中而散，为十二经之根本，冲脉血盛，则灌皮肤生毫毛。主逆气上冲。

阳跷脉　脉起于跟中，上外踝，循胁上肩，夹口吻至目，极于耳后风池穴。主腰背痛，癫痫，僵仆，偏枯，痿痹。

阴跷脉　脉起于跟上内踝，循阴上胸至咽，极于目内眦睛明穴。主阴疝，漏下，淫痹，腹痛，寒痛，癫痫。

阳维脉　脉起于诸阳之会，发于足外踝下一寸五分，循膝上髀厌，抵少腹，循头入耳，至本神而止。

阴维脉　脉起于诸阴之交，发于内踝上五寸，循股入少腹，循胁上胸至项前而终。主心胸痛，胁下满，癫痫，痹，痒，汗出，恶风。

带脉　脉起于季胁，围身一周，如束带然，总束诸脉，使不妄行。主腹并少腹痛，腰冷里急，月事不调，赤白带下。

凡人有此八脉，闭而不开，惟神仙以阳气冲开，故能得道。冲脉在风府穴下，督脉在脐后，任脉在脐前，带脉在腰，阴跷脉在尾闾前阴囊下，阳跷脉在尾闾后二节，阴维脉在顶前一寸三分，阳维脉在顶后一寸三分，此八脉者，先天大道之根，一气之祖。采之惟在阴跷为先，此脉才动，诸脉皆通。上通泥丸，下澈涌泉。倘能知此，使真气聚散，皆从此关窍，则天门常开，地户永闭，雪里花开，道在是矣。

附足脉

冲阳脉　一曰趺阳，胃脉也。在足面大指后五寸，骨间动脉是也。病笃当候此，以验胃气之有无。土为万物之母，资生之本也。

太溪脉　亦肾脉也。在足内踝后跟骨上陷中动脉是也。病笃当候此，以验肾气之有无。水为天之一元，资始之本也。

诊脉初知

三部　寸关尺也。寸部法天，主胸以上至头；关部法人，主膈以下至脐；尺部法地，主脐以下至足。

九候　浮中沉也。寸关尺三部，每一部浮中沉三候，三三共九候。浮亦法天；中亦法人；沉亦法地。

下指　先以中指取定关脉，再下前后二指。人长则下指疏，人短则下指密。初轻候之名曰举；次中候之名曰寻；次重候之名曰按。

上下来去至止　上者自尺部上于寸，下者自寸部下于尺，来者自骨肉出于皮肤，去者自皮肤还于骨肉。应曰至，息曰止。

至数　一呼吸四至，闰以太息五至，曰平人。一呼吸二至曰少气。六至为急躁，热曰病温，不热而滑曰病风。八至以上死，脉绝不至曰死，乍数乍疏曰死，不满十至而代是为乍数乍疏。

三卷 本草

草 部

人参味甘，微温，无毒，入肺经。茯苓为使，恶卤咸，反藜芦，畏五灵脂。如有火，畏用而又不可不用，须盐水秋石制服。补气安神，气足则神安。除邪益智，正旺则邪去，心气强则善思多智。疗心腹寒痛，除胸胁逆满，真气虚则中寒胸满，阳春一至，寒转为温，否转为泰矣。止消渴，气入金家，金为水母，渴籍以止。破坚积。脾得健运，则积破食消。得升麻补上焦之气，泻肺中之火。得茯苓补下焦之气，泻肾中之火。古方治肺寒以温肺汤，肺热清肺汤，中满以分消汤，血虚以养荣汤，皆用人参。庸医每谓人参不可轻用，诚哉庸也。

人参职专补气，而肺为主气之脏，故独入肺经。肺家气旺则心、脾、肝、肾四脏之气皆旺，故补气之功独魁群草。凡人元气虚衰，譬如令际严冬，黯然肃杀，必阳春布德，而后万物发生，人参气味温和，正合春生之德，故能理一切虚证。气虚者故必需，血虚者亦不可缺。以血脱必固气，且气有生血之功，血药无益气之理也。东垣云：人参补元气，生阴血而泻阴火。仲景以亡血虚家并以人参为主。丹溪于阴虚之症，必加人参，诚有见于无阳则阴无以生，气旺则阴血自长也。至于肺热还伤肺之说，必肺脉洪实，本经有火，火逆血热，不可骤用。若肾水不足，虚火上炎，乃刑金之火，正当以参救肺，何忌之有？王节斋谓参能助火，虚劳禁用。斯言一出，遂使庸流畏参如螫，不知变通，而病家亦泥是说，甘受苦寒，至死不悟，良可叹也。

黄芪味甘，微温，无毒，入肺、脾二经。茯苓为使，恶龟甲、白鲜皮。嫩绿色者佳，蜜炙透，防风制黄芪，芪得防风其功愈大。气薄味厚，入肺而固表虚之汗，充肤实腠；入脾而托已溃之疮，解渴定喘，止泻生肌。益胃气，补虚劳，理风癞，去皮肤虚热，逐五脏恶血。

黄芪补卫气，与人参、甘草三味为除热之圣药。脾胃一虚，肺气先绝，必用黄芪益卫气而补三焦。芪主益气，甄权谓其补胃者，气为水母也。日华谓其止崩带者，气旺则无下陷之忧也。又理风癞者，经谓邪之所凑，其气必虚。气充于外，则邪自无所容也。能实表，有表邪者勿用。又助气，气实者勿用。多怒则肝气不和亦禁用。肥白而多汗者宜用。若黑瘦而形实者，服之必胸满。

甘草味甘平，无毒，入脾经。白术为使，反大戟、芫花、甘遂、海藻，恶远志，忌猪肉，令人阳痿。清火生用，健脾炙熟。补脾和中，止泻退热，润肺而疗痿，坚筋而长肌。益阴除热，有裨金宫，故咳嗽、咽痛、肺痿均治。专滋脾土，故泻利，虚热，肌肉均赖。解一切毒，和一切药。毒遇土则化，甘草为九土之精，故化毒和药。梢，止茎中痛。节，医肿毒诸疮。

甘平之品，合土之德，故独入脾胃。盖土位居中，而能兼乎五行，是以可上可下，可内可外，有补有泻，有和有缓。热药用之缓其热，寒药用之缓其寒，理中汤用之，恐其僭①上，承气汤用之，恐其速下。甄权云：除腹胀满，盖脾得补则善于健运也。若脾土太过者，误服则转加胀满，故曰脾病人毋多食甘，甘能满中。此为土实者言也。世俗不辨虚实，每见胀满，便禁甘草，何不思之甚耶？

白术味苦甘，性温，无毒，入脾、胃二经。防风为使，忌桃、

---

① 僭（jiàn 渐）：超越本分。

李、青鱼。用米泔水浸半日，蒸，切片，土拌炒，令褐色。**健脾进食，消谷补中**，土旺则能健运。**化胃经痰水，理心下急满**，土旺自能胜湿。**利腰脐血结**，脾胃统摄一身之血，而腰脐乃其分野，借其养正之功，而阏①血不敢稽留矣。**祛周身湿痹**。痹皆湿停为害，湿去则安。**君枳实以消痞**，强脾胃之力。**佐黄芩以安胎**。化湿热之功。

术得中宫冲和之气，故为补脾胃之圣药。土旺则能健运，故不能食者，食停滞者，有痞积者，皆用之也。土旺则能胜湿，故患痰饮者，肿满者，湿痹者，皆赖之也。土旺则清气善升而精微上奉，浊气善降而糟粕下输，故吐泻者不可缺也。谓其生津止渴者，湿去而气得周流，而津液自生也。谓其消痰者，脾无湿则痰自不生也。

苍术味苦而辛，性温而燥，入脾胃。畏恶同白术，产茅山者佳。米泔浸，蒸，晒。燥湿消痰，发汗解郁，去风寒湿，除山岚瘴气，弭灾沴②恶疾，芳气辟邪。

大抵卑监之土宜与白术以培之，敦阜之土宜与苍术以平之。杨士瀛曰：脾精不禁，淋浊不止，腰背酸疼，宜用苍术以敛脾精，精生于谷故也。

当归味甘，辛温，入心、肝、脾三经。畏菖蒲、海藻、生姜，酒洗去芦。主一切风、一切气、一切血，去瘀生新，养筋润肠，温中止头目心腹诸痛，养荣，疗肢节之疼，泽皮肤，理痈疽，排脓止痛，女科沥血崩中。

心主血，脾统血，肝藏血，入此三经，能领诸血，各归其

---

① 阏（è 饿）：壅塞。

② 沴（lì 立）：灾害。

所当归之经，故名当归。气血昏乱，服之而定，惟泄泻者禁之。头止血，尾破血，身养血，全和血，不走。

川芎味辛，性温，入肺经。白芷为使，畏黄连，亦主一切风、一切气、一切血。主头痛面风，泪出多涕，辛甘发散为阳，故多功于头面。寒痹筋挛，经调而挛痹自解。除湿止泻，行气开郁，去瘀生新，调经种子，长肉排脓。小者名抚芎，只止利开郁。

按芎性阳，味辛，凡虚火上炎，呕吐咳逆者忌之。《衍义》云：久服令人暴亡。为其辛喜归肺，金胜贼木，肝必受侮，久则偏绝耳，配合得益者无忌。

生地黄味甘寒，无毒，入心、肝、脾、胃四经。恶贝母，忌铜铁、葱蒜、萝卜诸物。产于怀庆，黑而肥实者佳。凉血补阴，生新去瘀，禀仲冬之气，故凉血有功，阴血赖养，则新生而瘀去。养筋骨，益气力，血受补则筋受荣，肾得之而骨强力壮矣。主胎产劳伤，皆血之衍，血养则症自痊。通二便，肾开窍于二阴，血濡二便自利。消宿食，湿热胜则食不消，地黄去湿热，以安脾胃，宿滞乃化。心病而掌中热痛，脾病而痿蹶贪眠，掌应心主，痿乃脾热，奉君主而清其仓廪，二症皆瘳。润皮肤，疗吐血衄血、尿血便血。俱凉血之故。

熟地黄味甘温。畏忌俱同前，用砂锅柳甑，衬以荷叶，酒润，并砂仁末拌蒸，盖覆极密，蒸半日晒干，如前又蒸，九次为度，心透纯黑乃佳。滋肾水，封填骨髓，利血脉，补益真阴，久病余胫骨酸痛，新产后脐腹急疼，乌须黑发，功用尤宏。久病阴伤，新产血败，在所必需，血足则须发自黑。

按地黄合地之坚凝，得土之正色，为补肾要药，益阴上品。脉洪实者，宜生地，脉虚软者宜熟地。六味丸以之为首，天一所生之源也。四物汤以之为君，乙癸同归之治也。生地性寒，胃虚食少，脾虚泻多，俱忌，宜醇酒炒用。熟地性滞，痰多气郁者，恐泥膈，宜姜汁炒用，更须佐以砂仁、沉香二味，皆纳气归肾，且能疏地黄之滞也。

天门冬味甘、寒，入肺、肾二经。地黄贝母为使，忌鲤鱼，去心用。主肺热，咳逆喘促，肺痈，肺痿。肺喜清肃，火不乘金，故但保肺，而喘咳定，痈痿疗。肺金不燥，则痰渴自消，吐衄自止，又杀三虫，虚而内热，三虫生焉，补虚去热，三虫杀矣。通二便，气化及于都州，小便自利。通肾益精，强骨髓。肾主骨，湿热下流，使人骨痿，湿热去则骨强。甘寒养阴，肺肾虚热之要药也。惟其清金降火，益水之上源，故能下通肾气。若服久必滑肠，虚甚者，须参、芪同进，不致伤胃，泄泻恶食俱忌。

麦门冬味甘，微寒，入心、肺二经。地黄、车前为使，恶款冬，忌鲫鱼。肥白者佳。去心用。清肺中伏火，定心脏惊烦，止血热妄行，心主血，心清则妄行者息。理劳疗骨蒸，经枯乳闭，肺痿吐脓，润燥解烦渴。金不燥则不渴，金水生则为精。

麦门禀秋令之微寒，得西方之正色，故清肺多功，与天冬功用相当，寒性稍减，虚寒泄泻仍宜忌之。夏令湿热，人病困倦，孙真人立生脉散，补天元真气，胃寒者忌。

知母味苦寒，无毒，入肺、肾二经。忌铁器。肥白者佳。去毛，盐酒炒透，多服令人泄泻减食。泻有余之相火，理消渴之烦蒸，清肺热而消痰捐①咳，利水滑肠，肢体浮肿，可治。清金治肿，良由相火不炙。伤寒烦热俱良。

气味俱厚，沉而下降，为肾经本药。兼能清肺者，为其肃清龙雷，勿使僭上，则手太阴无销烁之虞也。要惟实火燔灼者，

---

① 捐：除去；废除。

方可暂用。若施之于虚损之人，如水益深矣。盖苦寒之味，行肃杀之令，非长养万物者也。近视未明斯义，误以为滋阴上剂，疗劳神丹，夭枉可胜数哉。肾虚阳痿、脾虚溏泄、减食不化者，俱不可用。

五味子肉味酸甘，核中苦辛咸，故名五味。性温无毒，入肺、肾二经。苁蓉为使，恶葳蕤。嗽药生用，补药微焙。辽东肥润者佳。除热解渴，收肺气耗散之金；强阴固精，滋肾经不足之水。除嗽定喘，敛汗止泻，收瞳神散大，火热必用之药。

五味功用虽多，收肺保肾，四字足以尽之。夏服五味，使人精神顿加，两足劲力涌出。黄昏嗽，乃火浮入肺，不宜凉药，宜五味敛而降之，惟风邪在表，肺有实热者当禁。

沙参味苦，微寒，无毒，入肺经。恶防己，反藜芦。补阴清肺，主寒热咳嗽，胸痹头痛，定心内惊烦，退皮间邪热。人参甘温体重，专益肺气，补阳而生阴；沙参甘寒体轻，专清肺热，补阴而制阳，但体质轻虚，非肩宏任重之品也。

右尺数实者相宜，无热而寒者忌。

白芍药味苦酸，微寒，无毒，入肺、脾、肝三经。恶石斛、芒硝，畏鳖甲、小蓟，反藜芦。酒炒。泻肝安脾，收胃止泻，实腠和血，痢疾腹痛，脾虚中满，胎产诸疾，退热除烦，凉血明目，止喘咳，敛疮口。赤芍破血下气，利小便。

寇氏云：减芍药以避中寒。丹溪云：新产后勿用芍药，恐伐生生之气。夫药之寒者，行杀伐之气，违生长之机，故虽微寒如芍药，古人犹谆谆告诫，若大苦大寒之药，其可肆行，而莫之忌耶？

牡丹皮味苦辛，微寒，入肝经。肉厚者佳，酒洗，微焙。赤者利血，白者补人，宜分别用。清肾肝之虚热，理无汗之骨蒸，凉血行血，通关膝，排脓消瘀，定吐衄。

牡丹皮治肾肝血分伏火，伏火即阴火也。古方以此治相火，故仲景肾气丸用之。后人惟知知、柏治相火，不知丹皮更胜也。

丹参味苦，微寒，无毒，入心经。畏寒水，反藜芦。酒润，微焙。补心血，养神志，止惊烦，消积聚，破宿血，生新血，安生胎，落死胎，益气养阴，胎前产后，带下崩中。

色合丙丁①，独入心家，专主血症。古称丹参一味，与四物同功，故胎前产后，珍为要药。丹参虽补血，亦行血，妊娠无故，勿服。

地榆味苦寒，无毒，入肝经。恶麦门冬。惟生用，见火无功。善入下焦，理血，治肠风下血，尿血，痢血，月经不止，带下崩淋，五漏久泻。味苦而厚，寒而下行，多用有伤中气。凡虚寒作泻，气虚下陷，而成崩带者，并禁之。

百合味甘，微寒，无毒，入心、肺二经。花白者入药。保肺止咳，驱邪定惊，君主镇定，邪不能侵。止涕泪多，利大小便。涕泪，肺肝热也。二便不通，肾经热也。清火之后，复何患乎？行住坐卧不定，如有神灵，谓之百合病，以百合治之，是亦清心安神之效也，中寒下陷者忌之。

薏苡仁味甘，微寒，无毒，入肺、脾二经。淘净，晒，炒。祛风湿，理脚气，拘挛，保燥金，治痿痹咳嗽，泻痢水胀。俱不可缺。

薏苡得地之燥，禀秋之凉，故能燥脾湿，善祛肺热。以其色白入肺，味甘入脾，治筋必助阳明，治湿必扶土气，故有舒筋消水之功。然性主秋降之令，每多下行，虚而下陷者，非其

① 丙丁：指火。古代以十干配五行，丙丁属火。

宜也。大便燥，因寒转筋，及妊娠俱禁。

白及味苦，性寒。入肺经，手足折裂者，嚼涂有效，微火略焙用。止嗽家之吐衄，疗诸疮以生肌。味涩善收，颇合秋金之德，故入肺止血，治疮生肌。

益智仁味辛，温，入心、脾、胃三经。无毒。去壳，盐水炒，研细。温中和脾，进食止渴，摄涎唾，缩小便，安养心神，止女人崩带。辛能开散，使郁结宣通，行阳退阴之药也。心者脾之母，火能生土，故古人进食，必先益智，土中益火也。

血燥有热，及因热而遗浊者，不可误用。

缩砂仁味辛，性温，无毒，入肺、脾、肾、胃四经。炒香，去衣。血虚火炎者，不可过用。胎妇服多，耗气难产。和中行气，消食醒酒，止痛，安胎，理心疼，呕吐，霍乱，泻利，除上焦浮热，化铜铁骨鲠。

同熟地、茯苓，能纳气归肾。同檀香、白蔻，能下气安胎。得白术、陈皮，能和气益脾。肾虚不归元，非此向导不利。

白豆蔻味辛温，无毒，入肺、肾二经。去衣，微焙。功在芳香之气，若经火灼，便减功力。即入汤液，亦当研细，乘沸点服。散肺中滞气，祛胃中停积，退目中云翳，亦去滞气也。温中除吐逆，通噎膈，疗疟疾，解酒毒。

辛温之味，若火升作呕，因热腹痛者禁之。

草豆蔻味辛温，无毒，入肺、脾、胃三经。去膜，微炒。辛能破滞，下气。香能达脾，温能散寒，驱逆满，止心腹痛，开胃而能理霍乱吐泻，攻坚而破噎膈癥瘕。

脾胃多寒湿郁滞者，乃相宜，多用能助脾热，伤肺损目，阴不足者并忌。

肉豆蔻一名肉果。味辛、温，入大肠、胃二经。面裹，煨透，去油，忌铁。暖脾胃，固大肠，消宿食，宽膨胀，止吐逆，疗心腹痛，辟鬼杀虫，土性善暖爱香，故肉果与脾胃最为相宜。日华称其下气者，以脾得补而健运，非若枳朴之峻削，陈皮之宣泄也。

病人有火泻利初起，不宜用。

草果味辛、温，入胃经。破瘴疠之疟，消痰食之愆。

气猛而如疟，不由于岚瘴，气不实，邪不至盛者，并忌。

藿香味辛，微温，无毒，入脾、肺二经。温中快气，开胃进食，止心腹痛，为吐逆要药。

按《楞严经》谓之兜娄婆香，取其芳烈之气，能止呕进食。今市中售者，殊欠芳香，定非真种，安望其有功耶。阴虚火旺，胃热作呕者，当戒。

高良姜味辛，温，纯阳无毒。高良地土所产，今改高州，系广属郡。东壁土炒用。入脾、胃二经。结实秘收，名红豆蔻，善解酒毒，余治同。

木香味辛，性温，无毒，入肺、脾、肝三经。生用理气，熟用止泻。形如枯骨，味苦黏牙者良。欲实大肠，面裹，煨熟用。**统理三焦气分**，主心腹痛，辟鬼邪，气味纯阳，故辟邪止痛。**健脾胃，消食积，止吐利**，脾疾喜温燥，得之即效。**安胎气**，胎前须顺气，故能安胎。**理疝气，及一切气郁气逆**。肝木喜疏通，故得之即平。

诸气膹郁，皆属于肺[①]，故上焦气滞用之者，乃食郁则泄之也。中气不运，皆属于脾，故中焦气滞宜之者，脾胃喜芳香也。大肠气滞则后重，膀胱气不化，则癃淋，肝气逆上则为痛，故下焦气滞宜之者，乃塞者通之也。肺虚有热，血虚枯燥，俱

---

① 肺：原作"肝"，据《素问·至真要大论》改。

勿犯。

补骨脂一名破故纸，味辛，温，无毒，入肾经。恶甘草，忌羊肉、诸血。用胡桃肉拌炒。兴阳事，止肾泄，固精气，暖丹田，敛精神，止腰膝痛。肾冷精流者，不可缺。

属火，收敛神明，能使心胞之火，与命门之火相通，故元阳坚固，骨髓充实。肾气虚弱，则阳气衰劣，不能熏蒸脾胃，令人痞满少食，譬如釜中无火，何能熟化，补火则生土，更加木香能虚仓廪。

菟丝子味平，甘，无毒，入肾经。山药为使，水淘去泥净，择去青蒩子。酒浸一宿，煮熟，焙干。补精髓，坚筋骨，益气力，强阴茎，止遗泄，寒精自出，主溺有余沥，去腰膝酸软绝伤，肾藏得力，绝伤自愈。疗口苦燥渴。水虚则内热津枯，补水则津自润。禀中和之性，凝正阳之气，不燥不寒，多功于北方，为固精首剂。

覆盆子味甘平，无毒，入肝、肾二经。去蒂，酒浸一宿，蒸熟，焙干，能益闭蛰封藏之本，以缩小便，服之当覆其溺器，故名。起阳治痿，固精摄溺，补虚续绝伤，强阴美颜色。

强肾而无燥热之偏，固精而无凝涩之害，金玉之品也，小便不利者禁之。

沙苑蒺藜味甘温，无毒，入肾经。状如肾子，带绿色，咬如生豆气者真。白蒺藜别为一种，破血消痰，治风明目，补肾。炒去刺。补肾益精，强阴固泄，止腰痛，种玉方①中尊为奇品。

阳道数举，媾精难出者，勿服。

肉苁蓉味甘咸，微温，无毒，入肾经。酒浸，去甲膜，须大至

---

① 种玉方：补肾益精、助孕助育类方剂。

斤许，坚而不腐者佳，补肾而不峻，故有从容之号。主男子绝阳不兴，女人绝阴不产，益精壮阳事，补伤暖腰膝，止遗精遗沥，带下崩中，多服令人大便滑润。

凡滋肾补精之首药，但性滑，若泄泻，及阳易举而精不固者，忌之。

锁阳味甘咸，性温，无毒，入肾经。酒润，焙用。《辍耕录》云：蛟龙遗精入地，久之则发起如笋，上丰下俭，绝类男阳。强阴益精，润燥养筋骨，腰膝酸软，珍为要药。功用与苁蓉相仿，禁忌同。

巴戟天味甘温，无毒，入肾经血分。覆盆子为使，畏丹参。酒浸，焙，去心净。强筋骨，起阴痿，益精气，止遗泄，安五脏，治小腹引阴中，疗水胀，理脚气，补助元阳，则肾气滋长，诸虚自熄。阴虚相火炽者，是其仇雠①。

远志味苦辛，微温，无毒，入心、肾二经。畏珍珠、藜芦，杀附子毒。冷甘草汤浸透，去心，焙干。定心气，补肾气，强志益精，止惊益智，长肌肉，助筋骨，治皮肤中热，水旺则皮热除。去善忘，令耳目聪明，理一切痈疽，破肾积奔豚。主治虽多，总皆补肾之功。

按远志水火并补，殆交坎离而成既济者耶。精与志皆肾所藏者，精不足则志衰，不能上交于心，故善忘，精足志强而善忘愈矣。

淫羊藿味辛温，无毒，入肾经。山药为使。得酒良，用羊油拌炒，别名仙灵脾、千两金、弃草仗，皆矜其功力也。强筋骨，起阳

---

① 仇雠（chóu 仇）：仇人。

事衰，利小便，除茎中痛。补火之药，服之，好为阴阳相火易动者远之。

仙茅 味辛温，有小毒，入肾经。忌铁器，禁牛乳。糯米泔浸一宿，去赤汁，则毒去。益阳道，暖腰膝，强筋骨，美颜色，填骨髓，挛痹不得行，心腹冷痛，开胃消宿食，助少火以生土。强记通神。肾气时上交于南离故也。

补而能宣，颇称良剂。西域僧献于唐玄宗，大有功力，遂名婆罗门参。广西英州多仙茅，羊食之遍体化为筋，人食之大补。精寒者宜，火炽当戒。

蛇床子 味苦，辛温，无毒，入脾、肾二经。去壳取仁，微炒，地黄汁拌。蒸三遍后，色黑乃佳。温肾助阳，驱风湿痹痒，起男子阴痿，暖妇人子宫，利关节，止腰痛，消恶疮，擦疮癣立效。

去足太阴之湿，补足少阴之虚，强阳颇著奇功，谁知至贱之中，乃伏殊常之品，舍此而别求补益，岂非贵耳贱目耶。肾火易动者勿食。

牛膝 味苦，酸平，无毒，入肝、肾二经。恶龟甲，忌牛肉。酒蒸，入补剂，欲下行则生用。壮筋骨，利腰膝，除寒湿，解拘挛，补肾强阴，通经堕胎，理膀胱气化迟难，疗淋家茎痛欲死，牛膝一两，入乳香少许，服数剂即安。止久疟寒热不休，出竹木刺，引诸药下行甚捷。

主用在肾肝下部，上焦药中勿用，气虚下陷，血崩不止者戒用。且能滑窍，梦失遗精者当禁。

续断 味苦辛，微温，无毒，入肝经。地黄为使，恶雷丸。酒浸，焙。补劳伤，续筋骨，助血气，破瘀结，利关节，缩小便，止遗泄，消肿毒，理胎产崩带，及跌扑损伤。血痢，用平胃散五钱，入续断一钱二分，煎服必效，以其既能行血，又能止血，宣中有补也。

补而不滞，行而不泄，故外科女科，取用宏多。草茅根似续断，误服令人筋软。

石斛味甘平，无毒，入胃、肾二经。恶巴豆，畏僵蚕。酒浸，酥拌，蒸。凡使勿用木斛，木斛长而中虚，石斛短而中实，不难分别。益中气，厚肠胃，长肌肉，逐皮肤虚热，壮筋骨，强腰膝，补肾益精，疗痹弱骨痛。

甘可悦脾，咸能益肾，故多功于水土二脏。但气性宽缓，无奏捷之功，古人以此代茶，甚清止膈。

麻黄味辛温，无毒，入心、肺、膀胱、大肠四经。厚朴为使，恶辛夷、石韦，去根节，水煮去沫。专司冬令寒邪，头疼身热脊强，去营中寒气，泄卫中风热，通利九窍，宣达皮毛，消斑毒，破癥结，止咳逆，散肿胀，节根能止汗。

轻可去实，为发散第一药。惟冬令，在表真有寒邪者，宜之。或非冬月，或无寒邪，或寒邪在里，或伤风等症，虽发热恶寒，不头疼身痛拘急，脉不浮紧者，不可妄用。即可汗之症，亦当察病之重轻，人之虚实，不得多服。盖汗为心之液，若不可汗而误汗，与可汗而过汗，则心血为之动摇，或亡阳，或血溢，而成坏症，可不慎哉。麻黄乃太阳经药，兼入肺经者，肺主皮毛也。葛根乃阳明经药，兼入脾经者，脾主肌肉也。发散虽同，所入迥异。凡服麻黄须谨避风寒，不然复发难治。

羌活味苦，甘辛，气平，微温，无毒，入太阳小肠、膀胱三①经，为表里引经之药，又入足少阴肾、厥阴肝二经。小无不入，大无不通，能散肌表八风之邪，利周身百节之痛，排巨阳肉腐之

---

① 三：据文义，当为"二"。

疽，除新旧风湿之症，头旋掉眩，失音不语，项颈难伸，手足不随，口眼歪邪，目赤肤痒，女子疝瘕，俱有奇功。

加入川芎，立止本经头痛。

独活气味俱同羌活，主治较殊，乃足少阴表里引经之药，不治太阳经。今卖者多采土当归假充，不可不辨。治头风与少阴经伏风，又滋燥湿，风能胜湿故也。两足湿痹，不能动履，非此莫痊。风毒齿痛，头眩目晕，有此堪治。

羌活、独活，一类两种，中国生者名独活，羌胡来者名羌活。羌活色紫气雄，可理游风；独活色黄气细，可理伏风。

血虚头痛，及遍身肢节痛，勿用，误用反增。

防风味辛甘，微温，无毒，入肺与小肠、膀胱三经。畏草薢，恶干姜、芫花，杀附子毒。色白而润者佳。主上焦风邪，泻肺实，大风，头眩，周身痹痛，四肢挛急，风眼冷泪，又能治湿，风能胜湿。

防风制黄芪，黄芪得防风，其功愈大，乃相畏而相使也，肺虚有汗者勿犯。能防御外风，故名防风，乃风药中润剂也，卑贱之职，随所引而至。

荆芥味辛温，无毒，入肺、肝二经。反河豚、黄颡鱼、驴肉，若同日食，必丧命。散风热，清头目，利咽喉，消疮毒，瘰疬，破结聚，下瘀血。

荆芥穗炒黑，治下焦血有功。荆芥功本治风，又兼治血者，为其入风木之脏，即是藏血之地也。

紫苏味辛温，入肺经。气虚表虚者禁用叶，肠滑气虚者禁用子。温中达表，解散风寒。梗则下气安胎，子可消痰定喘。辛散为功，久服泄人真气。

薄荷味辛温，无毒，入肺、肝二经。浮而上升，清理高巅，发汗解表，去风除热，清头目，利咽喉，止痰嗽，去舌胎，定霍乱，消食滞，辛香解气之故。洗疥疬，涂蜂螫，猫咬，蛇伤，塞鼻止衄血，擦舌疗蹇涩。辛香伐气，多服损肺，伤心，令人虚汗不止，瘦弱人久用，动消渴病。

干葛 味甘平，无毒，入阳明胃经。主头额痛，解肌止渴，止血痢，散郁火。止痢者，升举之功，散郁者，火郁则发之义也。生用堕胎，蒸熟化酒毒。元素曰：升阳生津，脾虚作渴者，非此不除，不可多用，恐伤胃气。东垣云：鼓舞胃气上行，脾胃虚泻之圣药也。仲景治太阳阳明合病，桂枝汤内加麻黄、葛根，又有葛根芩连解肌汤，用以断太阳入阳明之路，非即太阳药也。阳明头痛，宜葛根葱白汤。若太阳初病，未入阳明而头痛者，不可便服葛根、升麻，反引贼入阳明也。斑疹已见红点，不可用葛根升麻汤，恐表虚反增斑烂也。风药多燥，葛根独止渴者，以其升胃家下陷，上输肺金以生水耳。上盛下虚之人，不宜服。

升麻 味甘，苦平，无毒。入肺、胃、脾、大肠四经。青色者佳，忌火。散阳明风邪，升胃中清气，主头额间痛，治阳陷眩运，喉痛齿痛，胸胁虚痛，肌肉间风热，解百毒，杀鬼邪，辟瘟疫，消斑疹，行瘀血，久泻脱肛，遗浊崩带。引甘温之药，以补卫实表，故元气不足者，用此于阴中升阳，又缓带脉之急。

禀极清之气，生于九天，得阳气之全者也。故所主治皆在清阳之分，总获其升清之益。凡气虚下陷，须其升提，虚人之气，升少降多。《内经》云：阴精所奉其人寿，阳精所降其人夭。东垣取入补中汤，独窥其微矣。凡上盛下虚，气逆等症，俱勿用。

柴胡 味苦，微寒，无毒，入肝、胆二经。恶皂荚，畏藜芦，忌见火。主伤寒疟疾，寒热往来，呕吐胁痛，口舌耳聋，头角疼痛，心下烦热，宣畅气血，除饮食痰水结聚，理肩背痛，目赤眩运，肝劳骨蒸，妇人热入血室，小儿五疳羸热。银柴胡主用相仿，劳羸尤要。

禀初春微寒之气，引而上升，为少阳胆经表药。胆为清静之府，其经在半表半里，不可汗，不可吐，不可下，法当和解，小柴胡汤是也。邪结则有烦热积聚等症，邪散则自解矣。去水胀湿痹者，风能胜湿也。柴胡乃少阳经药，若病在太阳者，服之太早，则引贼入门。病在阴经者，需用柴胡则重伤其表。世俗不明此旨，每遇伤寒，传经未明，便以柴胡汤为不汗不吐不下，可以藏拙混乱用之，杀命不可胜数。

前胡味苦，性微寒，无毒，入肺、脾、胃、大肠四经。半夏为使，恶皂荚，畏藜芦。散风驱热，消痰下气，开胃化食，止呕定喘，除嗽安胎。止小儿夜啼。柴胡、前胡，均为风药，但柴胡主升，前胡主降，为不同耳。种种功力，皆是搜风下气之效。

肝胆经风痰为患者，舍此莫疗。此治风痰，与半夏之治湿痰，贝母之治燥痰不同。

细辛味辛温，无毒，入心、肾、小肠三经。恶黄芪，畏滑石，反藜芦。为手少阳引经之药。主风寒湿痹，头痛鼻塞，下气破疾，利九窍，明目聪耳，除齿痛肤痒，头面游风，百节拘挛，疗风眼泪出，口疮喉痹，惊痫咳嗽。辛温能散，故风寒湿火痰气者宜之。用治口齿疾者，取其散浮热，火郁则发之义也。辛能泻肺，故咳嗽上气者宜之。辛能补肝，故肝胆不足，惊痫目疾者宜之。辛能润燥，故通少阴耳聋，便涩者宜之。凡涉虚者勿用。

白芷味辛温，无毒，入肺、胃、大肠三经，为手阳明引经之药。能壁蛇，故蛇伤用之。当归为使，恶旋覆花。微焙。解利手阳明头痛，中风寒热及肺经风热，头面皮肤风痹燥痒，眉棱骨痛，呕吐不宁，女人赤白带下，疮家止痛排脓。痛疽已溃，宜渐减去。

疗风通用，其气芳香，能通九窍，表汗不可缺。有虚火者勿用。

藁本味辛温，无毒，入膀胱经。恶茴茹，足太阳本经药。主太阳巅顶痛，大寒犯脑，痛连齿颊，头面身体皮肤风湿，亦治女人阴肿疝疼。

辛温纯阳，独入太阳，理风寒，疝瘕阴痛，亦皆太阳经寒湿为邪。与木香同用，治雾露之清邪中于上焦。与白芷同作面脂，既能治风，又能治湿。头痛挟内热者，及伤寒发于春夏，阳症头痛不宜用也。

秦艽味苦，性平，无毒，入肝、胃二经。菖蒲为使，畏牛乳。有纹者良。主阳明风湿，搜肝胆伏风，祛风活络，养血舒筋，除蒸退热，理肢节痛，及筋挛不遂，黄疸酒毒，利水通淋。入胃祛湿热，故小便利而黄疸愈。

治风先治血，血行风自灭。秦艽长于养血，故疗风，无论久新，而能退热舒筋也。世俗不知其功能本于祛风，凡遇痛症，动辄用之，失其旨矣。能利大小便，滑泄不禁者，勿用。下部虚亦忌用。

天麻味辛平，无毒，入肝经，为肝家气分之药。酒浸一日夜，湿纸裹煨，焙干。主风虚眩运，麻痹不仁，语言謇涩，四肢拘挛，腰膝软疼，通血脉，强筋力，利舌本，止头痛，疏痰气，理惊风，为中风家必需之药。

肝为风木之脏，藏血主筋，独入肝经，故主治如上。风剂助火，血虚无风者勿妄投。

豨莶味苦寒，有小毒，入肝经。酒蜜人乳，润蒸九次。主风气麻痹，骨痛膝软，肢节不利，风湿诸疮。

本草相传功用甚奇，谓其能宣能补，故风家珍之。然苦寒之品，蒸煮岂便补益？毕竟是搜风祛邪之剂。即所谓补者，亦以邪风去，则正气昌，非谓其本性能补耳。

艾叶味苦，微温，无毒，入脾、肺、肝、肾四经，又通行十二经。苦酒、香附为使。安胎气，暖子宫，理肠风，止血痢，温中气，祛寒湿，除腹痛，止吐衄崩带，灸除百病，辟鬼杀虫。生用则凉，熟用则热。

艾性温暖，有彻上彻下之功，服之以驱寒湿，可转肃杀为阳和，灸之以通经络，可起沉疴为康泰。血燥生热者禁用。

香附味辛苦，微温，无毒，入肺、肝二经。利三焦，开六郁，消痰食，散风寒，行气血，止诸痛，月水不调，崩漏胎产，多怒多忧者，需为要药。

丹溪云：香附行中有补，盖健运不息，故生生不穷也。推陈致新，故主益气。独用久用，耗血。此血中之气药也。统领诸药，随用得宜，乃气病之总司，女科之主帅。生则上行胸膈，外达皮毛。熟则下行肝肾，外彻腰足。炒黑则止血便，制则入血补虚，盐炒则入血润燥，酒炒则行经络，醋炒则消积聚，姜汁炒则化痰。得参、术则补气，得归地则补血，得苍术、抚芎则解郁，得黄连、栀子则降火，得紫苏则发散，得艾叶则暖子宫。

葳蕤味甘平，无毒，入肺、脾、肝、肾四经。畏卤咸。蜜水浸，蒸用。润肺而止嗽痰，补脾而去湿热，养肝而理眦伤泪出，益肾而除腰痛茎寒，逐热除蒸，治一切不足之症。朱肱用治风湿，亦谓其能去风热与湿也。

滋益阴精，与地黄同功。增长阳气，与人参同力。润而不滑，和而不偏，不寒不燥，大有裨益。但性味和平，力量宽缓，譬诸圣德之人，而短于才者也。

百部味苦甘，微温，无毒，入肺经。主肺寒咳嗽喘逆，传尸骨蒸，杀蛔虫寸白，除蝇虱蛲虫。

与天冬形相类，而用相仿，皆主肺疾，但二冬性寒，热者宜之，百部性温，寒者宜之。脾胃虚人，须与补药同用，恐伤胃气，又恐滑肠。

款冬花味辛，微温，无毒，入肺经。杏仁为使，恶玄参，畏贝母、辛夷、麻黄、黄芩、黄芪、连翘、甘草。蜜水炒。润肺消痰，止咳定喘，清喉痹，理肺痿肺痈。

雪积冰坚，款花偏艳，想见其纯阳之性。然虽具辛温，却不燥热，又不助火，故能清扬上达至高之府。

紫菀味辛甘，微温，入肺经。去须洗净，微火焙。益肺调中，消痰定喘，止血疗咳，解渴润肌，补虚辟鬼。

辛而不燥，润而不寒，补而不滞，诚金玉君子，然非独用多用，不能速效。小便及溺血者，服一两立效。

白前味甘平，无毒，入肺经。甘草汤泡去须，焙。疗喉间喘呼，宽胸中气满。

感秋之气，得土之味，清肺有邪，喉中作水鸡声者，服之立效。肺实邪壅相宜，否则当忌。

茅根味甘寒，无毒，入肺经。凉金定喘，利水通淋，治吐衄，并血瘀，祛黄疸及痈肿。

甘寒可除内热，性又入血消瘀，且下达州都，引热下降，故吐衄皆需。然吐衄之因于寒与虚者，非所宜也。茅针溃痈每食一针，即有一孔，二针二孔，大奇，茅花止血。

贝母味辛苦，微寒，无毒，入心、肺二经。厚朴为使，畏秦艽，反乌头。去心，糯米拌炒，米熟为度。消燥痰而润肺，涤烦热以清心，喘嗽红痰，胸中郁结，项下瘰疬，恶疮收口，俱所必需。俗以半夏有毒，代以贝母，不知贝母寒润，治肺金燥痰，半夏温燥，治脾经湿痰，二者迥别。

辛宜归肺，苦宜归心。大抵心清气降，肺赖以宁，且润而化痰，故多功于西方也。若痰在脾经，误用贝母，投以所恶，可翘首待毙。故寒痰，湿痰，风痰，食积痰，肾虚水泛为痰，均非贝母所司，慎之。

半夏味辛温，有毒，入心、脾、胃三经。柴胡为使，恶皂荚，畏雄黄、姜、鳖甲，反乌头，忌羊血、海藻、饴糖。水浸五日，每日换水，姜汁矾煮。燥湿消痰，健脾开胃，止呕吐咳逆，定头眩昏迷，除痰厥头痛，心下满坚，消痈堕胎。脾胃流湿，涎化为痰，自非半夏，曷①可治乎？若以贝母代之则危矣。

脾无湿，不生痰，故脾为生痰之源，肺为贮痰之器。半夏治痰，谓其体辛温也。涎滑能润，辛温能散，亦能润。故行湿而通大便，利窍而泄小便，所谓辛走气，能滑液，辛以润之是也。同苍术、茯苓治湿痰，同栝蒌、黄芩治热痰，同南星、前胡治风痰，同芥子、姜汁治寒痰，惟治燥痰，但宜贝母、栝蒌。俗以半夏为燥，误矣。湿去则土燥，痰涎不生，非其性燥也。丹溪谓半夏能使大便润，而小便长。成无己谓半夏行水气而润肾燥，皆取其滑润。惟阴虚劳损，非湿热之邪而用之，是重竭其津液也。古人有三禁，谓血家、渴家、汗家也，若无脾湿且有肺燥，俱勿误服。

南星味苦，辛温，有毒，入肝、脾二经。畏附子、干姜、生姜。冬月研末，入于胆中，悬风处，生用温汤洗过，矾汤浸三日夜，日换

---

① 曷（hé 何）：什么。

水，晒干，熟用酒蒸。主风痰，麻痹眩运，口禁身强，筋脉拘缓，口眼歪斜，坚积痈肿，利水去湿，破血堕胎。

入肝去风痰，性烈而燥，得牛胆则燥气减，得火炮则烈性缓。

附子味辛甘，热，有毒，入脾、肾二经，又通行十二经。畏防风、黑豆、甘草、黄芪、人参、童便、犀角。重一两以上，矮而节角少，蹲坐正者为佳。暖脾胃而祛寒湿，补命门而救阳虚，除心腹腰膝冷痛，破癥坚积聚血瘕，治伤寒阴症厥逆，理虚人膈噎胀满，主督脉脊强而厥，救疝家引痛欲绝，敛痈疽久溃不收，拯小儿脾弱慢惊。附子无干姜不热，得甘草则性缓。

禀雄壮之性，有斩关之能，引补气药以追散失之元阳，引补血药以滋不足之真阴，引发散药以逐在表风寒，引温暖药以驱在里寒湿，其用宏矣哉。附子以白术为佐，乃除寒湿之圣药。又益火之原，以消阴翳，则便溺有节。气虚热甚者少加。附子以行参、芪之功，肥人多湿者亦宜之。阴寒在下，虚阳上浮，治之以寒，则阴气益甚；治之以热，则拒而不纳。热药冷饮，下咽之后，冷消热发，病气随愈，此热因寒用之法也。伤寒传受三阴，及中寒夹阴，身虽大热，而脉沉者，必用之。厥冷腹痛，脉沉而细、唇青囊缩者，急用之。近世往往不敢用，直至阴极阳竭，而后议用，晚矣。大虚之症，参术无功，一加附子，变神充进食，惟阴虚阳旺者忌之。

天雄　乌头　母为乌头，附乌头而生者为附子，身长者为天雄。大抵风症用乌头，寒症用附子，而天雄之用与附子相仿，功用略逊耳。乌、附、天雄，皆是补下之药，若系上焦阳虚，当用参、芪，不当用乌、雄。且乌、附、天雄之尖皆是向下生者，其性下行，丹溪谓下部之佐，庶几得之。

白附子味辛温，有毒，入胃经。炮去皮脐，引药上行，于黑附子非一类。中风失音，消痰去湿。此燥药也，似中风证，虽有痰亦禁用，小儿慢惊勿服。

大黄味苦寒，有毒，入脾、胃、肝、大肠四经。黄芩为使，无所畏。锦纹者佳。行瘀血，通痢积，导血闭，破结聚，消饮食，清实热，泻痞满，润燥结，荡涤肠胃，推陈致新。欲取通利者，须与谷气远，得谷气便不能通利。欲行下者，必生用。若邪在上者，必须酒服，引从上焦，驱热而下。

性急猛烈，故有将军之号。本血分之药，若在气分用之，是谓诛伐无过矣。泻心汤，治心气不足，衄血吐血，乃心气不足，而胞络肝脾与胃，邪火有余，虽曰泻心，实泻此四经血中伏火也。又治心下痞满，用大黄黄连泻心汤，亦泻脾胃之湿热，非泻心也。病发于阴而反下之，则为痞满，乃寒伤营血，邪气乘虚结于上焦，胃之上脘在于心，故曰泻心，实泻脾也。病发于阳，而反下之则结胸，乃热邪陷入血分，亦在上脘，大陷胸汤丸皆用大黄，亦泻脾胃血分之邪也。若结胸在气分，只用小陷胸汤。痞满在气分，只用半夏泻心汤。成无己注未知分别此义。

黄连味苦寒，无毒，入心经。龙骨、连翘为使，恶菊花、玄参、芫花、白鲜皮、白僵蚕，畏款冬、牛膝。解巴豆、附子毒。忌猪肉。姜汁炒。泻心火而除痞满，疗痢疾而止腹痛，清肝胆而明耳目，祛湿热而理疮疡，利水道而厚肠胃，去心窍恶血，消心积伏梁，治小儿疳气，杀虫安蛔。蛔虫得苦则不动。黄连与官桂同行，能使心肾交于顷刻。清心生用，清肝胆吴萸炒，上焦酒炒，中焦姜炒，下焦盐炒。

大苦大寒，用以降火，中病即止，安可使肃杀之令常行，而伐其生生之气乎？若久服之，反从火化，近代庸流喜用寒凉，以黄连为清火神剂，殊不知黄连泻实火，若虚火而误投之，何异操刃耶。

胡黄连味苦寒，无毒，入肝、胆二经。恶菊花、玄参，忌猪肉。折之尘如烟者真。主五心烦热，劳瘵骨蒸，小儿惊痫痞积，女人胎蒸，伤寒温疟，消果子积。

产于胡地，清肝胆之热，与黄连略似，故名。脾虚及血弱之人，勿轻投。

黄芩味苦，性寒，无毒，入肺、大肠二经。山茱、龙骨为使，畏牡丹、丹砂、藜芦。酒浸，蒸熟，曝之。轻飘者入肺，坚实者入大肠。主风热，湿热，痰热，骨蒸火咳，下利，喉间腥气，上部积血，及凡失血安胎，疗淋，养阴退阳，寒热往来，痈疽并用。

苦能燥湿，苦能泄热，苦能下气，故治疗如上。杨仁斋谓：柴胡退热，不及黄芩。不知柴胡苦以发之，散火之标也。黄芩寒以胜热，折火之本也。得酒上行，得猪胆除肝胆火，得柴胡退寒热，得芍药治下利，得桑皮泻肺火，得白术安胎。少阳症痞满，乃心肺上焦之邪，烦呕不饮食，又兼脾胃中焦之症，故用黄芩，以治手足少阳相火，黄芩亦少阳本经药也。又太阳少阳合病下利，黄芩汤。少阳症下后心下满，泻心汤并用黄芩，盖苦寒入心，胜热，去脾湿热，一则金不受刑，一则胃火不流入肺，即所以救肺也。肺虚不宜者，苦寒伤土，损其母也，挟虚亦勿轻用。

天花粉味苦寒，无毒，入心、肺二经。枸杞为使，恶干姜，畏牛膝、干漆及乌头。主烦热干渴，痰凝咳嗽，解热消痰，是其本职。烦满身黄，清湿热。利膈清心，排脓散肿，消毒通经。通经，非若桃仁、姜黄之直行血分，热清则血不淤耳。

苦能降火，甘不伤胃，故《本经》有安中补虚之称。亦以热退为补，惟虚热燥渴者与之相宜。毕竟行秋冬之令，非生万物者也，脾胃虚泄勿用。

瓜蒌仁即天花粉之实，功用略相同，研烂去油。润肺止咳，涤痰解渴，疗诸胸，化燥痰。

丹溪谓洗涤胎垢，为治渴神药。

连翘 味苦寒，无毒，入心、胃、胆、大肠、肾五经。泻心火，破血结，散气聚，消肿毒，利小便。治瘰疬疮疡有神，然久服有寒中之患。手少阴心家主药也，诸疮痛痒，皆属心火，故为疮家要药。

多饵减食者忌之。

玄参 味苦咸，微寒，无毒，入肾经。恶黄芪、干姜、大枣、山茱，反藜芦，忌铜器。蒸过晒干，黑润者佳。清肾家之火，益精明目，退热除蒸，皆壮水之效也。解烦渴，利咽喉，消斑疹，散瘤疬。以上皆肺病也，因水虚火亢，金受贼邪，故第与壮水，则阳焰无光也。理伤寒狂邪发渴，心内惊烦。

主用虽多，总因肾水受伤，真阴失守，孤阳无根，亢而僭逆，法当壮水以制阳亢，此用玄参之本旨也。脾虚泄泻者禁用。

苦参 味苦寒，无毒，入肾经。玄参为使，恶贝母、菟丝、漏芦，反藜芦。泔浸一宿，蒸过，曝干。主肠风下血，积热下痢，除热祛湿，疗风热虫疾，擦牙固齿。齿乃骨之余，清坚自固。

纯阴之品，故理湿热诸症，皆湿蒸热瘀之衍。服苦参多致腰重，因其性降而不升也。大苦大寒，不惟损胃，兼且寒精。火旺者宜之，火衰虚弱者大忌。

龙胆草 味苦涩，大寒，无毒，入肝、胆二经。恶地黄。酒炒。主肝胆热邪，下焦湿热，目病赤肿瘀肉，小儿客忤惊疳，去肠中小虫。

相火寄在肝胆，有泻无补，故泻肝胆之热，正益肝胆之气也。但大苦大寒，过服伤胃，反助火邪，亦如服黄连反从火化也，虚寒切忌。

射干味苦平，有毒，入肺经。泔浸，煮之。主热气咳逆，喉痹咽痛，泄热散结，多功上焦。

虽能泄热，不能益阴，久服令人虚，虚者戒用。

牛蒡子味甘平，无毒，入肺经。酒炒，研。宣肺气，清咽喉，散痈肿，理痘疹。开毛窍，除热毒，为痘疹之要药。

性冷而滑，血热便闭者宜之，否则忌用。

车前子味甘寒，无毒，入小肠、膀胱、肾三经。以砂囊揉去泥土，炒熟或酒拌，蒸曝。利水止泻，解热催生，益精明目，开窍通淋。根叶行血。利小便而不走气，与茯苓同功。利水之品乃云益精何也？盖男女阴中各有二窍，一窍通精，乃命门真阳之火，一窍通水，乃膀胱湿热之水。二窍不并开，水窍开则湿热外泄，相火常宁，精窍自闭，久久精足，精足则目明。服固精药久，服此行房即有子。气虚下陷肾气虚脱者勿用。

泽泻味甘咸，微寒，无毒，入肾、膀胱二经。畏文蛤。去皮，酒润，焙。利水道，通小便，除淋沥，肿胀，止泄精。此指湿火为殃，不为虚滑者言也。肾虚者勿服。《本经》云明目。而扁鹊云多服病眼，何相反耶？盖水道利，则邪火不干空窍，故云明目。过于利则肾气虚，故云病眼。又《别录》谓止泄，而寇氏谓泄精何也？盖相火动，得泽泻清之而精自藏矣。气虚下陷而精滑者，得泽泻降之，而精愈滑矣。变化殊途，非可执一而论也。

木通味辛甘淡，平，无毒，入心、小肠二经。色白而梗细者佳。上能通心清肺，理头痛，达九窍，下能泄湿祛热，利小便，通大肠，宣血脉，通关节，消水肿，治五淋，破积聚，治鼻塞，散痈肿，清伏热，行经下乳，催心堕胎。君火为邪，宜用木通。相火为邪，宜用泽泻。木通甘淡，泻气分湿热，防己苦寒，泻血分湿热。

木通甘淡，助西方秋气，下降专泻气滞。肺受热邪，气化之源绝，则寒水断流，膀胱癃闭，宜此治之。使肺不受邪，则能通水道，水源既清，则津液自化，而诸经之湿热，皆从小便泄出。精滑气弱，内无湿热，及妊娠均忌。

通草味淡平，无毒，入肺、膀胱二经。利水通淋，明目退热，下乳催生。

色白气寒，味淡体轻，故入肺经，导热使降，由膀胱下泄也。

防己味苦辛，性寒，无毒，入膀胱经。恶细辛，畏草薢、女菀①、卤咸。分木、汉二种，木者专风，汉者专水。去皮，酒洗，晒。祛下焦之湿，泻血分之热，理水肿脚气，膀胱畜热，通腠理，散痈毒，利二便。服之使人身心烦乱，饮食减少，惟湿热壅遏，及脚气病非此不效。

大苦大寒，妄用之害有三：谷食已亏，复泻大便，重亡其血，一也；渴在上焦气分，而防己乃下焦血分，二也；伤寒邪传肺经，气分湿热，而小便黄赤，禁用血药，三也。大抵上焦湿热皆不可用，下焦湿热审而用之。治风用木，治水用汉。

萆薢味苦平，无毒，入胃、肝二经。薏苡为使，畏葵根、大黄、柴胡、前胡。与土茯苓形虽不同，主用相仿，市无真川萆薢，往往以土茯苓代之。入肺搜风，入胃去湿，主腰膝仆痛，白浊茎中痛。既能逐水，又能摄溺，能搜肝风，故能理风与筋之病。能清胃家湿热，故能去浊分清。既逐水而又摄溺者，肾为闭蛰封藏之本。肾气强旺，则自能收摄，而妄水亦无容藏之地也。肾受土邪则水衰，肝挟相火，来复母仇，得萆薢渗湿，则土安其位，

① 女菀：又名白菀、织女菀，菊科植物，功效温肺化痰、和中利尿。

水不受侮矣。小便频，茎内痛，必大腑热闭水液，只利小肠，大腑愈加燥竭。因强忍房事，有瘀腐壅于小肠，此于淋症涩痛不同，用盐水炒萆薢一两煎服，仍以葱汤频洗谷道，自愈。

土茯苓味甘平，无毒，入肾肝二经。健脾胃，清湿热，利关节，治拘挛，止泄泻，除骨痛，主杨梅疮，解汞粉毒。

灯心味甘平，无毒，入心、小肠二经。清心利水，烧灰吹喉痹，涂乳治夜啼。

海金沙味甘寒，无毒，入小肠、膀胱二经。勿令见火。性不狠戾。除湿热肿满，通小便淋闭。此大肠经血分之药，惟热在二经血分者，始为相宜。

葶苈子味辛寒，无毒，入肺经。榆皮为使。酒炒。疏肺下气，喘逆安平，消痰利水，理胀通经。泄可去闭，葶苈、大黄之属，大黄泄血闭，葶苈泄气闭。

肺家水气急满，非此莫疗，但峻利不减大黄，稍涉虚者，宜痛戒之。

茵陈味苦寒，无毒，入膀胱经。理黄疸而祛湿热，佐五苓而利小肠。黄疸有二种，茵陈同栀子、黄柏以治阳黄，同附、桂以治阴黄。

青蒿味苦寒，无毒，入肝、肾二经。童便浸一宿，曝。去骨蒸伏热，杀鬼疰传尸。生捣敷金创，止血止痛。

蒿得春独早，发生在群草之先，故治少阳、厥阴诸症。且芬芳袭脾，宜于血虚有热之人，取其不犯冲和之气耳。性阴寒，胃虚泄泻者，当避之。

茺蔚即益母草。入心、肝二经血分之药。忌铁。活血破血，调经止痛，下水消肿，胎前产后，一切诸症皆用。捣敷蛇毒。

子之功用略同，但叶则专主行血，子则行中有补，故广嗣及明目药中多收之。然毕竟职专行血，故瞳神散大者，又在禁例。

甘菊花味甘，性平，无毒，入肺、肾二经。枸杞、桑白皮为使。去蒂。清头目风热，定风虚眩运，利血脉，安肠胃，悦皮肤，止腰痛，翳膜遮睛，冷泪流溢。甘者功用宏多，苦者但可理痈。白者入气，赤者行血。禀金制木，主用在上部。目者肝之窍也，泪者肝之热也。

菊属金与水，惟其益金，故肝木得平而风自息。惟其补水，故心火有制而热自除。甘美和平，得天地清纯冲和之气，故服食家重之。

红花味辛温，无毒，入心、肝二经。酒喷，微焙。活血通经，祛瘀散肿，产后血晕，胎死腹中，并宜用之。过用使人行血不止。

大蓟 小蓟味甘温，无毒，入心、肝二经。二蓟性味、主疗皆同。但大蓟力烈健，主痈疽；小蓟力微，只可退热。破宿血，生新血，安胎气，止崩漏，定吐衄。二蓟破血之外，无他长，不能益人。

茜草味苦温，无毒，入肝经。忌铁。行血滞，通经脉，理痈风，除寒湿。活血与红花同功，而性更通利。

玄胡索味辛，温，入脾、肺、肝、心包络四经。无毒。独行多功，杂他药便缓。上部酒炒，中部醋炒，下部盐水炒。行血中气滞，气中血滞，通经络，理一身上下痛，落胎，利小便。

菖蒲味辛温，无毒，入心、脾二经。秦艽为使，恶麻黄，忌饴糖、羊肉，忌铁器。犯之令人吐逆。石生，细而节密者佳。去毛，泔水浸。宣五脏，耳目聪明，通九窍，心开智长，除痰嗽，出音声，散风寒，除湿痹，止心痛，杀诸虫，辟鬼邪，理恶疮。仙经称菖蒲为水草之精华，神仙之灵药。须茎细节密，不沾土者佳。

桔梗味苦辛，平，无毒，入肺经。畏白及、龙胆草。泔浸，去芦，微焙。清肺热，消痰涎，理喘咳，通鼻塞，疗痈痿，理咽喉，排脓行血，止胸胁疼，痢疾腹痛。肺经之气郁在大肠，宜苦梗开之。凡头目咽喉口鼻诸症，一切主之。

载引诸药入至高之分，为舟楫之剂。盖肺为主气之脏，惟其上入于肺，肺金称职，则清肃下行，故能利膈，使诸气下降，世俗泥为上升之剂，不能下行，失其旨矣。

郁金味平，苦寒，无毒，入心、肺、肝、胃四经。主积血气壅，止心腹痛，衄血止血。为血上行，属火炎，用此降气，气降即火降。而性又入血，故能导血归经。失心癫狂，产后败血冲心。昔人难求郁金，宁采山茶花代，可见断不可以姜黄混用也。能开肺金之郁，故名郁金。本入血分之气药，若人真阴虚极，火亢吐血，不关肝肺气逆者，忌用。

姜黄味苦辛，温，无毒。入肝、脾二经。郁金、姜黄，两物不同种，别有一种片姜黄，能止臂痛。破血下气，散肿消痈，化癥瘕血块。

香薷味辛，温，无毒，入肺经，忌火，忌日。发散暑邪，通利小便，定霍乱，散水肿。世医治暑，概用香薷，殊不知香薷为辛温发散之剂，如纳凉饮冷，阳气为阴邪所遏，以致恶寒发热，头痛烦渴，或霍乱吐泻者，与之相宜。若劳役伤暑，汗多烦喘，必用清暑益气汤。如大热大渴，人参白虎汤以泻火益元。若用香薷，重虚其表，反助其热矣。

泽兰味苦，微温，无毒，入肝、脾二经。破瘀消癥瘕，宣窍利关节，通小肠，治水肿，乃血化为水之水，非脾虚停湿之水。涂痈毒。

芳香悦脾，可以快气，疏利悦肝，可以行血，流行营卫，畅达肤窍，遂为女科上剂。

荆三棱味苦，平，无毒，入肝经血分。醋炒。破坚积结聚，行瘀血宿食，治疮肿坚硬，通经下乳，堕胎。

能泻真气，虚者勿用。

蓬莪术味苦辛，性温，无毒，入肝经。酒炒，或醋炒。破积聚恶血作痛，疗丈夫奔豚，中恶鬼疰。气不调和，脏腑壅滞，阴阳乖隔，鬼厉凭之，蓬术利气达窍，则邪无所容矣。

莪术为磨积之药，但虚人得之，积不去，而真已竭，重可虑也。或与健脾补元之药同用，乃无损耳。

使君子味甘，温，无毒，入脾、胃二经。空心食数枚，次日虫皆死而出。忌饮热茶，犯之即泻。治疳积，杀虫退热，健脾止泻。

杀虫药皆苦，此独甘，故能扶脾助胃，收敛虚热，为小儿要药，如无虫积，勿用。

牵牛子味苦，寒，有毒，入肺及大肠、小肠三经。酒蒸研细，取头末，去皮麸用，皮能滞气，勿误用，亦有半生半熟用者。下气逐痰水，通利大小肠，除气分湿热，疏三焦壅结。

主脾家水气，喘满肿胀，下焦郁遏，腰背胀重，及大肠风秘、气秘，卓有殊功，但病在血分，及脾虚痞满者不可服。其用养血润燥，及硝、黄利药，两无效者宜之。

谷精草味辛温，无毒，入肝、胃二经。兔喜食此草，其粪名望月沙，目疾家收之，若此草未出时，兔粪不可用。主头风翳膜遮睛，并痘后目翳。此草生于田间，收谷后得谷之余气，独行阳明分野，明目退翳，功胜菊花。

青葙子味苦，气平，微寒，无毒，入肝经。即野鸡冠花，纯白者胜。主肝热上冲，青盲翳膜，除心经火邪暴发，赤障昏花，坚筋镇肝，益脑聪耳。

中国古医籍整理丛书

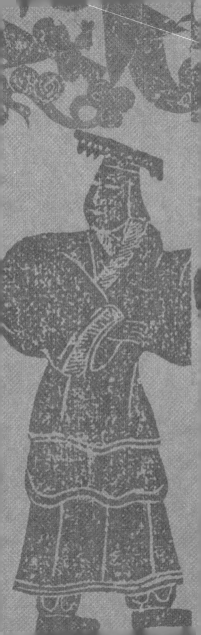

茎叶止金疮，去血，塞鼻衄，治皮肤风热瘙痒。

决明子<small>味咸，平，无毒，入心包络、肝二经。此马蹄决明也，</small>另有草决明、石决明二种，与之同功，故同名。主青盲内障，翳膜遮睛，赤肿眶烂，泪出羞明，除肝热，尤和肝气，收目泪，且止目疼。

常山<small>味苦，寒，有小毒，入肝经。酒浸一宿，切薄片，慢火久炒</small>透，形如鸡骨者良。消痰至捷，截疟如神。

须在发散表邪之后，用之得宜。惟生用多用，与甘草同行，则发吐，否则无害。

马兜铃<small>味苦，寒，无毒，入肝经。</small>清肺涤痰，平咳定喘。

体轻而虚，与肺同象，故司喘咳。以清热降气为功，不能补益也。肺虚挟寒者畏之如螫。

旋覆花<small>味咸甘，微温，无毒，入肺、大肠二经。去蒂，焙。</small>主老痰坚硬，结气留饮，驱风湿，利肠通脉，止呕逆下气。

咸可软坚，润下，功用甚多，不越乎通血下气，行水而已。然走散之品，非虚衰所宜。

金银花<small>味甘，平，无毒，入脾经。性极中和，故无禁忌。</small>消痈散毒，解热疗风，止痢宽胀，兼能补虚。

近世但知其消毒之功，不知其有胀利风虚之用也。

钩藤<small>味甘苦，微寒，无毒，入肝经。</small>主肝风目眩，下气宽中，小儿惊痫，客忤胎风，大人有寒者忌。

威灵仙<small>味苦，温，无毒，入膀胱经。忌茶茗、面。</small>宣五脏而疗痛风，去冷滞而行痰水。

威言猛烈，灵言效验，盖风药之善走者也，走真气耗血者，勿轻用。

木贼草<small>味苦甘，平，无毒，入肝经。</small>主迎风流泪，翳膜遮睛。

入肝伐木，去节善发汗。中空而轻，有升散之力，多服损肝。

王不留行 味苦，平，无毒，入大肠经。水浸，焙。行血通乳，止衄消疗。

以走而不守为名，古云穿山甲、王不留，妇人服了乳常流，乃行血之力耳。失血，孕妇并忌。

瞿麦 味苦，寒，无毒，入膀胱经。利水破血，出刺堕胎。

八正散用为利小便之主药。若心虽热而小肠虚者，忌服。

冬葵子 味甘，寒，无毒。入大、小肠二经。小儿误吞铜钱，葵根煮汁服之，神效。达诸窍，疏大肠，利小便，催难产，通乳闭，出痈疽头，下丹石毒。

大戟 味苦，寒，有毒，入肝、脾、膀胱、小肠四经。赤小豆为使，恶山药，畏菖蒲，反甘草。水煮软，去骨用。泄十种水病，破恶血癖块。大损元气，非元气壮实，水湿留伏，何可浪用。

痰涎无处不到，入心则迷窍而癫狂，入肺则塞窍而咳喘，入肝则胁痛干呕，入经络则痹痛，入筋骨则引痛，并用控涎丹，殊有奇功。

此治痰之本也，本者水湿也，得气与火变为痰涎，大戟泻脏腑之水湿，甘遂行经隧之水湿，白芥子散皮里膜外之痰，在善用之而已。

甘遂 味苦，寒，有毒，瓜蒂为使，恶远志，反甘草。面裹，煨熟。逐流饮水胀，攻坚破结。水肿以甘遂末涂腹绕脐，内服甘草汤，其肿便消。涂肿毒，亦服甘草汤效。

味苦气寒，直达水气所结之处。水结胸中，非此不除，故大陷胸汤用之。但有毒，不可轻用，且损真极速，惟大实大水可暂用之。

木 部_{寓水苞木合}

杜仲_{味辛甘，温，无毒，入肺、肾二经。恶玄参、蛇蜕。去皮，}酥炙或盐酒炒。强筋壮骨，益肾添精，腰膝酸疼，脊中挛痛，阴下湿痒，小便余沥，皆疗。

肾苦燥，急食辛以润之；肝苦急，急食甘以缓之。杜仲辛甘，故主治如上。肾虚火炽者，勿用。

山茱萸_{味酸，微温，无毒，入肝、肾二经。蓼实为使，恶桔梗、}防风、防己。酒润去核，微火烘干。核能滑精，切勿误用。补肾助阳道，固精缩小便，暖腰壮筋骨，止月事，益耳目，止耳鸣。肾肝居至阴之位，非得温暖之气，则孤阴无以生。山萸正入二经，气温而主补，味酸而主敛，故精益而腰膝强也。肾气益则封藏有度，肝阴养则疏泄无虞。味酸本属东方，而功力多在北方者，乙癸同源也。强阳不痿，小便不利者勿用。

枸杞子_{味甘，气平，微温，无毒，入肾、肝二经。}补肾而填精，止渴除烦，益肝以养营，强筋明目。平而不热，有补水制火之妙，与地黄同功。

精不足者，补之以味，枸杞子是也。能使阴生，则精血自长。肝开窍于目，黑水神光属肾，肾脏得补，目自明矣。离家千里，勿食枸杞，甚言其补精强阴之功也。

地骨皮_{即枸杞子之根皮也。味甘，寒，无毒，入肺、肾二经。}洗净沙土。主有汗骨蒸，吐血烦渴，热淫于内，泻以甘寒，退热除蒸，等症皆疗。兼去风邪。肝热则风生，与外感不同。

肾水不足则火旺，而为骨蒸诸症；肝木①不宁则风淫，而

---

① 木：原作"目"，据文义改。

为肌痹头风等症。惟骨皮滋味养木，故二经之症皆治。

酸枣仁味酸，平，无毒，入肝、胆二经。恶防己。炒熟。酸收而心守其液，补肝而血归其经，固表虚有汗，疗彻夜不眠。

胆怯者心君易动，惊悸盗汗之所自来也。肝虚者，血不归经，则虚烦不眠之所自来也。枣仁能补肝益胆，则阴得其养，而诸症皆安矣。肝藏魂，卧则魂归于肝。肝不能藏魂，故目不得暝。枣仁酸味归肝，肝受养，故得寐，世俗误以为心家之药，失其性矣，肝热勿用。

金樱子味酸涩，平，无毒，入脾、肾二经。去核并毛净。半黄之时，正宜收采，若红熟，则味纯甘，而不涩矣。固精止泻，收摄为功。精滑者宜服。若资涩性以取快欲，必生他疾，盖经络隧道，以宣畅为和平也。

柏子仁味甘辛，性平，无毒，入心、肝、肾三经。畏菊花、羊蹄草。蒸晒炒，有油透者，勿入药。益气养血，清心安神，辟邪益智，补肾助阳，去湿润燥，久服颜色美泽，耳目聪明。悦颜聪明，皆心血与肾水互相灌溉耳。甘而能补，辛而能润，其气清香，能透心肾，益脾胃，仙家上品药也。

心藏神，肾藏精与志，心肾虚，则病惊悸。入心养神，入肾定志，悸必愈矣。《列仙传》云：赤松子，久食柏实，齿落更生，行如奔马，非虚语也。多油而滑，作泻，多痰者忌。

侧柏叶味苦，寒，无毒，入肝经。牡蛎为使，忌同柏仁。炙罨①冻疮，汁涂黑发，麝食之而体香。止吐衄，定崩淋，治痢血肠风，历节风痛，周身痹湿。

五加皮味辛，温，无毒，入肾、肝二经。远志为使，恶玄参。

---

① 罨（ǎn 俺）：覆盖。

明目舒筋，益精缩便，理血瘀，拘挛，风痹，湿疝等症。五加造酒，卓有殊功，其味与酒最宜。肾得其养，则妄水去而骨壮，故能主阴痿，脊疼腰痛，脚软诸症。肝得其养则邪风去而筋强，故能理血瘀，拘挛，疝气，痛痹等症。

女贞实味苦，平，无毒，入肝、肾二经。酒浸，蒸晒九次。补肾，养神明目，黑发并须。

冬青乃少阴之精，寒冬不凋，则其补肾之功可知矣。

黄柏味苦，寒，无毒，入肾经。恶干漆。盐酒炒，肥厚鲜黄者佳。泻龙火而救水，利膀胱以燥湿，目赤耳鸣皆疗，血痢吐衄兼资。佐苍术理足膝之痹痛，渍蜜水漱口舌之生疮。

惟黄柏泻阴火，除湿热。昔人谓其补阴者，非其性补，盖热去则阴不受伤也。黄柏制下焦命门阴中之火，知母滋上焦肺金生水之源，盖邪火焰明，则真阴消涸，真阴消涸，则邪火益烈，取知柏之苦寒，以抑南扶北，诚如久旱甘霖。然惟火旺强者足当之，倘中气已残，则邪火虽亢，命曰虚炎，从事勿衰，将有中寒之变，非与甘温，则火热不除，世昧斯旨，而夭枉者不可胜数矣。东垣云：小便不通而渴者，热在上焦气分，肺热则不能生水，法当淡渗，猪苓、泽泻之类。小便不通而不渴者，热在下焦血分，无阴则阳无以化，法当滋阴而知、柏是也。

栀子味苦，寒，无毒，入肺经，炒黑。治胸中懊恼，而眠卧不宁，疏脐下血滞，而小便不利，轻飘上浮而清肺，泻三焦火，屈曲而下行。仲景多用栀子、茵陈，取其利小便而蠲湿热也。古人治心痛，恒用栀子，此为火气上逆，气不得下者设也。仲景治汗吐下后，虚烦不眠，用栀子豉汤。亡血亡津，脏腑失养，内生虚热，非此不可去也。世人每用治血，不知实火吐血，顺气为先，气行血自归经。虚火吐血，养正为先，气壮自摄，血寒则凝矣。

厚朴味苦辛，大温，无毒，入脾、胃二经。干姜为使，恶泽泻、硝石、寒水①，忌豆。其色紫而味辛者良，刮去粗皮，切片，姜汁炒。辛能散风邪，温可解寒气，消痰止吐，消食止痛，宽肠健脾，厚肠利水。

能泻胃食，故平胃散收之。寒胀必需，乃结者散之之义，然行气峻猛，虚者勿多与也。苦能下气，故泄实满。温能益气，故散湿满。温胃暖脾，故主食停。痰滞脾虚者虽见诸症，亦勿沾唇。

枳壳 枳实味苦，微寒，无毒，入肺、大肠二经。麸炒。枳实，即枳壳之小者。破至高之气，除咳逆停痰，助传导之官，消水留胀满。枳实破积甚速，泻痰甚猛，主伤寒结胸，除心下急痞。

二物皆主利气，气利则痰喘止，痞胀消，食积化。人之一身，自飞门以至魄门，三焦相通，一气而已。破气损真元，若气弱脾虚，致停食痞满，法当补中益气，若用枳实，是抱薪救火矣。胀满因实邪者可用，若土虚不能制水，肺金不能行气，而误用之，则祸不旋踵。瘦胎饮用枳实，为胡阳公主而设，以彼奉养太过，形气肥实，故宜。若概用之，反致气弱而难产。枳术丸亦为积滞者设，积滞去则脾胃自健，非别有补益也，医家尚其审诸。

桑白皮味甘，寒，无毒，入肺经。续断、桂心、麻子为使。刮去粗皮，蜜水炙，有涎出，不可去。泻肺金之有余，止喘定嗽；疏小肠之闭滞，逐水宽膨；降气散瘀血，止渴消燥痰。泻肺降气，是其专职。利便去水者，兼泻子之法也。古称补者，乃泻邪②所以补正也。若肺虚者亦用之，贻害多矣，慎之。

叶可止汗，去风明目，长发。子可补血，安神，生津止渴。枝可祛风养筋，消食定咳。桑耳，调经止崩带。桑黄清肺，疗

---

① 寒水：当是"寒水石"之略。

② 邪：原作"那"，形近而误，据文义改。

鼻赤。桑柴灰除斑痣，蚀恶肉。

桑寄生味甘，平，无毒，入肝经。忌火。连桑枝采者可用，伪者损人。海外地暖，不蚕桑不采。气化浓密，自然生，非遗以他种也。和血脉，助筋骨，舒筋络，充肌肤，利关节，除痹湿，坚齿长发，安胎止崩。

枇杷叶味苦，平，无毒，入肺、胃二经。刷去背上毛。治胃病，姜汁涂炙。治肺病，蜜水涂炙。清肺则降火而除痰嗽，和胃则宽中而止呕哕。

蔓荆子味苦，辛，无毒，入肝、膀胱二经。恶乌头、石膏。头风连于眼目，搜散无余。湿痹甚而拘挛，展舒有效。

若血虚头目痛者，勿用。

槐花味苦酸，寒，无毒，入肝、大肠二经。含蕊而陈久者佳，微炒。止便红，除血痢，疗五痔，明眼目，莫非清肠涤热之功。子名槐角，用亦相同，兼行血降气，催生堕胎。枝主阴囊湿痒。叶治疥癣疔疽。

感天地阴寒之气，而兼木与水之化，故为凉血要品。虚寒与非实火者均忌。

诃子味酸苦涩，温，无毒，入肺、大肠二经。面煨，去核。固肠止泻，下气宽中，止嗽化痰，除食积胀满，化痰最捷。

郁李仁味甘苦酸，平，无毒，入脾、大肠二经。汤浸去皮，研如膏。性主降下，能下气利水，破血润肠，乃治标救急之剂。

若津液不足者，勿轻用。

乌药味辛，温，无毒，入胃、膀胱二经。理七情郁结，气血凝停，霍乱吐泻，痰食稽留，肿胀喘急，脚气疝气，膀胱冷气攻冲，去腹中虫，疫瘴鬼犯虫伤皆治。

大抵辛温香窜，为散气神药，故虽猫犬之疴，无不治疗。

但专泄之品，宜斟酌用之。气虚及血虚内热者，勿用。

大腹皮味苦，微温，无毒，入脾、胃二经。豆汁洗净。主水气浮肿，脚气壅逆，胎气恶阻，开心腹逆满。

涉虚者勿用。

肉桂味辛甘，大热，有小毒，入脾、肾、肝三经。畏石脂，忌生葱。去皮用，见火无功。在下近根为肉桂，在中曰桂心，在上披条为桂枝。益火消阴，救元阳之痼冷。温中降气，扶脾胃之虚寒。坚筋骨，强阳道，乃助火之功。定惊痫，通血脉，属平肝之积。宣通百药，破瘀堕胎，下焦腹痛顿除，奔豚疝瘕立效。桂心主风寒痛痹，心腹冷疼，破血结癥瘕，膈噎胀满，宣气血，利关节，内托痈痘，引血成脓。桂枝入肺、膀胱。主伤风头痛，调营散邪，调其营而卫自和，风邪无所容。去皮肤风湿，横行为手臂之引经，直行为奔豚之向导，无汗能发，有汗能止。

仲景云：太阳中风，阴弱者，汗自出。卫实营虚，故发热汗出。又云：太阳病发热汗出者，此为营弱卫强。阴虚阳必凑之，故皆用桂枝以调其营，则卫气自和，风邪无所容，遂自汗而解，非桂枝能开腠发汗也。汗多用桂枝者，以之调和营卫，则邪从汗去，而汗自止，非桂枝能止汗也。昧者不知其旨，当用不用，不当用而用，为害甚矣。

川椒味辛，性热，有毒，入肺、脾、肾三经。杏仁为使，畏款冬、防风、附子、雄黄。闭口者害人，宜择净。通三焦，补命门，散寒除湿，解郁消食，理痹止泻，壮腰膝，缩尿频，除寒嗽，消水肿，祛痰饮，破癥结，止呕，杀虫。

椒性下达命门，益下不上冲，盖导火归元也。味辛应西方之气，故入肺而奏止嗽下气之功。性温禀南方之气，故入肾而奏扶阳益火之效。乃玉衡星之精，善辟疫伏邪，此岁旦有椒柏酒也。空心早起以沸汤送生椒二十粒，有治热治冷之妙，有消食散邪之奇，久服则永不受风寒湿，大能温补下焦，亦神异之品也。阴虚火旺者忌之。

吴茱萸 味辛，热，有小毒，入脾、胃、肝三经。蓼实为使，恶丹参、滑石，畏紫石英。开口者良。盐汤泡过，焙干。温中下气，开郁止痛，逐风除湿，定吐止泻，散阴寒痛攻心腹，祛冷胀，疏肝气，止疝痛，理脚气。

非寒滞者勿用。

沉香 味辛，温，无毒，入脾、胃、肝、肾四经。调和中气，温暖命门。凡男精冷，女人阴寒胀闷，霍乱，癥癖积聚，大肠虚闭，小便气淋，及痰涎血出于脾者，并为要药。

温而不燥，行而不泄，扶脾而运行不倦，达肾而导火归元，有降气之功，无破气之害，洵为良品。非命门火衰，不宜多用。气虚下陷者，切勿沾唇。

丁香 味辛，温，无毒，入肺、胃、肾三经。忌见火，畏郁金。去丁盖。温胃进食，止呕定泻，理壅滞胀满，肾气奔豚，救痘疮灰白。独用多用，损肺伤目。

檀香 味辛，温，无毒，入肺、胃二经。温中开胃，理噎膈吐食，止心腹痛，辟鬼杀虫，引胃气升以进饮食，调上焦气在胸膈咽嗌之间，有奇功也。

降真香 味辛，温，无毒，色红者佳。研末止金疮刀伤出血如神。内服能行血破滞，外涂可止血定痛。焚之祛邪，佩之辟鬼。

沉香色黑故走北方而理肾，檀香色黄故走中央而扶脾，降香色赤故走南方而理血，此物之确然昭著者。

乳香味辛，温，无毒，入心经。箬①上烘去油，同灯心研之，则细。以活血和气为功，故能定诸经之痛，解诸疮之毒，托里护心，生肌止痛，去风舒筋，止痢催生。诸疮痛痒，皆属心火，乳香入心，内托护心，外宣毒气，有奇功也。

　　没药味苦，平，无毒，制法同乳香。破血攻瘀，止痛消肿，生肌明明。乳香活血，没药散血，故功用约略相同。

　　血竭味甘咸，有小毒，入心、肝二经。磨之透甲，烧灰不变色者佳。行血止痛，收合疮口，推陈血，和新血，为止痛之君。性急勿多使，能引脓。

　　冰片味辛苦，微温，通诸窍，散郁火，利耳目，主喉痹，脑痛，鼻瘜齿痛，伤寒舌出，小儿痘陷。

　　樟脑味辛，热。去湿杀虫，宣通关窍。

　　苏合香味甘，温，无毒。产中天竺国，诸香汁合成。以筯挑起，悬丝不断者真。甘暖和脾，芬芳彻髓，通达诸窍，流行百骸，辟邪杀鬼，止魇截疟。

　　芦荟味苦，寒，入肝经，无毒。主泻肝涤热，杀虫明明，疗癣传齿，小儿惊痫疳症。

　　五倍子味苦酸涩，平，无毒，入肺、胃二经。敛肺化痰，散热止嗽，生津止渴，止血收汗，断泻痢，消肿毒，糁口疮，须臾可食。洗脱肛，顷刻能收。染须发，治目烂。

　　嗽由风寒，泻非虚脱者忌之。实嗽亦忌。

　　阿魏味辛，温，无毒，入脾、胃二经。杀诸虫，破癥瘕，消肉积，辟邪截疟，化蛊毒，止利止臭。虚人勿轻用。

---

　　① 箬（ruò 弱）：竹子。

皂荚味辛咸，温，有小毒，入肺、肝、胃三经。柏子为使，恶麦冬，畏人参、苦参。刮去粗皮，及弦与子，酥炙用。开窍通关，宣壅导滞，搜风逐痰，辟邪杀鬼。

性极尖利，无闭不开，无坚不破。中风伤寒门，赖为济急之神丹。刺功用更锐利，能直达疮所，为痈疽未溃之神药。阴虚孕妇俱忌。

辛夷味辛，温，无毒，入肺、胃二经。川芎为使，恶赤石脂，畏菖蒲、蒲黄、黄连、石膏。去心及毛，毛射肺中，令人发热。温中解肌，开窍通鼻塞，助胃中清气上达高巅，故头面九窍之病皆治。凡鼻渊，鼻衄，鼻塞，鼻疮，并研末，入麝，葱白煎入甚良。

苏木味甘咸，平，无毒，入心、肝、脾三经。理血与红花同功。宣表里风邪，疏通积留瘀血。风与血皆肝所主，大都入肝居多，少用则和血，多用则破血。

松节味苦甘，温，无毒，入肺、胃二经。搜风舒筋，燥血中之湿。子益肺止嗽，补气养血，润肠止渴，温中搜风，润皮肤，肥五脏，阴虚多燥者，珍为神品。

茯苓味甘淡，性平，无毒，入心、肾、脾、胃、小肠五经。马蔺为使，畏地榆，秦艽，龟甲，忌醋。产云南，色白而坚实者佳，去皮。补中开胃，利水化痰，安神定悸，生津止渴，止呕逆，除虚热，保肺定咳，安胎止泻，下行伐肾，水泛之痰随降。赤者专主利小便，祛湿热。茯神即苓之根，而生有依附之义，故专掌安神，使魂魄附体。

假松之余气而生，得土气最厚，故作中宫上药。饮食入胃，游溢精气，上输于肺，通调水道，下输膀胱。则知利水之药，皆上行而后下降，故洁古谓其上升，东垣谓其下降，各不相背也。又肺气盛则便数，此实热也，宜茯苓以渗其热，故曰小便多者能止。若肺虚心虚，胞络热，厥阴病皆遗溺，此虚热也，当升阳之药，升水降火；若膀胱不约，下焦虚者，必足冷脉迟，法当温热之药峻补其下，皆非茯苓所宜，故曰阴虚者，不宜用也。

琥珀味甘，平，无毒。消瘀血，利小肠，通五淋，安魂魄，辟鬼邪，去目翳。因血少，小便不利者，勿用。

猪苓味甘淡，性平，入小肠经。开腠理，利小便，疗咳疟。利小便之剂，无如此快，故不入补剂。

竹叶味甘，寒，无毒，入心、肺二经。清心热，降肺气，止咳逆，解狂烦。

竹茹气味同前，入胃经。刮去青皮，用第二层。降火止呕，清肌肤热，理吐衄，疗伤寒劳复，小儿热痫，妇人胎动。

竹沥主中风痰涌，失音不语，肢体挛蹉。凡痰在皮肤膜外者，能直达以宣通。痰在经络四肢者，咸屈曲而搜剔。宜于风火燥热之痰。

若寒痰、湿痰与食积痰，勿用，胃虚亦忌。

天竺黄味甘，寒，无毒，入心经。天竺国，竹之泽气结成，与竹沥功用相似。祛痰解风热，镇心安五脏，大人中风不语，小儿惊痫天吊。

果　部

陈皮味辛，温，无毒，入肺、脾二经。陈久愈佳，广中者最胜，闽次之，浙又次之。去白，名橘红。健脾开胃，和中理气，下气消痰，消谷进食，定呕止泻。

留白和胃气，去白理肺气。能补能消，能散能降，调中理气，功在诸药之上。辛宜于肺，香利于脾，肺为摄气之篰，脾为元气之母，陈皮理气，故为二经要药。同补药即补，同泻药即泻，同升药即升，同降药即降。然单服久服，亦损真元。橘肉生痰聚气，与皮相反。核能治疝。叶散乳痈。

青皮似橘之小者，入肺经。功用略同，而性较猛。入肝散邪，入脾涤痰，疟家必需之品，破滞气，削坚积。

大枣味甘，平，无毒，入脾经。坚实肥大者佳。补脾益气，润肺止嗽，和阴阳，调营卫，生津液，杀附子毒。

仲景治奔豚用大枣者，滋脾土以平肾气也。治水饮胁痛，有十枣汤，益脾土以胜妄水也。调脏腑和百药，为切要之品。但食多则损齿，生虫，甘令人满，中满者勿食。

乌梅味酸，平，无毒，入肺、脾二经。敛肺涩肠，生津化痰，定嗽止渴，清热安蛔，截疟止痢，清音，消酒毒。

白梅即霜梅，余同乌梅。主中风牙关紧闭，擦牙龈，涎出即开。止崩带。

杏仁味苦甘，温，有毒。入肺、大肠二经。恶黄芪、黄芩、葛根。泡去皮尖，双仁者勿用，能杀人，所谓有毒者，盖指此耳。润肺燥，除风热，定咳嗽，散滞气，消食积，润大肠，杀狗毒，消肉，烂索，粉积。辛能横行而散，苦能直行而降，治肺经风寒效。

桃仁味苦甘，平，无毒，入肝、大肠二经。香附为使。泡去皮尖，双仁勿用。若行血，连皮尖生用。破诸经血瘀，润大肠血燥，肌有血凝而燥痒堪除，热入血室而谵言可止。

苦重于甘，气薄味厚，厥阴血分之药。苦以推陈，甘以生新，故血疾恒需之。桃为五木之精，故辟邪杀鬼，亦可杀虫。

胡桃味甘，平，无毒，入肺、肾二经。温肺止嗽，治痿强阴，养血润肠胃，久服悦肌肤，利三焦，益命门之火。

命门在两肾之间，下通二肾，上通心肺，贯属于脑，为生命之原，相火之主，精气之府。胡桃仁颇类其状，而外之皮色皆黑，故入北方，通命门。命门既通，则三焦利，故上通于肺而止虚寒喘嗽，下通于肾而止腰膝虚冷，其利溥哉。

龙眼味甘，平，无毒，入心、脾二经。养心益智，开胃益脾，润肺止咳，安神熟寐，除健忘怔忡。

橄榄味酸涩甘，平，无毒，入胃经。口中河豚毒，橄榄煮汁服下，必解。诸鱼骨鲠，嚼橄榄汁咽之，如无橄榄以核研之，急流水调服亦效。生津止渴，清咽止咳，开胃下气，止泻固精，止白浊，解鱼酒毒。

梨味甘酸，寒，无毒，入心、肝、脾三经。梨者，利也，流利下行之谓也，多食令人寒中发泻，脾虚尤禁。润肺凉心，清痰降火，止嗽除渴。生食清六腑之热，熟食滋五脏之阴。

山楂味酸，平，无毒，入脾、胃二经。去核。消油腻肉食之积，化血瘀痕癖之疴，祛小儿乳食停留，疗女人儿枕痛，发痘疹，理偏坠疝气。

气味中和，消油垢之积，故幼科用之最多。但性缓，不可肩宏任巨。脾虚恶食忌服。

木瓜味酸，温，无毒，入肝经。忌铁。去穰。主脚气，强筋舒筋，霍乱转筋，收摄脾土，去湿热，止吐泻，化痰食，理水胀。

木瓜治转筋，非益筋也，理脾以伐肝也。多食木瓜，损齿及骨，皆伐肝之明验。转筋时，念木瓜数十声，及书土作木瓜字立效。

槟榔味苦辛，微温，无毒，入胃、大肠二经。忌见火。下气消胀，逐水除痰，杀虫治痢，消食破积，止疟疗疝，及脚气瘴疠。泄至高之气，能坠诸药达于下极，故治后重如神。

胃与大肠相为贯输，以运化精微者也。二经病，则痰癖虫积生焉。辛能破滞，苦能杀虫，故主治在上。能损正气，气虚下陷者当避。

莲子味甘，平，无毒，入心、脾、肾三经。泡去皮心，炒。补中养神，清心固精，定泻，除崩带，止赤白浊，安靖上下君相火邪，使心肾交而成既济之妙。

莲须味甘涩。入心、肾二经。忌地黄，葱蒜。清心止血，通肾固精，除泻痢，黑须发，止肾泄崩带。

藕味甘，平。入心、脾二经。忌铁。生用解渴除烦，清热养血。节能止血，去瘀生新。熟用补中，开胃消食和中。

叶　开胃消食，止血固精。

蒂　安胎，治雷头风取其有震仰盂之象。

芡实味甘，涩，无毒，入脾、肾二经。补中益脾气，益肾固精，止遗浊泄泻。

甘蔗味甘，平，无毒，入肺、肾二经。和中下逆气，助脾利大肠，除热止渴，治噎膈，解酒毒。

谷菜部

胡麻味甘，平，无毒，入肝、脾、肾三经。色如酱者佳①，九蒸晒。养血润肠，补中益气，除风淫瘫患，坚筋骨，明耳目，轻身不老，长肌肤，填骨髓，辟谷延年。

风病人久服，步履端正，语言不蹇。职本补阴，而能去风者，所谓治风先治血，血行风自灭也。

麻仁味甘，平，无毒，入脾、胃二经。畏茯苓、牡蛎、白薇。绢

---

① 佳：原无，据文义补。

包置沸汤中，至冷取出。悬井中一夜，勿着水，曝干，新瓦上挼①去壳。润五脏，通大肠，宣风利关节，催生疗产难。多食损血，滑精痿阳，女人发带疾。

白扁豆味甘，温，无毒，入脾经。去皮，炒。补脾胃，止吐泻，疗霍乱，清湿热，解诸毒，治带下。

化清降浊，故有消暑之用。伤寒邪炽者忌用。

赤小豆味甘酸，平，无毒，入心、小肠二经。利水去蛊，散血排脓，止渴，行津液，清气，涤烦蒸，通乳汁，下胞衣，除痢疾，止呕吐。

赤豆，心之谷也。其性下行，入阴分，通小肠。久服令人枯燥，肌瘦身重，以其行降令太过也。

黑豆味甘，平，无毒，入肾经。活血散风，除热解毒，消水肿，稀痘疮。

小儿十岁以下者，炒豆与猪肉同食，壅气致死，服厚朴忌。

绿豆味甘，寒。入肝经，反榧子，同食立危，豆芽亦然，恶鲤鱼。止渴解热毒，润肤去浮风，治胀利小便，和脾厚肠胃。

属木，通于肝，功在皮，胃寒勿用。

淡豆豉味甘，寒，无毒，入肺、脾二经。生用发汗，炒熟止汗。解肌发汗，调中下气，卓有神功。主伤寒头痛烦闷，温毒发斑，呕逆血痢。

谷芽味甘苦，无毒。启脾进食，宽中消谷。

麦芽味甘，温，无毒，入肾经。炒黄，去芒。开胃下气，消食和中，运行三焦，宣通不滞。浮麦止自汗盗汗，虚热。

神曲味甘辛，温，无毒，入胃经。研细，炒黄。陈久者良。健

---

① 挼（ruó 捼）：揉搓。

脾消食，暖胃止泻，下气行痰，疗食停腹痛，破癥结，理痢疾。脾虚火盛勿用。

姜味辛，热，无毒，入肺、胃二经。要热去皮，要冷留皮。生用发散，熟用和中。散风寒，益脾肺，通神明，去秽恶，止呕吐，化痰涎，除烦闷，去气消胀满，定腹痛，杀虫消宿食，理冷痢通血闭。

姜乃呕家圣药。呕乃气逆不散，姜以辛散之也。凡中风，中暑，中气，中毒，恶霍乱，一切卒暴之病，姜汁与童便同服，立效。姜能开痰下气，童便降火也。秋冬食姜，至春患眼。痈疽食姜，则生恶肉。孕妇食姜，令儿多指。姜皮性凉，和脾胃，消胀，去目翳。

干姜味辛，热，无毒，入肺、脾二经。温中下气，止呕消痰，破瘀消胀，搜寒攻湿，开胃扶脾，消食去滞，腹痛翻胃，尽有生姜之功，而力量更雄。

服干姜者多僭上，不可不知。多服耗散元气，盖辛以散之，壮火食气也，须生甘草缓之。生则逐寒邪而发表，炮则除胃冷而守中。引血药入血分，气药入气分，去瘀养新，有阳生阴长之义。

黑姜吐血衄血，肠风血虚者，多宜黑姜，乃热因热用，从治之法也。引补血药入阴分，血得补则阴生热退，且黑为水色，故血不妄行也。然血寒者可多用，血热者不过三四分，为向导而已。阴虚有热勿服。

葱白味辛，平，入肺、胃二经。忌枣蜜，并犬雉肉，同蜜食能杀人。专主发散，以通上下阳气。发汗，疗伤寒头痛，除风湿，利便开，解脚气，奔豚，跌打金疮。砂糖研傅，气停虫积；铅粉丸合，专攻喉痹，亦可安胎。

味最辛，故解散之用居多。少阴利清谷，里寒外热，厥逆脉微，白通汤主之。内用葱白。面赤者，四逆汤加葱白。成注云：肾恶燥，急食辛以润之。葱白辛温，以通阳气也。阴症厥逆，唇青，用葱一束，去根及青，留白二寸，烘热安脐上，以熨斗熨之。葱坏又换，又熨，使热气透入内。服四逆汤，即瘥。

韭味辛，温，无毒，温脾强肾，补虚益阳，固精止痢，暖腰膝，散逆冷，除噎，散结，生捣冲服，散胃脘①瘀血，并吐衄尿血，女人经脉逆行，理胸痹刺痛，扑打损伤。

韭子味辛，温，无毒。去皮，炒黄。补肾肝，暖腰膝，固精助阳，止溺止带。

古方用韭，专治瘀血，盖酸入肝，辛能散，温能下也。多食神昏目暗。

白芥子味辛，热，无毒，入肺经。解肌发汗，利气疏痰，温中散寒，止心腹痛，用散痈肿瘀血。醋涂。痰在胁下及皮里膜外，非芥子莫能达。虚人痰嗽，白芥子、苏子、卜子，三子煎好，入蜜、姜汁各一匙，炒。

萝卜子味辛，无毒，生用能升，熟用能降。定喘消痰，消食除胀，利大小便，消痈肿毒。

捣汁服，治吐衄血，消渴，涂跌打汤火伤，解面毒。

大蒜味辛，温，有毒，入脾、肾二经。忌蜜。消谷化食，辟鬼除邪，破痃癖，灸恶疮。

捣贴胸前，外攻痞格；研涂足底，火热有下引之奇。

山药味甘，平，无毒，入脾、肺二经。炒黄用。生捣贴肿毒，能消散。补脾肺，益肾阴，养心神，除烦热，止遗泄，固肠胃。

① 脘：原作"腕"，据文义改，下同。

色白入肺，味甘归脾。言益肾者，金为水母，金旺则生水也。土为水仇，土安则水不受侮也。

金石部

金味辛，平，有毒。用箔不过二分。金箔安镇神魂，辟除恶祟。紫雪赤金煎液。制肝风，降炎逆。

铜青味辛酸，无毒，入肝经。女科理血气之痛，眼科主风热之疼，内科吐风痰之聚，外科止金疮之血，杀虫有效，痔症亦宜。酸走厥阴，故主吐利，风痰，明目，祛痔，杀虫。

黄丹味辛，寒，无毒，坠痰杀虫，截疟止痢，镇心安魂，外傅止痛生肌。

朱砂味甘，寒，有毒，入心经。恶磁石，畏咸水，忌一切血。水飞形如箭簇，透明者佳，研细水飞。镇心定癫狂，辟邪杀鬼祟，养精神，安魂魄，解诸毒，驱邪疟。

禀离火之质，而其性反凉者，离中有阴也。纳浮溜之火，安君主之官，为心经主药。秉阳明之德，辟幽昧之邪，药中神圣。

雄黄味辛，温，有毒，入肝经。研细，水飞。搜肝气，泻肝风，消涎积，解百邪，杀百虫，截邪疟，理蛇伤。能化血为水。

石膏味辛寒，无毒，入肺、胃二经。鸡子为使，恶莽草、巴豆，畏铁。除胃热，止阳明头痛，日晡寒热，大渴引饮，中暑潮热，胃火牙疼，皮热如火。

邪在阳明，肺受火邪，故用以清肺，所以有白虎之名。能寒胃，令人不食，非有极热者，不宜轻用。

滑石味甘淡，性寒，无毒，入胃、膀胱二经。利窍除热，清三焦，凉六腑，化暑气，利小便，通水肿，理黄疸，解烦渴。

紫石英味甘，温，无毒，畏扁豆、附子，恶黄连。火煅，醋淬，水飞。上镇心，重可去怯。下益肝，湿可去枯。性暖而补，故神不安，血不足，虚寒不孕者宜之。

阳起石味咸，温，无毒，入肾经。螵蛸为使，恶泽泻、桂、雷丸、蛇蜕，畏菟丝子，忌羊血。火煅酒淬①七次，水飞。主下部虚寒，固精助阳，种子益气，止崩带。

硫黄味酸，大热，有毒，入心、肾二经。畏细辛、朴硝。用萝卜剜空，入硫，合定，糠火煨熟，紫贝浮萍同煮，皂角汤淘去黑浆。主命门火衰，阳气暴绝，阴症伤寒，阳道痿弱，老人虚秘，妇人血结，虚寒久痢，心腹积聚。

秉纯阳之精，益命门之火，热而不燥，能润肠结，亦救危神剂，故养正丹用之。常收起死之功，能化铅为水，修炼家尊为金液丹。下元虚冷，真气将绝，久患泄泻，垂命欲尽，服无不效。但中病则已，不可尽剂。

石燕利窍，行湿，通淋，目障肠下，痔瘘带下，磨汁饮之。难产两手合握一枚立出。

朴硝味苦辛，寒，无毒，入胃、大肠二经。一经煮炼，即为芒硝。朴硝在下，最粗而浊，芒硝在上，其质稍轻清，鼎罐升煅，为元明粉，尤清粹。破血攻痰，消食解热。热淫于内，治以咸寒，故承气汤用以软坚去实。

玄明粉功缓稍轻，明目清燥，推陈致新。

铁落制肝下降，主善怒，发狂癫痫，惊邪客忤。

生物部

蜂蜜味甘，平，无毒，入脾经。忌生葱。凡炼蜜一斤，入水四

---

① 淬：原作"碎"，据文义改。

两，慢火煎，掠去浮沫，滴水不散为度。和百药，解诸毒，安五脏，补诸虚，调脾胃，润大肠，除心烦，悦颜色。

露蜂房味甘，温，有毒。恶干姜、丹参、黄芩、白芍。起阴痿，止遗尿，洗乳痈，涂瘰疬，止风虫齿痛，拔疔疮附骨之根。

雄蚕蛾味咸，温，有小毒。炒，去足翅。益精固精，强阳不倦。健于媾精，敏于生育，祈嗣者宜之。

白僵蚕味咸辛，温，无毒，入肺、脾、肝三经。恶桑螵蛸、桔梗、茯苓、草薢。米泔水浸一日，待涎浮水上，焙，去系及黑口。治中风失音，去皮肤风痒，化风痰散结，行经消瘰疬，拔疔毒，灭瘢痕，男子阴痒，女子崩淋。咽喉肿痛，及喉痹，下咽立效。

蝉蜕味咸，寒，无毒，入肺、肝、脾三经。沸汤洗去足翅，晒干。开腠理，宣风热，发痘疹，除目翳，出音声，止疮痒，小儿噤风天吊，夜啼惊痫。

蝉乃土木余气所化，餐风吸露，其气清虚，故主疗一切风热。止夜啼者，取其昼啼而夜息也。

蟾酥味辛，温，有毒，入胃、肾二经。扶阳事，立止牙疼。治发背疔疽，五疳羸弱。轻用能烂人肌肉。

斑蝥味辛，寒，有毒，入肺、脾二经。畏巴豆、丹参、甘草、豆花。惟黄连、黑豆、葱茶，能解其毒。破血结而堕胎，散癥癖而利水，拔疔毒，下猘①犬毒，有走下窍至精溺之处，蚀下败物也。解虫毒、轻粉毒，服斑蝥，溺处痛不可当，木通导之。

牡蛎味咸，寒，无毒，入肾经。贝母为使，恶麻黄、辛夷、吴茱萸。火煅，童便淬之。固精，涩二便，止汗，免崩带，化痰软坚，清热除湿，消瘰疬，除胸中烦满，疝瘕积块。

---

① 猘（zhì 至）：狂犬。

以柴胡引之，去胁下硬。以茶引之，消项上核。以大黄引之，消股间肿。以地黄为使，能益精收涩，止小便。

海蛤味咸，平，无毒，入肺、大小肠三经。珍珠用绢包，入豆腐中，煮，研极细。主水肿利大小肠，止喘呕咳逆，清热去湿，化痰积及瘿瘤。

珍珠味咸，寒，入肝经。安魂定悸，止渴除蒸，收口生肌，点睛退翳。珠禀太阴之精气而结，故中秋无月蚌无珠。

龟甲味咸，寒，有毒，入心、肾二经。恶沙参。去筋，酥炙，熬膏更佳。补肾退骨蒸，养心增智慧，强筋骨，止咳嗽，截久疟，去瘀血，止新血。

禀北方纯阴之气，故有补水制火之功。凡滋阴之药，多是寒凉损胃，惟龟甲益大肠，止泄泻，使人进食，真神良之品也。龟、鹿皆灵而寿，龟首藏向腹，能通任脉，故取其甲以养阴。鹿鼻反向尾，能通督脉，故取其角以养阳。

鳖甲味咸，寒，无毒，入肝经。恶矾，酒浸一宿，炙黄，不经汤煮者，方好。截久疟，消疟母，退骨间蒸热，消癥瘕瘀血。

龟、鳖皆养阴涤热，鳖色青，故入东方而理肝家诸症，龟色黑，故走北方而理肾部诸疾。肾虚而无热者，不必用。

龙骨味甘，平，性涩，入脾、肾、大肠三经。火煅，醋淬，研细，水飞。稍不细，沾滞肠胃，晚年作热。忌鱼及铁，畏石膏。涩可去脱，故能收浮越之气，固大肠，止遗泄，下血定惊，止汗，除崩带。龙齿镇心神，安魂魄。龙，东方之神，故骨齿皆主肝病。肝藏魂，能变化，故魂游不定者治以龙齿。

穿山甲味咸，微寒。好食蚁，故治蚁瘘。主痰疟，通经脉，下乳汁，消痈肿，排脓血，通窍，发痘，杀虫。

蕲蛇味咸，温，有毒。龙头虎口，黑质白花，胁有二十四个方胜文，腹有念珠斑，尾上有佛甲，长一二分。酒浸一宿，炭火焙，埋地出火毒，去皮骨用。主一切风症，中风，大风，惊风，白癜风。性窜利，内走脏腑，外彻皮肤，无处不利。

雀卵味酸，温，无毒，入肾经。强阴茎而壮热，补精髓而多男。雀属阳而性淫，故强壮阳事。下元有真火，火足则精旺阳强，雀卵大有功。

虎骨味辛，温，无毒，入肝经。胫骨最良。酥炙。壮筋骨，起痿软，搜风定挛痛。虎肚主翻胃。虎爪辟邪鬼。

虎，西方之兽，通于金气。风从虎，虎啸而风生。风，木也，木承金制，故骨能入骨而搜风，一切挛急骨节皆治。

鹿茸味甘咸，温，无毒，入肾经。形如茄子，色如玛瑙红玉者良。烙去毛，酥炙。补火助阳，生精益髓，强筋健骨，固精摄便，壮暖腰膝，去肢体脊痛，虚劳圣剂，崩漏神丹。长大为角，与茸同功，但力逊，熬膏甚效。

鹿禀天地纯阳之气，气化浓密。其角自生至坚，无两月之久，大者二十余斤。凡物之生，无速于此，故能强阳补骨，非他药可比也。性极淫，一牡常御百牝，肾气有余，足于精者也，故专以壮阳道，补精髓为功。鹿，山兽，属阳，夏至解角，阴生阳退之象也。麋，泽兽，属阴，冬至解角，阳生阴退之象也。主用相悬，可不辨哉。

犀角味苦酸咸，寒，无毒，入心、胃、肝三经。升麻为使，恶乌头、乌啄，忌盐。凉心清胃，解热除狂，清肝散风毒，理吐衄肠风，及畜血发狂，谵语发斑，痘疹血热。

羚羊角味咸，寒，无毒，入肝经。平肝舒筋，明目定惊，清热解毒，散血下气。羚羊属木，故入厥阴。

阿胶味甘辛，无毒，入肺、肝二经。主吐血衄血，淋血尿血，肠风下血，女人血枯，崩带胎产诸症，男女一切风病，水气浮肿，劳症咳嗽，喘急，肺痈肺痿，润燥化痰，利小便，通大肠之圣药也。

牛黄味苦，寒，无毒，入肝经。清心化热，利痰凉惊，摄肝藏魂，搜风辟邪。中风入脏，用以入骨追风。中腑中经，不可误用。

熊胆味苦，寒，无毒。去目障至效，涂痔瘘如神，杀虫治五痔，止痢除黄疸。寒热相宜，涉虚当戒。

獭肝味甘，温，有毒，入肝、肾二经。治痨用獭肝，阴干为末，水服二钱，每日三服。主鬼疰传尸，蛊灾疫毒，杀虫止汗，止上气咳嗽。

腽肭脐味咸，热，无毒，入肾经。酒浸，炙，一名海狗肾。入药用水肾脐者，连脐取之也。肾两重薄皮，裹其丸核，皮上黄毛，一穴有三茎。益肾脏，壮阳事，阴痿精寒，瞬息可起。补劳伤，破积聚。

蛤蚧味咸，气平，有小毒。出岭南。去头足鳞鬣，酥炙。口含少许，奔走百步，不喘方真。主肺虚声咳，肺痿咯血，传尸劳疰。最补气固精兴阳，房术必用也。

麝香味辛，温，无毒，大蒜忌用。通诸窍，开经络，透肌骨，辟鬼邪，杀虫蛊，攻风痰，止惊痫，堕胎孕。

海螵蛸味咸，温，无毒，入肝经。恶白及、白蔹、附子。炙黄用。止吐衄肠风，涩久虚泻痢，外科渗脓收水，眼科去翳清烦。味咸入血，性涩能收，故有软坚止滑之功。

桑螵蛸味咸，平，无毒，入肾经。畏旋覆花。蒸，焙。即螳螂之子，桑树上生者。起阳事而痿弱无忧，益精气而多男可冀。

人身部

人乳味甘，平，无毒，入心、肝、脾三经。晒曝为粉，入药尤佳。大补真阴，最清烦热，补虚劳，润枯燥，并噎膈，悦皮肤，充毛发，点目疾。

红铅味咸，热，无毒，入心、肝、脾、肾四经。救虚损，理沉疴，回生起死，返老还童。

男子初生，纯乾体也，十六精通，则乾变而为离中虚；女子初生，纯坤体也，十四经通，则坤变而为坎中满。所以男子一身属阳，惟精属阴；女子一身属阴，惟经属阳。故曰：取将坎位中心实，补却离宫腹里虚。诚延龄至宝，却病神丹也。惟首经最获奇验，称天癸者，天一生水也，又称红铅者，铅于五金之中，独应北方之水也。凡虚劳风蛊，神气败坏，命如悬系，百药无功，独此真有夺命之权。服红铅而热者，童便乳汁可解。

秋石味咸，寒，无毒，入肺、胃、肾、膀胱四经。童便煅炼而成。滋肾水，理虚劳，安五脏，润三焦，消痰嗽，退骨蒸。童便滋阴降火，止血和经，去瘀养新，定嗽消痰，较秋石尤有力。

小便入肾，随脾之气上归于肺，通调水道，下输膀胱，乃其旧路也，故能清肺导火下行。喉不停物，毫发必咳，血既渗入，愈渗愈咳，愈咳愈渗，惟饮小便，百不一死。服寒凉，百不一生。

人中黄即金汁。味苦，寒，无毒。主热病发狂，痘疮血热，劳极骨蒸，解百毒，傅疔肿。

发味苦，温，无毒，入心、肝、肾三经。去瘀血，补真阴，通小便，止崩带。父发与鸡子同煎，免婴儿惊悸。己发与川椒共煅，令本体乌头。发者，血余也，故于血证多功。入罐中，盐泥封固，济煅存性。

紫河车味甘咸，温。初产者良。疗诸虚百损，痨瘵传尸，治五劳七伤，骨蒸潮热，喉咳音哑，体瘦发枯，吐衄来红，并堪制服。

四卷　症治

伤寒之为病，变幻百出，非参悟《仲景全书》莫能窥其微奥。然诸症之中，伤寒为重病，中寒为卒病，四时感冒为常病。较之他症，尤不可苟，故撮其六经之要领，表里阴阳虚实之大纲，列之卷首，约而实该，可使读者一目了然。至其中之细微曲折，又自有伤寒传集在也。

吴楚识

经曰：人之伤于寒也，则为病热，热虽甚不死。其两感于寒而病者，必不免于死。一日巨阳受之，故头项痛，腰脊强。二日阳明受之，其脉侠鼻络于目。故身热目疼而鼻干，不得卧也。三日少阳受之，胆脉循胁络于耳。故胸胁痛而耳聋。三阳经络皆受病，而未入于府者，故可汗而已。由阳入阴。四日太阴受之，脾脉布胃中，络于嗌。故腹满而嗌干。五日少阴受之，肾脉络于腑，系舌本。故口燥舌干而渴。六日厥阴受之，肝脉循阴器而络于肝。故烦满而囊缩。其未满三日者，可汗而已。其满三日者，可泄而已。此道其常，不可以日数拘。

按伤寒一症，变态不测，治之或差，生死反掌。仲景通其玄微，节庵得其要领，二书自当会参。论脉证，不过表里、阴阳、虚实、寒热也。论治之法，则惟汗、吐、下、温、清、补六者而已。然汗之中，有寒胜当温散者，有热炽当凉解者，有病在阴阳之间，不可温，不可凉，但宜平解者。吐者，治在上也，吐中有发散之意，所以去胸中之实。下之攻其里，惟痞、满、躁①、实痞满在气，燥实在血。四症具者，攻之宜峻，否则攻之稍缓。若脏有寒邪，则温之以救里；有热无结，则清之以散热。下后余邪，亦宜用清。补者，救其虚也。古人言之甚详，今人畏而不用，使伤寒犯虚者，坐而待毙，大可恨也。如屡散而汗不解，阴气不能达也。人知汗属于阳，升阳可以解表，不知汗生于阴，补阴可以发汗也。又如屡清而内热不解，阴不足也。人知寒凉可以去热，不知壮水可以制火也。又如正虚邪炽，久而不痊，补正则邪自除，温中则寒自散，此必见衰微之阴脉者也。《伤寒论》曰：阴证得阳脉者生，阳证得阴脉者死。盖正气实者，多见阳脉；正气虚者，多见阴脉。证之阳者，假实也；脉之阴者，真虚也。陈氏曰：凡论阴症，不论热与不热，惟凭脉用药至为稳当。不论浮沉大小，但指下无力，重按全无，便是伏阴。然则沉小者，人知为阴脉，不知浮大者，亦有阴脉也。是知伤寒，虽具万变，虚实二字可以提纲。正胜则愈，邪胜则死。正气实者，虽感大邪，其病亦轻；正气虚者，虽感微邪，其病亦重。奈何庸浅之辈，不察虚实，动手便攻，虚而攻之，无不死者。且曰伤寒无补法，谬之甚矣。独不观仲景立三百九十七法，而治虚寒者，一百有奇；垂一百一十三方，而用人参、桂、附者，八十有奇。东垣、丹溪、节庵亦有补中益气，返入温经益元等汤，未尝不补也，而谓伤寒无补法可乎？实者不药可愈，虚者非治弗痊。能察虚实而补救之，斯握其要矣。

张仲景著《伤寒论》十卷，治传经阳病；著《卒病论》六卷，治暴卒阴病。生民不幸，《卒病论》当世即已失传。仲景已

---

① 躁：通"燥"，干燥。《老子》："躁胜寒，静胜热，清静以为天下正。"

后，惟秪和①于中寒一门，微有发明诲人，以用附子、干姜为急。其如秪和草泽②一家之言，已不似仲景登高之呼，况有丹溪、节斋诸缙绅先生，多主贵阴贱阳立说，制为补阴等丸，畸重乎阴，世医莫不奉以为宗。即使《卒病论》传之至今，亦与《伤寒论》同，其悠悠汶汶③也已。嗟乎！化日舒长，太平有象，乱离愁惨，杀运繁兴。救时者，倘以贵阴贱阳为政教，必国非其国；治病者，倘以贵阴贱阳为药石，必治乖其治矣。岂通论哉！夫昼为阳，群阴莫不潜伏。夜为阴，群阴得以现形。诸鬼为之夜食，一切山精水怪，扬气吐焰，伎俩无穷，阴病之不可方物，亦犹是也。即如四大解散，皆由地气加天，而地中有水，水中有火，火中有风，同时轰转，搅毁太空，阴气之惨烈为何如哉？今地气有时动，而世界得不速坏者，则以玄天真武坐镇北方，摄伏龙蛇，不使起陆，以故地动而水不动，水不动而水中之火、火中之风，自不动也。仲景于阴盛阳亡之证，必用真武汤以救逆者，非以此乎？故每见病者，阴邪横发，上干清道，必显畏寒腹痛、下利上呕、自汗淋漓、肉瞤筋惕等证。即行真武坐镇之法，不使龙雷升腾霄汉④，其人获安。倘失此不治，顷之浊阴从胸而上入者，咽喉肿痹，舌胀睛突。浊阴从背而上入者，颈筋粗大，头顶若冰，转盼⑤浑身青紫而死，谓非地气加天之劫厄乎？惟是陡进姜、附纯阳之药，下从阴窍而出，非与迅扫浊阴之气，还返地界同义乎？然必尽驱阳隙之阴，

---

① 秪和：宋代医家韩秪和，著有《伤寒微旨论》。

② 草泽：民间。

③ 悠悠汶（mén 门）汶：悠悠，遥远之意；汶汶，不明之意。

④ 霄汉：云霄和天河，指天空。此喻心胸头面等人体上部。

⑤ 转盼（xì 戏）：转眼。喻时间短促。

不使少留，乃得功收再造，亦如一洗天界余氛，俾返冲和同功者，治阴病，会仲景之意可也。

〔批〕阴病论

太阳卫身之背，阳明卫身之前，少阳卫身之两侧。今不由三阳，而直中少阴，盖由厥气上逆，积于胸中则胃寒，胃寒则口食寒物，鼻吸寒气，皆得入胃。肾者，胃之关也。外寒斩关直入肾脏，故曰中寒也。

伤寒

六经治法

太阳经

脉 浮缓无力，为风伤卫。浮紧有力，为寒伤营。浮紧而加，身痛烦燥，症为风寒，兼伤营卫。伤风见寒，伤寒见风。

风伤卫症 头项痛，腰脊强，表虚自汗，恶风，以阳伤阳，故皮毛开，而溅然汗出，宜实表。桂枝汤。桂枝、甘草、芍药。节庵加防风、川芎、羌活、白术为疏邪实表汤。如汗不止，加黄芪；喘加柴胡、杏仁；饱闷加枳、桔。

寒伤营症 发热头痛，腰骨节尽痛，无汗恶寒，以阴伤阴，阳气不能发越，故无汗。麻黄汤。麻黄、桂枝、甘草、杏仁。节庵加升麻、川芎、防风、白芷、羌活，为升阳发表汤。喘加干葛，去升麻；体痛加苍术。

风寒两伤营卫症 发热恶寒，身尽痛，无汗烦躁，须辨脉浮紧，方合症。若脉微弱，即少阴脉。大青龙汤。麻黄、桂枝、甘草、杏仁、石膏。

里症邪入膀胱。小便不利，小腹胀满，热不解，渴欲饮水，水入则吐，此太阳之入腑。五苓散。猪苓、泽泻、茯苓、白术、肉桂。苓、泽以荡热，术以建中，桂以解表，而内外之邪顿清，此两解首剂也。

变症　上三方分治三症，用之得当，风寒立解。乃有病在卫而治营，病在营而治卫，或治其一，遗其一，与夫邪已去而复汗，邪未去而误下，以致传经错乱，总由源头一差，变症百出。仲景所以更出种种治法，辅三法而行。兹撮其要者，庶几所变通云。

风伤卫变症　误发汗，汗不止，小便难，四肢微急，桂枝加附子汤。桂枝汤内加附子。误下之协热而利，表里不解，桂枝人参汤。桂枝、甘草、白术、干姜、人参。利不止，喘而汗出，表未解，葛根芩连汤。葛根、甘草、黄芩、黄连。表未解，下之烦躁，懊憹膈痛，为结胸，大陷胸汤。大黄、芒硝、甘遂末三分。外解已，热结膀胱，如狂下血，少腹急结，桃仁承气汤。桃仁、大黄、芒硝、桂枝、甘草。汗多，心下悸，头眩，身瞤动，欲擗地，真武汤。茯苓、白芍、生姜、附子、白术。

寒伤营变症　发汗已，脉浮数，烦渴，亦用五苓散。心中悸而烦，邪与虚搏，小建中汤。桂枝、甘草、白芍、大枣、生姜、胶胎。建立中气，使邪下，易入。汗后反恶寒，虚故也，芍药甘草附子汤。白芍、甘草、附子。汗后心下痞，腹中鸣，有水气，下利者，生姜泻心汤。生姜、甘草、人参、黄芩、黄连、半夏、天冬、干姜。心下痞，复①恶寒，附子泻心汤。大黄、黄连、黄芩、附子。下后身热不去，心中结痛，虚烦懊憹，栀子豉汤。栀子、香豉。

风寒两伤变症　脉微弱，属少阴。汗出恶风，桂枝症。误服

---

①　复：原作"腹"，据《伤寒论·辨太阳病脉证并治下》改。

大青龙，厥逆，筋惕肉瞤，真武汤救之。茯苓、白芍、生姜、白术、附子。汗下俱不解，转烦躁，茯苓四逆汤。茯苓、人参、甘草、干姜、附子。脉浮滑，表里俱热，白虎汤。石膏、知母、甘草、粳米。大汗后，舌燥烦渴，欲引水，脉洪，白虎加人参汤。上方加入人参。

阳明症

有经有腑。有太阳阳明，有正阳阳明，有少阳阳明，不可混施。

脉　浮洪为经病，沉数为腑病，尺寸俱长。

经病　目痛，鼻干不眠，身热，宜解表，葛根汤。节庵增为柴葛解肌汤。柴葛解肌汤。柴胡、干葛、甘草、黄芩、白芍、白芷、桔梗、羌活。无汗恶寒甚，去黄芩，加麻黄。冬春酌用，夏秋去之，加苏叶。本经有汗而渴，如神白虎汤。石膏、知母、甘草、山栀、麦冬、五味。大渴心烦，背恶寒，去山栀，加花粉。

腑病热邪入里　潮热谵语，发渴狂乱，斑黄便实，不恶寒，大柴胡汤、三承气汤，量轻重用之。**轻，大柴胡汤；**柴胡、半夏、黄芩、枳实、大黄、白芍。**重，六乙顺气汤。**大黄、芒硝、厚朴、枳实、白芍、甘草、柴胡。此代三承气、大柴胡、大陷胸之神剂也。**太阳阳明，调胃承气汤。**大黄、芒硝、甘草。重则大承气，呕多有太阳症，不可攻。已下，懊憹，栀子豉汤。**正阳阳明，大承气汤。**大黄、芒硝、厚朴、枳实。此必痞满燥实全，方用此，否则但用调胃承气。**少阳阳明，小承气汤。**大黄、厚朴、枳实。本经兼有少阳症，即不可攻，宜小柴胡汤和之。

少阳症

脉　弦而数，表症多。弦而沉，里症多。尺寸俱弦。

半表半里症　耳聋胁痛，寒热，呕而口苦，舌干，胆无出入，不可汗下，惟宜和解。柴胡双解饮。柴胡、黄芩、甘草、半夏、白芍、陈皮、人参。**本经小便不利**加茯苓，**呕**加姜汁、竹茹，**胁痛**加青皮，**痰多**加瓜蒌仁、贝母，**寒热似疟**加桂，**渴**加花粉、知母，**齿燥**加石膏，**里热甚**加黄连，**嗽**加五味，**坏症**加鳖甲，**与阳明合病**加葛根、白芍，**妇人热入血室**加当归、红花，**男子热入血室**加生地。

太阴症

三阴症，手足必微冷，若手足温者，属太阴，以脾主四肢，脾受邪热，故四肢温。

脉 浮为经病。表尚存。沉而有力，为里热症。宜下。沉细无力，为阴寒症。宜温。

经病 不自利，不咽干，微恶寒，可发汗，桂枝汤。桂枝、白芍、甘草，加防风。

热症传经热邪。腹满，咽干，食不下，自利，时腹痛，手足温，此与寒中太阴不同，宜清下。桂枝加大黄汤。桂枝、柴胡、白芍、甘草、枳实、生姜、大黄。发黄发渴，小便不利，大便实，头汗，剂颈而还，脉沉实者，加减茵陈汤。茵陈、厚朴、黄芩、大黄、甘草、山栀、枳实、灯心。

寒症寒中脾脏。自利不渴，或呕吐，腹痛不休，手足不温，此与传经热病不同，宜温之。加味理中饮。人参、白术、干姜、甘草、陈皮、茯苓、肉桂。呕吐甚，加姜汁、半夏。腹痛甚，加木香。泻不止，加升麻、黄芪。

少阴症

卫气行阳则寤，行阴则寐。邪传少阴则气行于阴，故欲寐。

脉 沉而发热初得之为经病，沉细而数实为传经热症，宜下。沉微而迟为直中寒症。宜温。传入少阴，则脉细；直中少阴，则弦微。细为亡阴，微为亡阳。中寒，则有亡阳而无亡阴故也。

经病 身微热，阴症无热，始得之反发热，邪尚在经。微恶寒，口中和，宜汗之，麻黄附子细辛汤。附子，主温经。麻黄、细辛，主发散。

热症 传经热邪。口燥舌干，渴而谵语，便实，急下之，六乙顺气汤。大黄、芒硝、厚朴、枳实、甘草、黄芩、白芍、柴胡。即三承气，量轻重选用。

寒症 寒中肾脏。呕吐，利清谷，小便白，不渴，手足寒，身体痛，背恶寒，引衣踡卧，战栗，身如被杖，面如刀刮，厥冷，指甲唇青，急温之，回阳救急汤。附子、干姜、人参、甘草、白术、肉桂、五味、半夏。合四逆、理中、真武诸汤，量轻重用。

厥阴症

太阴，但咽干未成渴。至少阴，则口燥，舌干而渴，犹未成消渴。至厥阴，则消渴矣，以热甚，能消水故也。

脉 渐浮由阴出阳为经病，沉而实为热症，沉而迟微欲绝为寒症。

经病 身微热邪还于表为欲愈，所谓阴症得阳脉者生也。麻黄升麻汤。麻黄、升麻、黄芩、石膏、知母、白术、茯苓、干姜、甘草、白芍、天冬、桂枝、当归、葳蕤。

热症 传经热邪。消渴烦满，囊缩舌卷，大便实，手足乍冷乍温，热极亦发厥，最宜详辨。宜清解或微下，不宜大下，黄连竹叶石膏汤，黄连、竹叶、石膏。白头翁汤，白头翁、黄连、黄柏、秦皮。二方清解。调胃承气汤，见前。小承气汤。二方微下，斟酌用之。

寒症 或直中肝脏，或变热为寒。口吐涎沫，四肢厥冷，过于膝肘，不温不渴，呕逆，小便绞痛，唇青面黑，囊缩遗溲，急温之，吴萸四逆汤。吴萸、附子、肉桂、甘草、干姜。仍用艾火灸丹田，葱饼熨脐下。如一时无药，胡椒火酒亦可救急。三阴三阳，虽各有表里，然三阳终表多而里少，三阴终里多而表少。三阴三阳，皆有入腑，则再无所传，以万物同归于土，则终于土也。阳经无腹痛，阴经少头痛。

伤寒辨证

表证　发热恶寒，恶风头痛，身痛目痛，腰脊强，鼻干不眠，胸胁痛，耳聋，寒热呕，脉浮而大，或紧或缓。皆表证也。

里证　不恶寒，反恶热，掌心腋下汗出，腹中硬满，二便不通利，腹痛腹鸣，自利，谵语潮热，咽干口渴，口苦舌干，烦满，囊缩而厥，唇青舌卷，脉沉实，或沉细。皆里证也。

阳证　身动气高而喘，目睛了了，呼吸能往能来，口鼻气热，面赤唇红，口干舌燥，谵语，能饮凉水，小便赤，大便闭，手足温，指甲红。阳毒则邪热深重，失汗失下，或误服热药，舌卷焦黑，鼻中如烟煤，咽痛，口疮赤烂，发斑发狂，脉洪大滑促。阳毒五日可治，六七日不可治。

阴症　身静，气短少息，目不了了，鼻中呼不出、吸不入，水浆不入，二便不禁，面如刀刮，色青黑，喜向壁卧，闭目不欲见人，鼻气冷，唇口不红，或青紫白色，手足冷，指甲青紫，小便白，或淡黄，大便不实，按重无大热。若阴重者，冷透手也。阴毒则腹中绞痛，或头痛眼睛痛，身痛如被杖，体倦怠，不甚热，四肢厥冷过腕①，额上手背有冷汗，虚汗不止，郑声呕逆，脉沉微。此由肾本虚寒，或伤冷物，或感寒邪，或过服凉药，或汗吐下后，变成阴毒。阴毒二三日可治，四五日不可治。

阳症似阴　阳气亢极，郁伏于内，及见胜己之化于外，故

---

① 腕：原作"脘"，据文义改，下同。

其症反身寒，四肢厥冷，热极发厥。有似于阴也。然大便必秘，脉必沉滑。沉滑者，阳脉也。此火极反兼水化，似阴而实非阴症也。若误投热药，则危矣。

阴症似阳　或寒邪直中，或服凉药攻热，太速太重，或肾本虚寒致冷，甚于内逼，其浮阳于外，故见症反烦燥面赤，戴阳，身微热，咽痛烦渴，脉或浮虚而大，有似于阳也。然大便泄，昏沉多睡，身热反欲得衣，口燥不渴，指甲唇青黑，而脉则沉微。沉微者，阴脉也。即脉浮大者，重按亦必微。此阴极则发燥，故显诸阳症，而实非阳症也，乃寒极而兼热化者也。若误投冷药，则立毙矣。

阳盛拒阴　身寒厥冷，而脉则滑数，犹之阳症似阴也。俱宜白虎、承气、解毒等汤。

阴盛隔阳　微热烦燥，而脉则沉细，犹之阴症似阳也。俱宜四逆、理中汤、霹雳散。

阳厥　先从三阳受病，发热头痛，而后传入三阴血分。热结失下，致热邪深重，变出四肢厥冷。然乍温谵语，发渴，扬手掷足，不恶寒，反恶热，脉沉有力，此传经热症。热极发厥，为阳厥，犹之阳症似阴也。热微厥亦微，宜四逆散。热深厥亦深。宜大承气汤。若误认为阴厥，而进热药危矣。

阴厥　由寒邪直入三阴，病初起，原无身热头痛等症，即恶寒四肢厥冷，直过膝腕，引衣踡卧，不渴，或腹痛吐泻，或战栗，面如刀刮，口吐涎沫，脉沉迟无力，此直中阴经真寒症，为阴厥也。轻则理中汤，重则四逆等汤。

三阳合病　二阳或三阳同受为合病，此病之不待传者也。太阳阳明合病，必自下利，全在表。葛根汤。太阳少阳合病，自下利，为半表半里。黄芩汤。阳明少阳合病，下利，为在里。承气汤，呕加半夏。三阳俱合病，腹满身重，难以转侧，口中不仁，谵语遗尿，不可汗，以白虎汤澈其里热而病自解。

三阳并病 太阳初得病，发汗，续自微汗出，不恶寒，太阳证不罢，面赤烦燥短气，阳气拂郁，表不得发越，此太阳并于阳明而未尽也。桂麻各半汤汗之。若太阳症罢，潮热手足汗出，大便难而谵语者，此太阳并于阳明而已尽者也。承气汤下之。主于太阳与少阳并病，其症头项强痛，眩冒如结胸，心下痞硬，不可汗下，当刺大椎、肺、肝俞。谵语不止。当刺期门。

无阳症 头痛发热，项脊强，恶寒无汗，用发汗药数剂，终无汗，乃阳虚不能作汗，名为无阳，宜再造饮。人参、黄芪、桂枝、细辛、甘草、羌活、川芎、防风、姜。

撮空症 叉手冒胸，寻衣摸床，谵语昏沉，此肝热乘于肺金，元气虚不能自主持，名为撮空。若误用风药，不可救，宜升阳散火汤。人参、当归、柴胡、白芍、黄芩、甘草、麦冬、陈皮、茯神。小便利者可治，不利者不治。

如狂症 初得病无热，便狂言烦躁不安，此因热结膀胱，名曰如狂。若误为狂，而用下药，立毙矣，宜桂苓饮。桂枝、猪苓、泽泻、甘草、白术、知母、黄柏、山栀、苏叶。

挟血症 身发热发渴，小便利，大便黑，口出无伦，并不头疼，恶寒，此挟血也，宜当归活血汤。当归、赤芍、红花、桂心、人参、甘草、桃仁泥、干姜、枳壳、生地、柴胡。

结热利症 心下硬痛，下利清水，谵语发渴，身热，此热邪传里，胃中燥屎结实，日饮汤水而利，非寒也，俗呼漏底伤寒。宜黄龙汤。大黄、芒硝、枳实、当归、厚朴、甘草、人参。

两感 阴阳俱伤，表里同病也。一日太阳与少阴同病，头疼，即口干烦满，脉沉而大。二日阳明与太阴同病，身热谵语，即腹不欲食，脉沉而长。三日少阳与厥阴同病，耳聋，即囊缩而厥，不知人，脉沉而弦。治表碍里，治阴碍阳，所以为不治也。然禀实而感浅者，犹或可救，总贵酌之表里先后之间。**如表重则先解之**，葛根、麻黄之类。**里重则先攻之**，调胃承气之类。或里寒为急，先救里以四逆汤，后救表以桂枝汤。又解利两感神方。防风、羌活、独活、防己、黄芩、黄连、生地、川芎、苍术、白术、甘草、细辛、知母。禀实感浅者服此，间亦有生。

伤寒辨治

可汗 头痛项强，肢节、腰背强痛，恶寒发热，无汗，脉浮数或紧。若汗后仍发热，脉浮可再汗。

不可汗 无表证。脉沉迟微弱。淋家。亡血虚家。汗家。脉弦细头痛而热，属少阳。太阳与少阳并病，头项强，眩冒，心下痞。

可吐 病在膈上。汗下后，虚烦懊憹。

不可吐 脉虚。厥逆。膈上寒，干呕。宜温。

可下 汗后不解，邪传胃腑。潮热腹痛，脉实。阳明多汗，手足腋下汗出谵语。吐后腹满。脐腹硬，痛不可按。结胸。脉不浮。小腹急结蓄血。阳明喜忘，大便黑，有瘀血。少阴病下利清水，色青者，心下必痛，口干。下后不解，脐腹硬痛者，可再下。

不可下 诸虚。表未解。阳微。脉弱。脉浮大。腹胀可按而减。咽中闭塞。小便清。阳明病面赤，心下虽硬满，亦不可下。

发热 翕翕而热者，表也；羌活冲和汤。蒸蒸而热者，里也。轻者大柴胡汤，重者承气汤。潮热属阳明内实承气汤。三阴发热则腹痛肢冷，脉沉为异。四逆汤、理中汤。

恶寒 发热恶寒者，阳也；羌活冲和汤。无热恶寒者，阴也。理中汤。下证悉具，微恶寒者，表未解也。先解表，后攻里。下后不解，发热渴而恶寒。白虎汤。恶寒而呕，心下痞。五苓散。背恶寒而潮热柴胡加桂汤。汗后恶寒，虚也。芍药附子甘草汤。背恶寒，潮热腹痛。小承气汤。少阴病，口中和，背恶寒。附子汤。

恶风 太阳恶风有汗。桂枝汤。无汗而喘。麻黄汤。汗多亡阳，恶风。桂附汤。

自汗 恶风自汗。桂枝汤。恶寒自汗，表虚也。黄芪建中汤。自汗不恶风寒，表症罢，里症实也。承气汤。自汗而渴，小便难。五苓散。汗多不止，曰亡阳。桂枝附子汤。盗汗在半表半里，胆有热也。小柴胡汤。头汗阳气上腾，谵语。承气汤。心下满，头汗出，水结胸也。小半夏茯苓汤。手足胁下汗，大便燥，谵语。大承气汤。寒不能食，小便不利，水谷不分，手足汗者。理中汤。头汗出，小便难者死。

头痛 无汗恶寒，发热头痛。麻黄汤。阳明头痛，不恶寒，微恶热。调胃承气汤。少阳头痛小柴胡汤。厥阴头痛，呕而吐沫。吴萸汤。厥阴头痛，脉微迟为欲愈，如不愈小建中汤。头痛甚者，必衄。葛根葱白汤、川芎石膏汤。太阴少阴有身热而无头痛，厥阴有头痛而无身热。

身痛 太阳发热，有汗身痛，脉浮缓。桂枝汤。无汗身痛，脉浮紧。麻黄汤。阳明脉浮身痛。葛根汤。下证已见，但身痛者，表未解也。麻黄汤。汗后脉沉迟，身痛，血虚也。黄芪建中汤。一身尽痛，发热发黄，头汗，小便不利。茵陈五苓散。一身尽痛，发热面黄，二便利。甘草附子汤。身痛如被杖，唇青面黑，呕逆下利，阴毒也。甘草四逆汤。

腹痛 阳邪痛者，其痛不常；阴邪痛者，痛无休歇。右关脉实，腹痛便闭。承气汤。下之早，因而腹痛。小建中汤。阳脉涩，阴脉弦，腹痛泻利。建中汤或桂枝芍药汤。少阴腹痛，厥逆咳利。四逆汤加五味、干姜。厥阴小腹痛当归四逆汤。按而痛甚为实，按而痛减为虚。

咽痛少阴症，不可汗下，甘桔汤，为阴阳通用之药。脉阴阳俱紧，主无汗。有汗曰亡阳，属少阴，当咽痛。猪肤汤。下利咽痛，手足彻冷，无热症者。理中汤。阳毒痛，口疮赤烂。升麻六物汤，或蜜浸黄连汁噙。

喘 邪气壅盛而喘，宜汗。已汗而仍喘，可再汗。麻黄杏仁石膏汤。太阳无汗，太阳阳明合病，喘而胸满。俱麻黄汤。汗后水停心下而喘。小青龙去麻黄，加杏仁。小腹满。加猪苓。喘而气促，腹满。大柴胡汤。太阳下之，微喘，表未解。五苓散。阴喘，脉伏逆。理中四逆汤。

烦躁 太阳无汗烦躁。大青龙汤。自汗烦躁，小便多。芍药甘草汤。烦躁消渴。辰砂五苓散。下利，咳呕，烦躁。猪苓汤。少阴热症，心烦不卧。黄连杏子汤。少阴寒症，吐利，手足厥冷，烦躁欲死。吴茱汤。少阴下利咽痛，胸满而烦。猪肤汤。下后复发汗，不渴无热，夜则安静，昼则烦躁。干姜附子汤。阴盛隔阳，身冷脉细，烦躁不饮水。霹雳散。阴躁欲坐井中。姜附汤，澄清泥水煎，冷服。

懊憹 甚于烦躁。汗吐下后，虚烦懊憹。阳明脉浮，咽燥①，恶热，懊憹。栀子豉汤。阳明下后，懊憹，有燥屎。承气汤。短气，烦躁，懊憹。大陷胸汤。懊憹无汗，小便不利。茵陈

---

① 燥：原作"噪"，据文义改。

蒿汤。

口燥咽干 引饮曰渴，不引饮曰燥干。少阳邪在中焦，口苦舌干，不甚渴，脉弦。小柴胡汤。口干，脉浮数。人参白虎汤。阳明背恶寒，口燥咽干。同上。少阴热邪燥干。承气汤下之。

自利 太阳阳明合病。葛根汤，呕加半夏。太阳少阳合病，自利。黄芩汤。自利不渴，属太阴。理中汤。自利而渴。白虎汤。自利下血。柏皮汤。自利清谷，脉微。白通汤、四逆汤。自利，腹寒痛，手足冷。理中汤、吴茱汤。少阴客热，下利，咽痛心烦。猪肤汤。协热自利，脐下必热。白头翁汤。温毒下利脓血。桃花汤。下后不解，利脓血。犀角地黄汤。

舌胎 邪在表，无胎。白胎而滑，半表半里。小柴胡汤。热邪传聚于胃，则舌黄。承气汤。舌纯黑，有二种：有火极似水者；大承气汤。有水来克火者，为寒极，脉症必寒。附子理中汤。舌黑，寒症居多。惟伤大热症，间有舌黑者，然必干燥。其余舌黑，皆属寒症。余所治舌黑皆寒症，未有一热者，幸勿妄用寒药。

发斑 阳毒结热，舌卷焦黑，狂言见鬼，面赤锦斑。阳毒升麻汤。赤斑咽痛。玄参升麻汤。温毒发斑。黑膏化毒汤。赤斑烦渴，便实。承气汤。汗下虚极发斑。人参白虎汤。通用升麻汤、犀角地黄汤、黄连四物汤。或阳症误温，或失汗失下，或下早热入胃，下迟热留胃，皆发斑。斑见紫黑者死。

死证 阳症见阴脉。阴阳毒，过六七日。身汗喘不休，水浆不入，尺寸俱虚，热仍不止。发少阳汗，则谵语，发少阴汗，则动血，谓之下厥上竭。不得汗者，汗后不为汗衰。舌卷囊缩。结胸证悉具而烦燥者。发厥至七八日，肤冷而躁，无时暂安，曰脏厥；厥而下利，当不能食，反能食为除中。阴病脉伏，与阳脉暴出。

陶氏要法

伤寒发狂难制：以醋一碗，淬炭火，气熏入鼻即定，方可察其阳狂阴躁。

腹中痛甚：将凉水与饮，饮之而痛增者属寒，饮之而痛减者属热。

寒症脉伏：以姜汁好酒各半盏与服，脉出者生，不出者死。若有痛处，痛甚脉伏，不为凶兆。

鼻衄不止：将山栀炒黑为末，吹入鼻中，外用湿纸搭于鼻冲即止。

吐血不止：韭汁磨墨呷之，血见黑即止。

真寒症及阴毒，昏不知人，药不得入：将葱饼麝填脐内，熨之，约三饼，先灌姜汁后服姜附汤。

服药即吐者：将生姜汁半盏热饮。

中寒卒倒：先用热酒、姜汁各半盏灌入。

附寻常感冒

春夏秋感冒风寒，无汗，用羌活冲和汤羌活、防风、苍术、黄芩、白芷、甘草、生地、细辛、川芎，饱闷去地黄，加枳壳、桔梗，自汗去苍术、加白术，汗不止加黄芪；九味羌活汤羌活、防风、苍术、细辛、甘草、川芎、白芷、生地、黄芩、姜、葱，若无内热去生地、黄芩，当随症加减，不可执一。十神汤川芎、甘草、麻黄、白芷、干葛、紫苏、陈皮、赤芍、香附、姜、葱，治时令瘟疾，四时感冒，寒热头痛，阴阳两感。

伤寒用参辨

喻嘉言

伤寒病，有宜用人参入药者，其辨不可不明。盖元气太旺者，外邪易乘药而出。若元气素弱之人，药虽外行，气从中馁。轻者半出不出，留连为困；重者随元气缩入，发热无休，去生远矣。所以虚弱之体必用人参三五七分，入表药中，少助元气，以为驱邪之主，非补养虚弱之意也。即和解药中有人参居其中，邪遇正自不争而退舍。否则，邪气足以胜正气，其猛悍纵恣，安肯听命和解耶！而不知者，谓伤寒无补法，邪得补弥炽，断不敢用参。岂但伤寒一症，即痘疹初发不敢用，疟痢初发不敢用，中风、中痰、中寒、中暑及痈疽产后，初时概不敢用。使虚人遇重病者，一切可生之机，悉置之死地而不理，亦可慨矣。古今诸方，表汗用五积散、参苏饮、败毒散，和解用小柴胡汤、白虎汤、竹叶石膏汤，皆用人参领出在内之邪，奈何世俗不察耶。经云：汗出不为汗衰者死，三下而不应者死，谓元气已漓，而药不应手耳。夫人受感之初，元气尚未漓也。苟用参少许，领药深入，驱邪外出，即刻热退神清，何致汗下不应耶？仲景以至于今，明贤方书充栋，无不用人参在内，何为今日医家单单除去人参不用，以阿谀求容，全失一脉相传宗旨。其治体虚感重之人，百无一活。俟阎君①对簿日始知之，悔无及矣。乃市井不知医者，又交口劝病人不宜服参。目观男女亲族死亡，曾不悟旁操鄙见害之也。谨剖心沥血相告，且誓之曰今后有以发表中和药内不宜用参之言，误人者死。又泥犁地狱，最可恨者，千百种药中，独归罪人参君主之药。世道人心，日趋于疾，

---

① 阎君：对"阎王"的谐称。

视长上其酝酿，皆始于此。昌安敢与乱同事，而不一亟辨之乎。

真中风

《灵枢经》曰：虚邪偏客于身半，其入深者，内居营卫。营卫衰，则真气去，邪气独留，发为偏枯。此言邪气深，而中脏者也。其邪气浅者，脉偏痛。此言邪气浅，而中腑者，以痛为辨也。又曰：痛之为病也，身无痛者，四肢不收，志乱不甚，其言微，知可治，甚则不能言，不可治也。此亦言中脏之病。偏枯，身偏不用而痛，言不变，志不乱，病在分腠之间，巨针取之，益其不足，损其有余，乃可复也。此亦言中腑之症，浅而可复也。

天地间惟风无所不入，人受之者，轻则为感，重则为伤，又重则为中，此中风之证。卒然晕倒，昏不知人，或痰涎壅盛，咽喉作声，或口眼歪邪，手足瘫痪，或半身不遂，舌强不语。风邪既盛，气逆上壅，痰随气上，停留壅塞。昏气卒倒，皆痰为之也。五脏虽皆受风，而犯肝经为多。盖肝生筋属木，风易入之。肝受风则筋缓不营，所以有歪邪不遂，瘫痪舌强等症。治之之法，初得之即当开痰理气。经云：善治风者，顺气理风，气顺则痰消。次徐理其风，久即当养血活血。人身脏腑有俞，俞皆在背。中风多从俞入者也，而有中腑、中脏、中经经即血脉之分，条分于后。

中　腑

病在表，多著四肢，故脉浮急，肢节废，拘急不仁。外有六经之形证：太阳证，头疼身热，脊强；阳明证，目痛鼻干，不得卧；少阳证，耳聋胁痛，寒热呕，口苦；太阴证，腹满自利，咽干；少阴证，舌干口燥；厥阴证，烦满囊缩。

小续命汤麻黄、人参、黄芩、白芍、防己、川芎、桂枝、防风、杏仁、甘草、附子。

太阳中风，无汗恶寒，加麻黄、防风、杏仁一倍。有汗恶风。加桂枝、芍药、杏仁一倍①。阳明中风，无汗，身热不恶寒。加甘草、石膏、知母一倍。有汗，身热不恶风。加桂枝、黄芩、葛根一倍。太阴中风，无汗身凉。加附子、干姜、甘草一倍。少阴中风，有汗不热。加桂枝、附子、甘草一倍。少阳厥阴，或肢节挛痛，或麻木不仁，宜羌活、连翘、续命主之矣。

中 脏

病在里，多滞九窍，故脉缓，二便闭属脾，不能言属心，耳聋属肾，鼻塞属肺，目瞀属肝，以三化汤厚朴、枳实、大黄、羌活及麻仁丸厚朴、白芍、麻仁、杏仁、枳实、大黄为丸，服三钱下之。

中 经

在半表半里，外无六经之症，内无二便之闭，但见口眼㖞斜，半身作痛。不可过汗，恐虚其卫；不可大下，恐损其营。惟当养血顺气，以大秦艽汤秦艽、石膏、甘草、川芎、当归、白芍、羌活、独活、防风、黄芩、白术、白芷、茯苓、地黄及羌活愈风汤羌活、甘草、防风、麻黄、川芎、人参、知母、甘菊、厚朴、白芷、枸杞、当归、独活、细辛、枳壳、黄芪、蔓荆、骨皮、柴胡、半夏、薄荷、地黄、茯苓、秦艽、石膏、苍术、官桂、黄芩和之。

中腑者多兼中脏。如左关脉浮弦，面目青，左胁痛，筋脉拘急，目眴，头目眩，手足不收，坐踞不得，此中胆兼中肝也，用犀角散犀角、羚羊角、石膏、甘菊花、羌活、独活、黄芪、川芎、白术、天麻、黄芩、枳壳、当归、枣仁、防风、白芷、甘草。

左寸脉浮洪，面赤汗多，恶风，心神颠倒，语言蹇涩，舌

① 一倍：原无，据文义补。

强口干，怔悸恍惚，此中胞络兼中心也，加味牛黄散牛黄、麝香、犀角、羚羊角、龙齿、防风、天麻、龙脑一钱，独活、人参、沙参、茯神、川升麻、甘草、远志各二钱五分，麦冬五钱，白鲜皮、天竺黄二钱五分，铁粉、朱砂五钱，研匀为末，每服二钱，麦冬汤下。

右关脉浮缓，或浮大，面黄汗多，恶风，口㖞语涩，身重怠惰，嗜卧，肌肤不仁，皮肉瞤动，腹胀不食，此中胃兼中脾也，防风散防风、赤苓、川芎、麻黄、独活、黄芪、桂心、人参、白术、甘草、桑白皮、羚羊角、枣仁。

右寸脉浮涩而短，鼻流清涕，面白多喘，胸中冒闷，短气，自汗声嘶，四肢痿弱，此中大肠兼中肺也，五味子汤五味、杏仁、桂心、防风、炙甘草、赤芍、川芎、川椒。

左尺脉浮滑，面目黧黑，腰脊痛引小腹，不能俯仰，两耳虚鸣，骨节疼痛，足痿善恐，此中膀胱兼中肾也，独活散独活、防风、附子、当归、天麻、桂心、川芎、甘菊、枳壳、山萸、黄芪、丹参、牛膝、白术、草薢、细辛、甘草、菖蒲、姜。

此上皆治真中风也，而又有气与血之分，更须详辨，不可混治。气虚者，右手足不仁，用六君子加钩藤、姜汁人参、白术、茯苓、甘草、橘红、半夏、钩藤、姜汁。血虚者，左手足不仁，四物汤加钩藤、竹沥、姜汁熟地、川芎、白芍、当归、钩藤、竹沥、姜汁。气血俱虚者，左右手足俱不仁，八珍汤加钩藤、竹沥、姜汁合四物并四君，即八珍汤。

中有闭脱二证，最要分别。如牙关紧闭，两手握固，即是闭证，宜用苏合香丸或三生饮生南星、生木香、生川乌、生附子之类开之。若口开心绝，手撒脾绝，眼合肝绝，遗尿肾绝，声如鼾睡肺绝，更有肉脱筋痛，吐沫直视，发直，摇头上窜，面赤如狂，汗缀如珠，皆是脱症，皆不治之症。若诸症中止见一二症者，犹或可治，宜大剂理中汤灌之，犹可救十中之一。若误服苏合、牛黄、至宝诸丹丸，即不可救矣。盖斩关夺门之将，原为闭证设，若施之脱证，如人既入井，而又下之石也。世人蹈此弊而死者，不可胜数。盖麝香入脾，牛黄入肝，龙脑入肾，反引风邪深入骨脑，如油入面，莫之能出。

角弓反张 即痉症。有汗不恶寒曰柔痉，无汗恶寒曰刚痉。阴阳经络，周环于身。风气乘虚入于诸阳之经，则腰背反折，挛急如角弓之状，小续命汤见前。

口噤 手三阳之筋，结入于颔颊。足阳明之筋，上夹于口。风寒乘虚入其筋则挛，故牙关急而口噤也，秦艽升麻汤秦艽、升麻、葛根、甘草、芍药、人参、白芷、防风、桂枝，用甘草二段，每段长一寸，炭火上涂麻油，炙干，抉开牙关，令咬定，约人行十里许，又换甘草一段，然后灌药，极效。或以苏合丸擦牙，或南星冰片擦之。

不语 脾脉络胃，夹咽连舌本，散舌下。心之别脉，系舌本。心脾受风，故舌强不语，亦有因督脉不上循喉咙，挟舌本者。喉咙者，气之所以上下。会厌者，音声之户。舌者，声之机。唇者，声之扇。风寒客于会厌，故卒然无音者。若因痰迷心窍，当清心火；若因湿痰，当清脾热；若因风热，当清肝火；若因风痰，当导痰涎；若因虚火上炎，当壮水之主；若因虚寒厥逆，当益火之原。神仙解语丹，涤痰汤南星、半夏、枳实、橘红、石菖蒲、人参、竹茹、甘草、茯苓，加味转舌膏连翘、远志、薄荷、柿霜各一两，菖蒲、栀子、防风、桔梗、黄芩、玄明粉、甘草、大黄各五钱，川芎、犀角各三钱，八味丸，随证选用。取龟尿少许，点舌神效。置龟于新荷叶上，以猪鬃鼻戳之即出。

手足不随 肌肤尽痛，诸阳之经，皆起于手足，而循行于身体。风寒客于肌肤，始为痹，复伤阳经，随其虚处而停滞，与血气相搏，故风痹而手足不随。实者，脾土太过，当泻其湿；虚者，脾土不足，当补其气。血枯筋急者四物汤，木旺风淫者四物汤加钩藤、秦艽、防风，痰多者六君子加秦艽、天麻、竹沥、姜汁。

自汗 风多者桂枝汤，若表虚者玉屏风散：防风、黄芪、白术，阳气虚芪附汤，若兼盗汗者补中益气送六味地黄丸，或当归六黄丸。

半身不遂 偏枯一证，皆由气血不周。譬如树木，一边津液不注，而枝叶偏枯。经曰：风气通于肝。风搏则热盛，热盛则水干，水干则气不荣，精乃亡，此风病之所由作也。故曰：治风先治血，血行风自灭。顺风匀气散白术、人参、天麻、沉香、白芷、紫苏、木瓜、青皮、甘草、乌药。虎骨散当归、赤芍、续断、白术、藁本、虎骨、乌蛇肉。骨中头疼加生地，脏寒自利加天雄。又虎胫骨汤石斛、石楠叶、防风、虎胫骨、当归、茵芋叶、杜仲、牛膝、川芎、狗脊、续断、巴戟。

口眼㖞斜 属胃土而有筋脉之分。经云：足之阳明，手之太阳，筋急则口目为僻，眦急不能卒视，此胃土之筋病也。又云：阳明之脉，挟口环唇，此胃土之脉为病也。先烧皂角熏之，以逐外邪。次烧乳香熏之，以顺血脉。汤煎桂枝，取汁一碗，软布浸收，左㖞搨①右，右㖞搨左。服清阳汤黄芪、当归、升麻、葛根、甘草、红花、黄柏、桂枝、苏木、炒香附，熨摩紧急处，即愈。及秦艽升麻汤升麻、葛根、甘草、芍药、桂枝、人参、秦艽、白芷、防风，取二方合用。外感加葱白。

---

① 搨（tà踏）：贴。

小便不利 不可以药利之。自汗，则津液外亡，小便自少，清热止汗，小便自行也。

遗尿 属气虚宜参芪汤，少血加益智，频频啜之。

多食 风木盛则克脾，脾受克则求助于食，当泻肝理风以安脾，脾安则食自如常也。

痰涎壅盛 宜用吐法，稀涎散江子仁六粒，牙皂三钱（去皮炙黄），明矾一两，先将矾化开，又二味搅匀，矾枯为度，每用五分，吹入。痰涎壅盛者，灯心汤下五分，在喉者即吐，在膈者即下。星香散南星四钱、木香五分，加竹沥、姜汁合二陈汤煎服。虚者六君子同星香散。脉沉伏无热者三生饮，加全蝎一个。又养正丹硝石、太阴玄精石、陈皮、五灵脂、青皮、舶上硫①黄，可以坠下痰涎，镇安元气。或橘红一斤，逆流水七碗，煎至二碗，顿服，白汤导之，吐痰之圣药也。肥人多中气盛于外而歉于内也，治法以理气为急。

身痛 中腑者，多身痛，为风气所束，经脉不和，宜铁弹丸乳香、没药、川乌、麝香、五灵脂，丸如弹子大。虚寒者，十味到散附子、肉桂、当归、黄芪、白芍、川芎、防风、白术、茯苓、熟地。

昏冒 心神不定，痰滞于心胞络。宜至宝丹或牛黄清心丸。

舌瘖足废 不能言，不能行，其气厥，不至舌下，地黄饮子熟地、巴戟、山萸、石斛、肉苁蓉、五味、茯苓、菖蒲、薄荷、远志、麦冬、附子、肉桂、姜、枣。一切虚寒证，宜附子理中汤人参、附子、甘草、苍术。

凡大指次指麻木者，预防中风，当养气血，节饮食，戒七情，远帏幕。若服愈风汤、天麻丸，是招风取中也。

---

① 硫：原作"流"，据文义改。

脉候 浮迟为吉，坚大急疾者凶。浮大为风。浮迟为寒。浮数无热亦为风。大为火。滑为痰。中风之脉，每见沉伏，亦有脉随气奔，指下洪盛者。

类中风

类中与真中，相去霄壤。治类中而亦以治真中之法治之，将重者立毙，而轻者亦终身成废疾。俗医不辨，误人不浅，诚为恨事。喻嘉言先生曰：人知阴虚惟一，而不知阴虚有二。如阴中之水虚，则病在精血。阴中之火虚，则病在神气。盖阳衰则气去，故神志为之昏乱，非火虚乎？阴亏则形坏，故肢体为之废绝，非水虚乎？今以神离形坏之症，乃不求水火之源，而犹以风治，鲜不危矣。试以天道言之，其象亦然。凡旱则多燥，燥则多风，是风木之化，从乎燥，燥则阴虚之候也。故凡治类风者，专宜培补真阴，以救根本，使阴气复而风燥自除矣。治虚者，当察其在阴在阳而直补之；治实者，但察其因痰因气而暂开之。此于内伤外感及虚实攻补之间，而酌其治也。甚至有元气素亏，猝然仆倒，上无痰，下失禁，瞑目昏沉，此厥竭之症，尤与风邪无干，使非大剂参附，破格挽回，又安望其复真气于将绝之顷哉！倘不能察其表里，又不能辨其虚实，但以风之为名，多用风药。不知风药皆燥，燥复伤阴；风药皆散，散复伤气。以内伤作外感，以不足为有余，是促人之死也。

类中风者，有类乎中风，实非中风也。兹以相类之症八种虚中、火中、湿中、寒中、气中、食中、恶中、暑中，总汇于后。

虚中 东垣以卒倒昏愦者皆为气虚，每由过于劳役，耗损真元，脾胃虚衰，痰生气壅，宜六君子汤人参、白术、茯苓、甘草、橘红、半夏。虚而下陷者，补中益气汤人参、黄芪、白术、甘草、陈皮、当归、柴胡、升麻。因于房劳者，六味地黄丸。

火中 河间曰：瘫痪者，非肝木之风，亦非外中于风。良因将息失宜，心火风甚，热气怫郁，心神昏冒，筋骨不用，卒倒无知。因喜、怒、悲、愁、恐五志过极，而为热病也。心火盛者，凉膈散连翘、栀子、薄荷、黄芩、大黄、芒硝、甘草。肝火盛者，小柴胡汤柴胡、黄芩、半夏、人参、生姜、大枣。水虚火炎者，六味地黄丸熟地、山萸、丹皮、茯苓、泽泻、山药。痰多者，贝母瓜蒌散贝母、南星、防风、黄柏、黄连、花粉、甘草、陈皮、瓜蒌、荆芥、羌活、黄芩、白术、半夏、薄荷、葳①灵。

湿中 丹溪曰：东南之人，多由湿土生痰，痰生热，热生风，清燥汤主之。人参、黄芪、五味、黄柏、麦冬、茯苓、泽泻、猪苓、白术、生地、当归、柴胡、升麻、甘草、陈皮、神曲、黄连、苍术。内中湿者，脾虚不能制湿，或食生冷水物，或厚味醇酒，停于三焦，注于肌肉，则湿从内中，宜渗湿汤甘草、苍术、白术、茯苓、陈皮、砂仁、泽泻、猪苓、香附、抚芎、厚朴。外中湿者，或山岚瘴气，或天雨湿蒸，或远行涉水，或久卧湿地，则湿从外中。其证头重体痛，四肢倦怠，腿膝肿痛，身重浮肿，大便泻，小便黄赤，宜除湿羌活汤苍术、藁本、羌活、升麻、柴胡、防风。虚者，独活寄生汤独活、当归、牛膝、杜仲、秦艽、熟地、防风、甘草、桑寄生。

寒中 身体强直，口噤不语，四肢战掉，卒然眩晕，身无汗者，此寒毒所中也，宜姜附汤干姜、附子，或附子麻黄汤附子、干姜、人参、麻黄、白术、甘草。

气中 七情内伤，气逆为病，痰潮昏塞，牙关紧急。极与中风相似，但风中生温，气中生冷。风中脉浮应人迎，气中脉

---

① 葳：原作"威"，据文义改。

沉应气口。以气药治风犹可，以风药治气则不可。急以苏合丸灌之，候醒，以八味顺气散白术、茯苓、青皮、白芷、橘红、乌药、人参、甘草，加香附，或木香调气散白蔻、丁香、檀香、木香、藿香、甘草、砂仁。有痰者，星香散南星、木香。痰气上逆，关膈不通，养正丹。

食中 醉饱过度，或感外寒，或着气恼，以致填塞胸中，胃气不行，忽然厥逆昏迷，口不能言，肢不能举，若误作中风、中气治之必死，宜煎姜汤探吐。吐后别无他症，只以苍术、白术、陈皮、厚朴之类调之。挟风寒者，藿香正气散藿香、紫苏、腹皮、白芷、茯苓、甘草、厚朴、白术、陈皮、桔梗、半夏。气滞者，八味正气散。

恶中 登塚入庙，吊死问丧，飞尸鬼击，卒厥客忤。手足逆冷，肌肤粟起，头面青黑，精神不守，错言妄语，牙闭口噤，昏晕不知人。宜苏合丸灌之，俟少苏，服调气平胃散木香、乌药、白蔻、檀香、陈皮、砂仁、藿香、苍术、厚朴、甘草。

暑中 面垢闷倒，昏不知人，冷汗自出，手足微冷，或吐或泻，或喘或满，或渴。先以苏合丸抉开灌之，或以来复丹研末，白汤灌下，或研蒜水灌之，或剥蒜肉入鼻中，皆取其通窍也。不蛀皂角（刮去黑皮，烧通作①性）一两，甘草末六钱，和匀，新汲水调下，待其稍苏，辨症用药。

中暑者，阴症也静而得之。头痛恶寒，肢节烦疼，大热无汗。由于居广厦，袭风凉，食生冷，阴寒遏抑，其阳不得发越，治暑清凉之方，不得直施。如无汗仍须透表以宣其阳。如吐利急须和解以安其中。甚者，少用温药，以从治之。轻宜香薷饮

---

① 作：疑为"存"字之误。

香薷、厚朴、扁豆、甘草，此暑月发散之剂。若热伤元气者，不可轻用也。重宜大顺散甘草三两（炒熟），次入干姜四钱，同炒，令姜裂；次入杏仁（去皮）四钱，同炒，令杏仁不作声为度。复入桂，磨四①。每服四钱，沸汤调服。

中热者，阳证也动而得之。头痛燥热，大热大渴，多汗少气。此由日中劳役，触冒暑气，宜清凉解其暑毒，主以苍术白虎汤苍术、知母、石膏、甘草、粳米，或益元散，黄连香薷饮黄连、香薷、厚朴、扁豆，三黄石膏汤黄连、黄柏、山栀、石膏、玄参、黄芩、知母、甘草。

《溯洄集》正氏云：静而得之，阳气受阴寒所遏而作者，正四时伤寒之论，不可以中暑名之。或饥饿劳动，元气亏乏，暑气乘虚而入，名曰中暑。其人元气不虚，但酷热侵伤，名曰中热。故经曰：脉虚身热，得之伤暑。盖暑气乘虚而入心脾二经，故面垢燥渴，皆恶寒，小便秘涩等症，皆不足之症也。治宜清暑益气汤人参、白术、陈皮、苍术、神曲、黄芪、茯苓、扁豆、麦冬、黄柏、当归、甘草、升麻、青皮、干葛、五味、泽泻、姜、枣，清燥汤黄芪、苍术、白术、橘红、泽泻、茯苓、人参、麦冬、生地、当归、黄柏、黄连、升麻、甘草、五味、柴胡，人参白虎汤人参、石膏、知母、甘草、粳米，皆补虚清热之剂。而凡发表通实之治，不得而与焉。若元气不虚，而值亢极之阳，先侵肌肤，渐入肺胃，故壮热头痛，肢节重痛，大渴引饮，脉洪而实，此有余之症也。丹溪用黄连香薷饮见前，黄连解毒汤见前，此皆发表清热之剂。而凡补益调养之治，不得而与焉。《活人书》云：中暑中热，疑似难明。脉虚微热，谓之中暑。脉盛壮热，谓之中热。

---

① 四：此下疑脱“味”字。

此以脉之或虚或盛，身之微热壮热辨之也。可见中暑中热，惟有虚实之分，断无动静之别也。又夏月有中暍症，成氏谓暑脉虚，又谓太阳经气虚症，亦以虚而受热也。但暑中少阴心经，暍中太阳膀胱经，为少异耳，用药皆宜人参白虎汤。凡热死人，切勿便与冷水及卧冷地，宜置日中或令近火，以热汤灌之即活。

非风症即前类中症也　张介宾先生著

非风一证，即时人所谓中风症也。此症多见卒倒，卒倒多由昏愦，本皆内伤积损颓败而然，原非外感风寒所致。而古今相传，或以中风名之，其误甚矣。故余欲易去中风二字，而拟名类风，又欲拟名属风。然类风属风，仍与风字相近，恐后人不解，仍尔模糊，故单用河间东垣之意，竟以非风名之，庶乎使人易晓而知其本非风症矣。

先正名

观《内经》诸篇所言风症，各有浅深、脏腑、虚实、寒热之不同。前议已详，本皆历历可考也。若今人之所谓中风者，别以《内经》之厥逆悉指为风矣，延误至今，莫有辨者。惟丹溪云：今世所谓风病，大卒与痿症混同论治，此说因亦有之。然何不云误以厥逆为风也？惟近代徐东皋有云：痉厥类风。凡尸厥、痿厥、气厥、血厥、酒厥等证，皆与中风相类，此言近之而亦未善也。使果风厥相类，则凡临是症者，曰风可也，曰厥亦可也。疑似未决，将从风乎？将从厥乎？不知经所言者，风自风，厥自厥。风之与厥，一表症也，一里症也，岂得谓之相类耶？奈何后人不能详察经义，而悉以厥证为风。既名为风，安得不从风治？既从风治，安得不用散风之药？以风药而散厥症，所散者非元气乎？因致真阳愈伤，真气愈失，是速其死矣。若知为厥，则原非外感，自与风字无涉，此名之不可不正，症之不可不辨也。但名得其正，又何至有误治之患？诸厥症，义详后厥逆本门，当与此门通阅。

论有邪无邪

凡非风等症，在古人诸书，皆云气体虚弱，营卫失调，则真气耗散，腠理不密，故邪气乘虚而入。此言感邪之由，岂不为善。然有邪无邪，则何可不辨？夫有邪者，或为寒热走注，或为肿痛偏枯，而神志依然无恙也；无邪者，本无痛苦寒热，而肢节忽废，精神言语，倏尔变常也。有邪者，病由乎经，即风寒湿三气之外侵也；无邪者，病出乎脏，而精虚则气去，所以为眩运①卒倒，气去则神去，所以为昏愦无知也。有邪者，邪必乘虚而入，故当先扶正气，但通经逐邪之品，不得不用以为佐；无邪者，救本不暇，尚可再为杂用，以伤及正气乎？

论肝邪

凡五脏皆能致病，而风厥等症，何以独重肝邪，且其急暴之若此也？盖人之所赖以生者，惟在胃气，以胃为水谷之本也。故经云：人无胃气曰死。脉无胃气亦死。夫肝邪者，即胃气之贼也。一胜一负，不相并立。凡此非风等症，其病为强直掉眩之类，皆肝邪风木之化也。其为四肢不用，痰涎壅盛者，皆胃败脾虚之候也，又岂果肝气之有余耶？正以五阳俱败，肝失所养，则肝从邪化，是曰肝邪。故在《阴阳类论》，以肝脏为最下者，正谓其木能犯土，肝能犯胃也。然肝邪之见，本由脾肾之虚。使脾土不虚，则肝木虽强，必无乘脾之患。使肾水不虚，

宝命真诠

一八四

---

① 运：通"晕"，日月周围的光圈。《灵枢·经脉》："五阴气俱绝，则目系转，转则目运。"下同。

则肝木得养，又何有强直之虞？所谓胃气者，即二十五阳[1]也，非独指阳明为言也；所谓肾水者，即五脏六腑之精也，非独指少阴为言也。然则真阳败者，真脏见；真阴败者，亦真脏见。凡脉症之见真脏者，俱为危败之兆。所谓真脏者，即肝邪也，即无胃气也，此即非风、类风之病之大本也。

论气虚

凡非风卒倒等症，无非气脱而然，何也？盖人之生死，全由乎气，气聚则生，气散则死。凡此病者，多以素不能慎，或七情内伤，或酒色过度，先伤五脏之真阳，此致病之本也。再或内外劳伤，复有所触，以损一时之元气。或以年过衰迈，气血将离，则积损为颓，此发病之因也。盖真阴亏于前而阳损于后，阴伤于下而阳乏于上，以致阴阳相失，精气不交，所以忽尔昏愦，卒然仆倒，此非阳气暴脱之候乎？故其为病而忽为汗出者，营卫之气脱也；或为遗尿者，命门之气脱也；或口开不合者，阳明经气脱也；或口角流涎者，太阴脏气脱也；或四肢瘫软者，肝脾之气败也；或昏倦无知，语言不出者，神败于心，精败于肾也。凡此皆冲任气脱，形神俱败而然，故必于中年之后，乃有此症。何今人见此，无不指为风痰，而治从消散？不知风中于外，痰郁于中，皆实邪也。而实邪为病，何遽令人暴绝若此？且既绝如此，尚堪几多消散？而人不能悟，良可哀也！观东垣云：气衰者多有此症，诚知要之言也。奈后人不明其说，但以东垣为主气，又岂知气之为义乎？故凡治卒倒昏沉等症，

---

① 二十五阳：《素问·阴阳别论》曰："脉有阴阳，知阳者知阴，知阴者知阳。凡阳有五，五五二十五阳。"《景岳全书》卷四"脉神章"："所谓凡阳有五者，即五脏之阳也。凡五脏之气，必互相灌濡，故五脏之中，必各兼五气，此所谓二十五阳也。"

若无痰气阻塞，必须以大剂参、附，峻补元气，以先其急。随用地黄、当归、枸杞之类，填补真阴，以培其本。盖精即气之根，气生于下，即阳生之气也。经曰：精化为气，即此之谓。舍是之外，他无实济之术矣。虽然，夫以养身失道而病，今至此败坏可知。犹望复全，谅非易也。第治得其法，犹可望其来复。若误治之，则何堪再误哉！

论痰之本

凡非风之多痰者，悉由中虚而然。夫痰即水也，其本在肾，其标在脾。在肾者，以水不归源，水泛为痰也。在脾者，以食饮不化，土不利水也。不观之强壮之人，任其多饮多食，则随食随化，未见其为痰也。唯是不能食者，反能生痰，此以脾虚不能化食，而食即为痰也。故凡病虚劳者，其痰必多，而病至重危，其痰益甚。正以脾气愈虚，则全不能化，而水液尽为痰也。然则痰之与病，病由痰乎？痰由病乎？岂非痰又由于虚乎？可见天下之实痰无几，而痰之宜伐者亦无几。故治痰者，必当温脾强肾，以治痰之本，使根本渐充，则痰将不治而自去矣。治痰诸法见后，及详痰饮本门。

论经络痰邪

余尝闻之俗传云：痰在周身，为病莫测。凡瘫痪瘛疭，半身不遂等症，皆伏痰留滞而然。若此痰饮，岂非邪类？不去痰邪，病何由愈？余曰：汝知痰之所自乎。凡经络之痰，盖即津血之所化也。使果营卫和调，则津自津，血自血，何痰之有？唯是元阳亏损，神机耗败，则水中无气，而津凝血败，皆化为痰耳，此果痰也？果精血也？岂以精血之外而别有所谓痰者耶？若谓痰在经络，非攻不去，则必并精血而尽去之，庶乎可也？否则，安有独攻其痰，而津血自可无动乎？津血复伤，元气愈竭，随去随化，痰必愈甚，此所以治痰者，不能尽而所尽者，惟元气也。矧①复有本无痰气，而妄指为痰，以误攻之者，又何其昧之甚也？故凡用治痰之药，如滚痰丸、清气化痰丸、搜风顺气丸之类，以其元气无伤而有壅滞，或见微痰之不清者，乃可暂用分消，岂云无效？若病及元气，而但知治标，则未有不日用而日败者矣。

论治痰

治痰之法，凡非风初病，而痰气不甚者，必不可猜其为痰而妄用痰药，此大戒也。若果痰涎壅盛，填塞胸膈，汤液俱不能入，则不得不先开其痰，以通药食之道。而开痰之法，惟吐为捷。如古方之独圣散、茶调散、稀涎散之属，皆吐痰之剂也。但恐元气大虚，不能当此峻利之药，只用新方之吐法为妥，或用牛黄丸、抱龙丸之类，使咽喉气通，能进汤药即止。不可尽攻其痰，致令危困。故治痰之法，在必察其可攻与否，然后用之，斯无误也。若其眼直咬牙，肢体拘急，面赤强劲有力者，虽见昏沉，亦为可治。先用粗筋之类，抉开其口，随以坚实笔杆，捺住牙关，乃用淡淡姜盐汤，徐徐灌之。然后以中食二指，探入喉中，徐引其吐。若指不能入，则以鹅翎蘸汤代指探吐亦可。如是数次，得吐气通，必渐苏矣，然后酌宜进药。此治实痰壅滞之法也。若死症已具，而痰声漉漉于喉间者，吐亦无益，不必吐也。若痰气盛极，而不能吐者，亦不治之症也。又凡形气大虚者，忌用吐法，是皆不可攻者也。凡形证已定，而痰气不甚，则勿治痰，但当调理气血，自可渐愈。如果痰涎未清，

---

① 矧（shěn 沈）：况且。

则治之法当分虚实。若气不甚虚，而或寒或湿生痰者，宜六安煎、二陈汤主之。因火为痰者，宜清膈饮及竹沥童便。火甚者，抽薪饮主之。脾虚兼呕而多痰者，六君子汤或五味异攻散。阴气不足，多痰兼燥而咳者，金水六君煎。阴虚水泛为痰者，六味丸、八味丸酌而用之，或为汤亦妙。脾肾虚寒，不能运化而为痰者，不必兼治痰气，只宜温补根本。若中气虚者，理中汤，或温胃饮。阴不足者，理阴煎之类最佳。

薛立斋曰：若脾气亏损，痰客中焦，鼻塞清道，以致四肢百骸发为诸病者，理宜壮脾气为主，兼佐以治痰，则中气健而痰涎自化。非补中益气、参术二陈之类不能治，最忌行气化痰及倒仓之法。

论寒热证

凡非风口眼歪斜，有寒热之辨。在经曰：足阳明之筋，引缺盆及颊，卒口僻急者，目不合。热则筋纵，目不开。颊筋有寒则急，引颊移口。有热则筋弛纵，缓不胜收，故僻。此经以病之寒热，言筋之缓急也。然而血气无亏，则虽热未必缓，虽寒未必急，亦总由血气之衰可知也。尝见有引《内经》之意而曰：偏于左者，以左寒而右热；偏于右者，以右寒而左热。诚谬言也。不知偏左者，其急在左，而右本无恙也，偏右者亦然。故无论左右，凡其拘急之处，即血气所亏之处。以药治者，左右皆宜从补；以艾治者，当随其急处而灸之。盖经脉即虚，须借艾火之温，以行其气。气行则血行，故筋可舒而歪可正也。凡诸灸法，有言左灸右，右灸左者，此亦《内经·缪刺论》之法，从之亦无不可。至若经云寒热，则凡如唇流涎，声重语迟含糊者，是皆纵缓之类。纵缓者，多由乎热而间亦有寒者，气虚故也。歪邪牵引，抽搐反张者，皆拘急之类。拘急者，多由乎寒而间亦有热者，血虚故也。盖经所言者，言理之常，余所言者，言病之变，变亦理也。故临此症者，不可不加之详审也。经曰：寒则反折筋急，热则筋弛纵不收，此固其常也。然寒热皆能拘急，亦皆能弛纵，此又不可不知。如寒而拘急者，以寒盛则血凝，血凝则滞涩，滞涩则拘急，此寒伤其营也；热而拘急者，以火盛则血燥，血燥则筋枯，筋枯则拘急，此热伤其营也。又若寒而弛纵者，以寒盛则气虚，气虚则不摄，不摄则弛纵，此寒伤其卫也；热而弛纵者，以热盛则筋软，筋软则不收，不收则弛纵，此热伤其卫也。以此辨之，岂不明晰？且或寒或热，必有脉症可据，但宜因症而治之。若病无寒热，则当专治血气无疑矣。

论治血气

凡非风口眼歪斜，半身不遂，及四肢无力，掉摇拘挛之属，皆筋骨之病也。夫肝主筋，肾主骨。肝藏血，肾藏精。精血亏损，不能滋养百骸，故筋有缓急之病，骨有痿弱之病，总由精血败伤而然。即如树木之衰，一枝津液不到，即一枝枯槁，人之偏废亦犹是也。经曰：足得血而能步，掌得血而能握。今其偏废如此，岂非血气衰败之故乎？临川陈先生曰：治风先治血，血行风自灭。盖谓肝邪之见，本由肝血之虚，肝血虚则燥气乘之，而木从金化，风必随之。故治此者，只当养血以除燥，则真阳复而假风自散矣。若用风药，则风能胜湿，血必愈燥，大非宜也。偏枯拘急痿弱之类，本由阴虚，言之详矣。然血气本不相杂，故阴中有气，阳中亦有血。何以辨之？夫血非气不行，气非血不化。凡血中无气，则病为纵缓废迟；气中无血，则病为抽挚拘挛。何也？盖气主动，无气则不能动，不能动则不能举矣；血主静，无血则不能静，不能静则不能舒矣。故筋缓者，当责其无气；筋急者，当责其无血。无血者，宜二阴煎，或大营煎、小营煎之类主之；无气者，宜五福饮、四君子汤、十全大补汤之类主之。其与痿症之不动，痛风之不静者，义稍不同。详列本门。

非风诸证治法

凡非风证，未有不因表里俱虚而病者也。外病者，病在经；内病者，病在脏。治此之法，只当以培补元气为主。若无兼证，亦不宜攻补兼施，徒致无益。盖其形体之坏，神志之乱，皆根本伤败之病，何邪之有？能复其元，则庶乎可望其愈。初病卒倒，危急不醒，但察其有无死证。如无死证，而形气不脱，又无痰气，但扶定掐其人中，自当渐醒，兼以白汤、姜汤徐徐灌之，亦可待其苏醒，然后察症治之。若无痰无气，而息微色白，脉弱暴脱者，急以独参汤或淡姜汤灌之，俱可。若其有痰甚者，以前治痰法吐之。其痰不甚，或以白汤调抱龙丸一丸，以暂开其痰。无痰声者，不可用。若因气厥昏沉，而气壅喘满，气闭不醒者，则用淡姜汤调苏合丸一丸，以暂开其气。若气不壅满者，不可用。其有久之不醒，或牙关不能开者，则以半夏或牙皂、细辛之类为末少许，吹入鼻中，有嚏者可治，无嚏者不可治。或以皂荚为末，燃纸烧烟冲入鼻中亦可。

凡人于中年之后，多有此症，其衰可知。经云：人年四十而阴气自半，正以阴虚为言也。夫人生于阳而根于阴，根本衰，则人必病；根本败，则人必危矣。所谓根本者，即真阴也。人知阴虚惟一，而不知阴虚有二。如阴中之水虚，则多热多燥，而病在精血。如阴中之火虚，则多寒多湿，而病在神气。若水火俱伤，则形神俱弊，难为力矣。火虚者，宜大补元煎、右归饮、右归丸、八味地黄丸之类主之，庶可以益火之源；水虚者，宜左归饮、左归丸、六味地黄丸之类主之，庶可以壮水之主。若气血俱虚，速宜以大补元煎之类，悉力挽回，庶可疗也。

凡多热多火者，忌辛温，及参、术、姜、桂之类，皆不宜轻用。多寒多湿者，忌清凉，如生地、芍药、麦冬、石斛之类，皆非所宜。若气虚卒倒，别无痰火气实等症，而或者妄言中风，遽用牛黄丸、苏合丸之类再散其气，则不可救矣。

非风有火盛而病者，即阳证也。火盛者，宜专治其火，以从薪饮、抽薪饮、白虎汤之类，酌而用之；火微者，宜兼补其阴，以一阴煎、二阴煎，或加减一阴煎之类主之。凡治火之法，但使火去六七，当调治其本。然阳胜者，阴必病，故治热必从血分。甚者用苦寒，微者用甘凉，欲其从乎阴也。

非风有寒盛而病者，即阴证也，专宜益火。寒微者，宜温胃饮、八味地黄丸之类主之，寒甚者，宜右归饮、回阳饮、理中汤、四逆汤之类主之。然寒胜者，阳必病。故治寒之法，必从气分而从乎阳也。如阳脱寒甚者，仍宜灸关元、气海、神阙，以回其阳气。

非风眩晕、掉摇、惑乱者，总由气虚于上而然。经曰：上气不足，脑为之不满，头为之苦烦，目为之苦眩。又曰：上虚则眩。此明训也。凡微觉此症，即当以五福饮之类培其中气。虚甚者，即宜用人参补元煎，或十全大补之类治之。否则，卒倒之渐所由至也。丹溪曰：无痰不作运。岂眩运者，必皆痰症耶？此言最为不妥。

非风麻木不仁等症，因其血气不至，所以不知痛痒。盖气虚则麻，血虚则木。麻木不已，则偏枯痿废，渐至日增，此魄虚之候也。经曰：痱之为病，身无痛者，四肢不收，智乱不甚，其言微，知可治。甚则不能言，不可治也。此即其类，而但有微甚之辨耳。又经曰：营气虚则不仁，卫气虚则不用，营卫俱虚，则不仁且不用，肉如故也。人身与志不相有，曰死，亦此类也。故凡遇此证，只宜培养血气，勿得误认为痰。

夏月卒倒，忽患邪风抽搐等证，此火克金，热伤气而然，即今人之所谓暑风也。气虚者，宜用参芪，或十味香薷饮亦可。若水不制火，而多烦渴者，宜生脉散，或人参竹叶石膏汤。若火独盛者，宜瓜水绿豆饮，或用芩、连之属，暂解其热。若单由伤气，而无火者，宜独参汤，或四君子汤。若伏阴在内，而阳虚气脱者，必用附子理中汤或六味回阳饮之类。放胆用之，勿谓夏月忌温热，此不达之言也。

肥人多有非风之症，以肥人多气虚也。何以肥人反多气虚？盖人之形体，骨为君也，肉为臣也。肥人者柔胜于刚，阴胜于阳者也。且肉以血成，总皆阴类，故肥人多有气虚之症。然肥人多湿多滞，故气道多有不利。若果痰气壅滞，则不得不先为清利，宜于前治痰之法，随宜暂用。若无痰而气脱卒倒者，必宜四君、六君，或十全大补汤、大补元煎之类主之。

非风烦热自汗，小水不利者，不可以药利之。盖津液外泄，小水必少，若再用渗利，则阴水愈竭，无以制火，而躁烦益甚。但使热退汗止，则小水自利也。况自汗者，多属阳明之症，亦忌利小便，宜生脉散、一阴煎之类主之。火甚者，宜加减一阴煎。

非风遗尿者，由肾气之虚脱也，最为危症，宜参、芪、归、术之类补之是矣。然必命门火衰，所以不能收摄。其有甚者，非加桂附，终无济也。

尸厥、酒厥、痰厥、气厥、血厥之属，今人皆谓之中风，而不知总属非风也。俱详后厥逆本门。

论用药佐使

凡非风而有兼证者，则通经佐使之法，本不可废。盖其脉络不通，皆由血气，血气兼症，各有所因。如因于风者，必闭郁。因于寒者，必凝涩。因于热者，必干涸。因于湿者，必壅滞。因于虚者，必不运行。诸如此者，皆能阻塞经络，此佐使之法，所以亦有不同也。凡风闭者，宜散而通之，如麻黄、桂枝、柴胡、羌活、细辛、白芷之属是也。寒凝者，宜热而通之，如葱、椒、桂、附、干姜之属是也。热燥者，宜凉而通之，如芩连、栀柏、石膏、知母之属是也。湿滞者，宜温利而通之，如苍术、厚朴、茵陈、萆薢、五苓之属是也。血滞者，宜活而通之，如芎、归、牛膝、红花、桃仁、大黄、芒硝之属是也。气滞者，宜行而通之，如木香、香附、乌、沉、枳、藿之属是也。痰滞者，宜开而通之，如南星、半夏、牛黄、天竺黄、朱砂、海石、元明粉之属是也。气血虚弱者，宜温补而通之，如参、芪、归、术、熟地、枸杞、杜仲、牛膝之属是也。凡此通经之法，若乎尽矣。然虚实之异，犹当察焉。盖通实者，各从其类。使无实邪，而用通药，则必伤元气，反为害矣。通虚者，则或阴或阳，犹当知其要也。如参芪所以补气，而气虚之甚者，非姜附之佐，必不能追散失之元阳。归地所以补精血，而阴虚极者，非桂附引，亦不能复无根之生气。寒邪在经，而客强主弱，非桂附之勇，则血脉不行。寒邪不去，痰湿在中，而土寒水泛者，非姜附之暖，则脾肾不健，痰湿不除。此通经之法，大都实者，可用寒凉，虚者，必宜温热也。但附子之性刚勇而热，凡阴虚水亏而多热多燥者，自非所宜。若无燥热，但涉阳虚，而诸药有不及者，非此不能达也。古人云：附子与酒同功，义可知矣。今人谓附子有毒，多不敢用，制用得宜，何毒之有？

此诚奇品，其毋忽之。

凡非风等症，当辨其在经在脏。经病者，轻浅可延；脏病者，深重可畏。经病者，病连肢体；脏病者，败在神气。虽病在经者，无不由中，而表里微甚，则各有所主，此经脏之不可不辨也。然在经在脏，虽有不同，而曰阴曰阳，则无不本乎气血。但知气血之缓急，知阴阳之亏胜，则尽其善矣。若必曰某脏某经，必用某方某药，不知通变，多失其真。故凡凿执之谈，每有说得行不得者，正以心之所至，口不能宣也。必也知几知微，斯足称神悟之品。

皮毛枯涩，汗出眩运，鼻塞者，肺之经病。血脉不荣，颜色憔悴者，心之经病。肌肉消瘦，浮肿不仁，肉瞤筋惕，四肢不用者，脾之经病。筋力疲困，拘急掉瘛，胁肋胀痛者，肝之经病。口眼歪斜者，足阳明及肝胆经病。骨弱无力，坐立不能者，肾之经病。

皮腠冰冷，滑汗如油，畏寒之甚者，肺之经病。舌强不能言者，心肾经病。唇缓口开，手撒者，脾之经病。眼瞀昏黑无见，筋痛之极者，肝肾经病。耳聋绝无闻，骨痛之极者，肾之经病。反张戴眼，腰脊如折者，膀胱经病。

咳嗽微喘短气，悲忧不已者，病在肺脏。言语无伦，神昏多笑不寐者，病在心脏。腹满少食，吐涎呕恶，吞酸嗳气，谵语多思者，病在脾胃。胸胁气逆，多惊多怒者，病在肝胆。小腹疼痛，二便不调，动气上冲，阳痿呻吟，多怒者，病在肾脏。

宝命真诠

一九四

脏病之危症

气大急大喘，或气脱失声，色灰白或紫赤者，肺肾气绝。神脱色脱，昏沉不醒，色赤黑者，心脏气绝。痰涎壅极，吞吐不能，呃逆不止，腹胀之极，色青黑者，脾胃气绝。眼闭不开，急躁扰乱，懊侬囊缩，色青灰白者，肝脏气绝。声瘖不出，寒厥不回，二便闭不能通，泄不能禁者，肾脏气绝。口开眼闭，手撒遗尿，吐沫直视，声如鼾睡，昏沉不醒，肉脱筋痛之极，发直摇头上窜，面赤如妆，或头重面鼻山根青黑，汗缀如珠，痰声漉漉者，皆不治。脉迟缓可生，急数弦大者死。

内 伤 饮食伤 劳倦伤 七情六欲伤

内伤者，凡饮食劳倦、七情六欲之伤，诸属于内者也。内伤之与外感，治分霄壤，而见证每多相似，治一差误，遗患匪轻。东垣辨之甚患。如一脉也，外感则人迎脉大于气口，内伤则气口脉大于人迎。均之寒热也，外感则寒热齐作而无间，内伤则寒热间作而不齐。均之恶寒也，外感则虽厚衣烈火而不除，内伤则得温暖而即解。均之头痛也，外感则连通而不休，内伤则乍痛而乍止。外感则手背热，内伤则手心热。外感则鼻塞而不通，内伤则口变而无味。外感邪气有余，故发言壮厉，或先轻而后重；内伤元气不足，故出言懒怯，或先重而后轻。大都外感为有余之症，内伤为不足之症。而于内伤之中，又分饮食伤为有余，治宜枳术丸。劳倦情欲伤为不足，治宜补中益气。须审脉辨症，了然无疑，而后施治用药，庶无误也。

饮食内伤

经曰：饮食自倍，肠胃乃伤。故凡受伤者，皆原中气不足，宜以补益为要。然治法有先后，不可倒施。积食未行，必先用消食化痰行气之药。保和丸，枳实导滞丸。待食行，或吐或泻，或暗消。宿食既除，然后用大和汤，以荡其未尽之邪。调中益气，以回其散失之气，健脾丸。以复其本体之常。斯调治有序，而获宁矣。大抵此症轻重有三等：轻者，痰裹食滞，不痛不呕，只胸膈不快，久则有块，致嘈杂肠鸣。重者，食填太阴，压住肝气，肝性猛烈，故中脘大痛。胃气上升，则肝气助烈，载食而吐，痛随吐减。若饮食过膈，遂痛在中焦，延及下焦，则成泻矣，而痛亦随利减。甚至重者食积甚多，浊气载食，下不得泻，胃气虚衰，上又不得吐，阴阳中隔，营卫不通，遂成危症，如干霍乱是也。湿霍乱生，干霍乱死，无吐泻故也。

食伤饱闷，腹有痞块，保合丸山楂肉五两，半夏、神曲各三两，茯苓一两，陈皮、卜子、连翘、麦芽各一两，曲糊丸。加术一两即大安丸。痞满消食，强胃枳术丸白术二两、枳实一两，清荷叶汤，老米糊为丸。湿热物伤，痞满闷乱，枳实导滞丸大黄一两，枳实、神曲各五钱，茯苓、黄芩、黄连、白术、泽泻各三钱，加木香、槟榔各二钱，即木香槟榔丸。

食除未尽，宜六和丸白术、山楂、神曲、白芍、陈皮、砂仁，米糊为丸。脾胃虚弱，饮食不进，或吐利，宜参苓白术散参、苓、白术、山药、扁豆各一两五钱，甘草、桔梗、苡仁、莲肉各一两。

酒食内伤，葛花解醒汤葛花、砂仁、白蔻、木香、陈皮、泽泻、人参、茯苓、神曲、白术、青皮、姜。补脾消疳，退热杀虫，止腹痛，长肌肉，夏氏肥儿丸人参、白术、茯苓、甘草、胡莲、川连、神曲、陈皮、沉香、柴胡、木香、芦荟、使君子、芜荑仁、麦芽。

劳倦内伤

经曰：有所远行，神气衰少①，谷气不盛，上脘不行，下脘不通，而胃气热，胃热熏胸中，故胸中热。又曰：劳者温之，损者补之，是知劳倦者，因劳而致倦也。经谓之解㑊。故人有劳心者，思虑无穷。有劳力者，筋骨惫软，致元气下流，心思慵懒，四肢怠惰，嗜卧怯心，饮食少味，急以补中益气加杜仲、枸杞之类以温补之。不比饮食伤者，先消而后补也。

中气虚弱，肌困劳倦，补中益气汤黄芪、甘草、白术、升麻、人参、陈皮、当归、柴胡。又调中益气汤人参、甘草、苍术、升麻、黄芪、陈皮、木香、柴胡。

气血两虚，八珍汤当归、川芎、白芍、生地、人参、白术、茯苓、甘草。合四物四君而成，一名八物汤。

气血虚而兼寒，宜十全大补即前方加黄芪、肉桂。

情欲内伤

七情六欲，暗伤不觉。治法：气滞者行滞，痰积者开痰，有郁者开郁。再看虚在何经，加救本经之药。非若饮食劳倦之症，可一于消之、温之、调之、补之已也。妇人得之，郁而不舒，多成劳病；男人得之，蓄而不解，多成膈症。虽然七情之中，得祸至速者，惟怒为甚；六欲之中，得患最大者，惟色为先。经曰：大怒令人暴绝，使血菀于上。又曰：怒则气逆。故常见人大怒之后，血大吐。治此当以降气为主，盖气升则血升，气降血亦降也，宜降气制肝汤。《难经》曰：损其肾者，补其精。《内经》曰：精不足者，补之以味。盖凡人色欲无度者，内

---

① 有所远行，神气衰少：《素问·调经论》作"有所劳倦，形气衰少"，可参。

损真阴，如木之损其根，水之涸其源，阴精既尽，相火自炎，故曰肾本属水，虚则热矣；心本属火，虚则寒矣。肾火一动，肝火乘之。入肺成肺嗽，入喉成喉痹，而潮热、梦遗、盗汗百病交作。势未剧，犹可图治，深则难挽矣。

怒伤吐血，降气制肝汤苏子、陈皮、卜子、桑皮、甘草、厚朴、白芍、当归、前胡、桂枝。

咳嗽潮热，梦遗盗汗，十味回生丸杜仲、山萸、生地、山药、丹皮、茯苓、枸杞、黄柏、知母、泽泻。

疟　疾

岐伯曰：疟之始发也，先起于毫毛，伸欠乃作，寒栗鼓颔，腰脊俱痛。寒去则内外皆热，头痛如破，渴欲冷饮。阴阳上下交争，虚实更作，阴阳相移也。阳虚则外寒，阴虚则内热；阳盛则外热，阴盛则内寒。邪入于阴，则阴实阳虚；邪入于阳，则阳实阴虚。故虚实更作，阴阳相移易也。阳并于阴，则阴实而阳虚。阳明虚则寒栗鼓颔也。巨阳虚则腰背头项痛。三阳俱虚，则阴气胜，骨寒而痛。寒生于内，故中外皆寒。阳盛则外热，阴虚则内热。外内皆热，则喘而渴，故欲冷饮也。皆得之夏伤于暑，热气盛，藏于皮肤之内，肠胃之外，此营气之所舍也。令人汗空疏，腠理开。因得秋气，汗出遇风，及得之以浴水，气舍于皮肤之内，与卫气并居。卫气者，日行于阳，夜行于阴。此气得阳而外出，得阴而内薄，内外相薄，是以日作。其气之舍深邪在脏，内薄于阴，阳气独发，阴邪内着，阴与阳争不得出，是以间日而作也。在腑者，其行速；在脏者，其行迟。故间日而作也。邪气客于风府，循膂而下。卫气一日一夜，大会于风府，日下一节，故其作也晏①。二十五日，下至骶骨。二十六日，入于脊内，注于伏膂之内。其气上行，九日出于缺盆之中。其气日高，故作日益早也。

先伤于寒，而后伤于风，故先寒而后热也。病以时作，名曰寒疟。先伤于风，而后伤于寒，故先热而后寒也。亦以时作，名曰温疟。但热而不寒者，阴气先绝，阳气独发，则少气烦冤，手足热而欲呕，名曰瘅②疟。温疟者，得之冬中于风寒，气藏于骨髓，至春则阳气大发，邪气不能自出，因遇大暑，腠理发泄，或有所用力，邪气与汗皆出，此病藏于肾。其气先自内出之于外也，如是者，阴虚而阳盛，阳盛则热矣。衰则气复返入而为阳虚，阳虚则寒矣，故先热而后寒。瘅疟者，肺素有热，气盛于身，厥逆上冲，中气实而不外泄。有所用力，腠理开，风寒舍于皮肤之内，分肉之间而发。发则阳气盛，其气不及于阴，故但热而不寒。

其间二日者，邪气与卫气客于六腑，而有时相失，不能相得，故休数日乃作也。夫夏伤于暑，汗出腠理开，当风浴水，凄沧之寒，伏于皮肤。及遇秋风新凉束之，表邪不能外越，阴欲入而阳拒之，阳欲出而阴遏之。阴阳相薄，而疟作矣。浅者病在三阳，随卫气以为出入，而一日一作。深者病在三阴，邪气不能与卫气并出，或间日，或三四日而作。作愈迟者，病愈深也。经之论疟备矣，而仁斋、丹溪又分痰与食，饮与血，瘅与劳与牝，此不过疟之兼证耳，非因而成疟者也。故治疟者，察其邪之浅深，证之阴阳，令其自脏而腑，散而越之，邪去则

---

① 晏（yàn 艳）：迟，晚。
② 瘅：原作"瘅"，据《素问·疟论》改。

安。古法有汗欲其无汗，养正为先。无汗欲其有汗，散邪为急。然邪在阳者取汗易，邪在阴者取汗难。必使由阴而阳，由晏而蚤，乃得之也。又热多者，凉药为君；寒多者，温药为主。至于痰、食、血、饮、瘴、劳与牝之七证，各随其甚而兼理之。世俗又有鬼疟之名，此为时行疫气，投平胃散，无不截者。总之，脉实证实者，攻邪以治标；脉虚证虚者，补正以治本。近世不明表里虚实，辄用知母、石膏、芩连、栀柏。若表未解，而得此寒凉，则寒邪愈固；或用常山、草果、巴雄。若正已虚，而得此克伐，则元气愈虚。故夫绵延不已者，皆医之罪耳，岂病之咎耶？

先寒后热，热多寒少，加减清脾饮陈皮、半夏、茯苓、甘草、白术、青皮、厚朴、草果、知母、黄芩、柴胡。先热后寒，寒多热少，或独寒不热，加减柴胡姜桂汤柴胡、桂枝、黄芩、花粉、甘草、石膏、苍术、川芎、牡蛎。

无汗要有汗石膏、柴胡、葛根、苍术、川芎、甘草、黄芩、知母、青皮、升麻、姜三片。有汗要无汗人参、白术、黄芪、当归、枣仁、五味、黄芩、陈皮、柴胡、升麻、甘草、枣。

暑疟 脉虚，身热面垢，背恶寒，多汗，清暑益气汤、人参香薷饮香薷、厚朴、扁豆、甘草、人参、白术、陈皮、茯苓、木瓜、黄芪。

痰疟 发时便见痰声，或咳嗽，或涌喘，四兽饮陈皮、半夏、茯苓、甘草、人参、白术、草果、乌梅。加黄芩、柴胡、贝母、苏子。

食疟 见食即恶，中焦郁闷。从饮食得者，橘半枳术丸，或大安丸作汤。加人参、黄芩、黄柏，又青皮、草果、豆蔻、砂仁、神曲、山楂之类。

湿疟 寒热，身重，骨节烦痛，肿满自汗，善呕。因汗出复浴，湿舍皮肤，羌活胜湿汤合五苓散。加苍术、白术、茯苓、陈皮、柴胡、猪苓、泽泻、香附、砂仁、半夏之类。

痎疟老疟也 经年历月，气血大虚，或痰饮阻隔，疟母痞块。审其虚者补之，痰者化之。痞块者鳖甲散加补药以消之。邪伏肝经，故胁下有块，六君子。加木香、肉桂、莪术、鳖甲。

虚疟 倦怠嗜卧，不喜食，呕吐自汗。补中益气倍柴胡、调中益气倍白术。

牝疟 寒多不热，但惨戚振栗，病以时作。此多感阴湿，阳不能制阴，致阴盛阳虚也，柴胡姜桂汤。

瘅疟即热虐也 但热不寒。由肺素有热，阴气先绝，阳气独发，少气烦闷。盛暑发者，人参白虎汤。秋凉发者，小柴胡汤。烦躁如狂，黄连解毒汤，三黄石膏汤选用。

温疟 先热后寒，由冬月受寒后，因暑风而发。热多者，小柴胡汤；寒多者，小柴胡汤。加肉桂。

瘴疟 岭南地方，天炎气湿，多有岚瘴之毒。发时迷闷狂妄，亦有不能言者，皆由血瘀于心，涎聚于脾。须疏通大府，宜凉膈散连翘、栀子、大黄、芒硝、薄荷、黄芩、甘草，或小柴胡汤加大黄、木香。

截疟通用常山、槟榔、乌梅、母丁香、知母。

久疟，大虚人参一两、生姜二两，连进三服，即止。又方人参、白术与黄芪、白芍、青皮及陈皮、槟榔、草果、乌梅、贝，虚疟一帖似神医。

夜发，俗称鬼疟，乃邪入阴分，发于六阴，宜四物汤加知母、红花、升麻、柴胡。入阴分，提起阳分，方可截之，惟时行不正之气，真鬼疟也。宜平胃散加雄黄，桃仁。截疟必效方何首乌为末，忌铁，汤调下三钱。临发先服，或煎汤服。独蒜十三枚（煨熟），桃仁一百粒（去皮尖），捣烂入黄丹丸，如绿豆大。每服九丸，发日五更，面东，汤送下。又生鳖甲（醋炙黄）为末，乌梅肉为丸，每服三钱必效。

又有寒疟夹阴疟，竟作中寒治法，用附子理中汤，重剂参芪，方得效。此又不可不知也。

脉候 疟脉自弦，弦数多热，弦迟多寒。弦而浮大宜吐，弦紧宜汗。微则为虚，代散则死。

痢疾

经曰：肠澼便血，身热则死，阳盛阴衰。寒则生。营气未伤。肠澼下白沫白痢，脉沉则生，病属阴，而见阴脉，为顺。浮则死。肠澼下脓血，脉悬绝则死，如丝悬欲绝。滑大则生。

按痢之为证，多本脾肾。脾司仓廪，土为万物之母。肾主蛰藏，水为万物之元。二脏皆根本之地，治之当明寒热虚实也。夫痢起夏秋，暑蒸热郁，本乎天也；因热求凉，过吞生冷，由于人也。气壮而伤于天者，郁热居多；气弱而伤于人者，阴寒为甚。未可以赤白分寒热也，必以见症与色脉辨之，而后寒热不淆。盖寒者必虚，热者必实。胀满恶食，急痛惧按者，实也。烦渴引饮，喜冷畏热者，热也。脉强而实者，实也。脉数而滑者，热也。外此则皆虚寒矣，而相似之际，尤当审察。如以口渴为实热似矣，不知凡系泻痢，必亡津液，液亡于下，则津涸于上，安得不渴？更当以喜热喜冷，分虚实也。以腹痛为实热似矣，不知痢出于脏，肠胃必伤，脓血剥肤，安得不痛？更当以痛之缓急，按之恻否，脏之阴阳，腹之胀与不胀，脉之有无力，分虚实也。以小便之黄赤短少为实热似矣，不知水从痢去，溲必不长，液以阴亡，溺因色变。更当以便之热与不热，液之涸与不涸，色之泽与不泽，分虚实也。以里急后重为实热似矣，不知气陷则仓廪不藏。阴亡则门户不闭。更当以病之新久，质之强弱，脉之盛衰，分虚实也。

至于治法，须求何邪所伤，何脏受病。如因于湿热者，去其湿热；因于积滞者，去其积滞。因于气者调之，因于血者和之。新感而实者，可以通因通用；久病而虚者，可以塞因塞用。此常法也。独怪世之病痢者，十有九虚，而医之治痢者百无一补。气下陷而再行其气，后重不益甚乎？中本虚衰，而复攻其积，元气不愈竭乎？湿热伤血者，自宜调血，若过行推荡，血不转伤乎？津亡作渴者，自宜止泻，若但与渗利，津不转耗乎？世之庸工，专守痛无补法，且曰直待痛止，方可补耳。不知因虚而痛者，愈攻则愈虚，愈虚则愈痛矣。此皆本末未明也。请以可补之证言之，脉来微弱者可补，形色虚薄者可补，疾后更痢者可补，因攻而剧者可补。其至要者，则在脾肾两脏。如先泻而后痢者，脾传肾，为贼邪难疗；先痢而后泻者，肾传脾，为微邪易治。是知在脾者病浅，在肾者病深。肾为胃关，开窍于二阴。未有久痢，而肾不损者，故治痢不知补肾，非其治也。凡四君、归脾、十全、补中，皆补脾虚，未尝不善。若病在火衰，土位无母，设非桂附，大补命门，以复肾中之阳，以救脾家之母，则饮食何由而进？门户何由而固？真元何由而复耶？若畏热不前，仅以参术补土，多致不起，大可伤矣。况芩、连、枳、朴，久用不已者，其惨恸又当何如耶？

《机要》云：后重则宜下，腹痛则宜利，身重则除湿，脉弦则去风。脓血稠沾，重剂竭之。身冷自汗，以热药温之。风邪内结，宜汗之。鹜溏而利，宜温之。脉微迟，宜温补。产后痢，亦宜温补。

里急　里急而不得便者，火也。重者承气汤<small>大黄、厚朴、枳实</small>，轻者芍药汤<small>白芍、当归、黄连、黄芩、桂、大黄、甘草、槟榔、木香</small>。

后重　邪迫而后重者，至圊稍减，未几复甚，芍药汤。虚滑而后重者，圊后不减，以得解愈虚故也，真人养脏汤<small>人参、白术、当归、白芍、木香、甘草、肉桂、肉果、粟壳、诃子肉</small>。下后仍后重者，当甘草缓之，升麻举之。

腹痛　因肺金之气，郁在大肠之间，宜桔梗开之<small>白芍、陈皮、当归、木香、甘草</small>，以此五味为主，恶寒加干姜，恶热加黄连。

肛门痛　热留于下，宜槐花，木香。挟寒者，理中汤。

积分新旧　旧积者，湿热食痰也，法当下之。新积者，下后又生者也，或调或补，不可轻攻。若因虚而痢者，虽旧积亦不可下，但用异功散<small>人参、白术、茯苓、甘草、陈皮</small>，虚回而痢自止。丹溪有用参术，补完胃气，而后下者，亦一如法也，虚者宜之。

色黑有二　焦黑者热极，反兼胜己之化，芍药汤。黑如漆之光者，瘀血也，桃仁承气汤。

虚坐努责　虚坐而不得大便，血虚欲里急，宜归身、芍药、地黄、陈皮之属。

噤口　食到口即吐，不得入，有邪在上膈，火气冲逆者<small>黄连、木香、桔梗、橘红、茯苓、菖蒲</small>。有阳气不足，宿食未消者，理中汤<small>加砂仁、陈皮、木香、豆蔻</small>。有肝气呕吐者<small>宜木香、黄连、吴萸、青皮、芍药之类</small>。有水饮停聚者<small>轻则五苓散，重者加甘遂</small>。有积秽在下，恶气熏蒸者，承气汤。石莲为末，用陈米汤调下。丹溪用人参、黄连浓煎，加姜汁，细细呷之。如吐再吃，但得一呷，下咽即开。

休息痢 屡止屡发，久不愈者，名曰休息痢。多因兜涩太早，积热未清，香连丸加参、术、甘草、茯苓、枳实。有调理失宜者，随证治之。有虚滑甚者椿根、白皮，东引者，水浸一日，去黄皮，每两配人参一两、煨木香二钱、粳米三钱，煎汤饮之，最效，或大断下丸：高良姜、赤石脂、牡蛎、附子、干姜、细辛、诃子肉、石榴皮、龙骨、枯矾、肉豆蔻，又方当归、乌梅、黄连。

蛲虫痢 其形极细，九虫之一也。胃弱肠虚，则蛲虫乘之。或痒，或从谷道中溢出，雄黄锐散雄黄、桃仁、苦参、青葙子、黄连等分为末，艾汁为丸，绵裹。内下部中，内服桃仁，槐子，芜荑。

噤口痢 田螺蛳，去壳，砍碎，用麝香调入。油纸系肚脐中。雪梨一只，挖去中心，好蜜放入，煅熟用。

赤痢 黄连、黄柏、地榆、丹皮、赤芍、归尾、生地、甘草。

白痢 苍术、白术、茯苓、陈皮、甘草、黄芩、枳壳、神曲。

赤白痢 黄连、黄芩、归尾、陈皮、山楂、神曲、白芍、谷芽、木香、槟榔。口渴不止，小便不利。滑石、栀子、甘草、生地、车前、麦冬、知母、泽泻、灯心。

痢痰发饫 由木挟相火，直冲清道茯苓、白芍、柿蒂、人参、白术、归尾、陈皮、甘草、黄连、黄柏、莲心、青皮、箬穗、生姜。

打饫发热 久痢发热，属阴虚当归、白芍、川芎、人参、白术、甘草、黄连、柴胡、升麻、知母、生地、黄柏。

下痢纯血 四物汤。加槐花、黄连、御米壳。

死证 下纯血者死；如屋漏水者死；大孔如竹筒者死；唇若涂朱者死；发热不休者死；色如鱼脑，或如猪肝者，半死半生；五虚者死脉细，皮寒，气少，泻痢前后，饮食不入，是谓五虚。

死证惟有参附，十可救一。

脉候 沉小微细者吉，洪大滑数者凶，沉弦者重，脉大者为未止，微弱者为欲自止。虽发热不死。

泄　泻

经曰：春伤于风，夏生飧泄。肝木受邪，旺则贼土，夏令助其湿气，故飧泄。飧泄者，下利清谷也。邪气留连，乃为洞泄。久之脾土大虚，水来侮之，而为洞泄，下利清水也。又曰：清气在下，则生飧泄。清气本上升，虚则陷下，不能收而飧泄。又曰：湿胜则濡泄。土强则制水，虚则湿胜。又曰：暴注下迫，皆属于热。卒暴注泄，肠胃有热，传化失常，火性急速故也。下迫者，后重里急也。诸病水液，澄澈清冷，皆属于寒。夫火热之症，必以暴至；水寒之症，必以渐成。故曰：暴泄非阴，久泄非阳也。

按《内经》之论泄泻也，曰风、曰湿、曰热、曰寒，明四气皆能为泄也。又曰：清气在下，则生飧泄。此明脾虚下陷之泄也。统而论之，脾土强者，自能胜湿，无湿则不泄。故曰：湿多成五泄。若土虚不能制湿，则风寒与热皆得干之而为病。治法有九。

一曰淡渗。使湿从小便而去。如农人治涝，导其下流。虽处卑监，不忧巨侵。经云：治湿不利小便，非其治也。又云：在下者，引而竭之是也。

一曰升提。气属于阳，性本上升。胃气注迫，辄而下陷。升柴羌葛之类，鼓舞胃气上腾，则注下自止。如地土淖泽，风之即干，故风药多燥。且湿为土病，风为木药。木可胜土，风亦胜湿，所谓下者举之是也。

一曰清凉。热淫所至，暴注下迫，苦寒诸剂，用涤燔蒸，犹当溽暑。郁热之时，而商飙①飒②。然倏动则炎灼如失矣，所谓热者清之是也。

一曰疏利。痰凝气滞，食积水停，皆令人泻。随证驱逐，勿使稽留。经曰：实者泻之。又云：通因通用是也。

一曰甘缓。泻利不已，急而下趋，愈趋愈下，泄何由止？甘能缓中，善禁急速，且稼穑作甘，甘为土味，所谓急者缓之是也。

一曰酸收。泻下久则气散而不收，无能统摄，注泄何时而已耶？酸之为味，能助收肃之权。经云：散者收之是也。

一曰燥脾。土德无惭，水邪不滥，故泻皆成于土湿，湿皆本于脾虚。仓廪得职，水谷善分。虚而不培，湿淫转甚。经云：虚者补之是也。

一曰温肾。肾主二便，封藏之本。脏虽属水，真阳寓焉。少火生气，火为土母，此火一衰，无以运行三焦，熟腐五谷，故积虚者必挟寒，而脾虚者，必须补母。经云：寒者温之是也。

一曰固涩。注泄日久，幽门道滑。虽投温补，未克奏效，须行涩剂，则变化不衍，揆度合节，所谓清者溢之是也。

《难经》五泄　胃泄，饮食不化，色黄，承气汤。脾泄，腹胀满，泄注，食即呕吐，建中汤、理中汤。大肠泄，食已窘迫，大便色白，肠鸣切痛，干姜附子汤。小肠泄，溲而便脓血，少腹痛，承气汤。大瘕泄，里急后重，数至圊而不能便，茎中痛，承气汤。

肾泄　五更溏泄，久而不愈，是肾虚失闭藏之职也，五味

---

① 飙（biāo 标）：狂风。
② 飒（sà 萨）：清凉。

子散五味二两，吴萸五钱，同为末，陈皮汤下二钱。亦有食积者，宜香砂枳术丸。

惊泄 中寒，糟粕不化，色如鸭粪，澄澈清冷，小便清白，附子理中汤。

飧泄 完谷不化，有虚有风二种。虚宜参苓白术散、补中益气汤。若风邪干于肠胃，宜升阳除湿汤苍术、柴胡、羌活、防风、升麻、猪苓、神曲、泽泻、陈皮、炙甘草、麦冬。

洞泄 泻下多水也，胃苓汤苍术、厚朴、陈皮、甘草、桂、白术、茯苓、猪苓、泽泻。泻水腹不痛者，湿也。湿泻燥之，羌和胜湿汤。泻水多者，必用五苓散。

火泄 腹痛，水泻肠鸣，痛一阵，鸣一阵者，火也。火泻清之，黄芩芍药汤黄芩，白芍，甘草。张长沙谓之挟热自利。秋伤肺燥为肠澼，但使肺热不移于大肠，则泄自止。此秋伤于肺，冬必飧泄也。若务止泄，而以燥益燥，泄无止期矣。

痰泄 痰留于肺，大肠不固，脉必弦滑，以药探吐，其人神必不瘁，色必不衰。痰泄化之，二陈汤加苍术、木香。

食泄 腹痛甚而泻，泻后痛减者，食也。食泄消之，保和汤山楂、神曲、半夏、茯苓、陈皮、卜子、连翘、麦芽。枳实导滞丸大黄一两，枳实、神曲各五钱，茯苓、白术、黄芩、黄连、泽泻各三钱为末，酒浸，蒸饼为丸。

寒泄 寒宜温之，附子理中汤。

直肠泄 食方入口而即下，极为难治，大断下丸高良姜、牡蛎、赤石脂、附子、干姜、细辛、龙骨、肉豆蔻、诃子肉、石榴皮，为末，醋糊丸，每服三钱，米汤下。

酒积泄 葛花解酲汤青皮、木香、橘红、人参、猪苓、茯苓、砂仁、神曲、泽泻、干姜、白术、白蔻、葛花，为末，服三钱。

肠风泄　风邪伤人，必入空窍，而居于肠胃。其导引之机，如顺风扬帆，不俟运化，食入即出。误用补脾温燥之药，助风性之劲，有泄无已。惟用桂枝，领风而出，可即愈也。

脉候　胃脉虚则泄；脉滑按之虚者，必下利；肺脉小甚为泄；肾脉小甚为洞泄；脉洪大者逆；下利日十余行，脉反实者死；腹鸣而满，四肢清，泄，脉大者，十五日死；腹大胀，四末清，脱形，泄甚，不及一时，死；下泄泻，上吐痰，皆不已，为上下俱脱，死。

膈症噎塞　反胃

经曰：三阳结，谓之膈。三阳者，大肠、小肠、膀胱也。结者，结热也。小肠结热，则血脉燥。大肠结热，则后不圊。膀胱结热，则精液涸。三阳俱结，前后秘涩，下既不通，必反上行。此所以噎食不下，纵下而复出也。

《黄帝针经》云：胃病者，膈咽不通，饮食不下。咽者，咽物之门户。膈者，心膈之分野。不通者，浊气在上，肾肝吸入之阴气，不得下而反在上也，病在于胃。

按反胃噎膈，总是血液衰耗，胃脘干槁①。槁在上者，水饮可行，食物难入，名曰噎塞。槁在下者，食虽可入，良久复出，名曰反胃。二证总名为膈，故《内经》止有三阳结，谓之膈一语。洁古分吐证为三端：上焦吐者，皆从于气，食则暴吐；中焦吐者，皆从于积，或先吐而痛，或先痛而吐；下焦吐者，皆从于寒，朝食暮吐，暮食朝吐。大抵气血亏损，复因悲思忧恚，脾胃受伤，血液渐耗，郁气生痰。痰则塞而不通，气则上而不下，防碍道路，饮食难进，此噎塞所由成也。若脾胃虚伤，

---

①　槁：通"槀"，干枯。《说苑·建本》："弃其本者，荣其槁矣。"

运行失职，不能熟腐五谷，变化精微，朝食暮吐，暮食朝吐，食虽入胃，复反而出，此反胃所由成也。二者皆在膈间受病，故通名为膈。噎塞之吐，即洁古之上焦吐；反胃之吐，即洁古之下焦吐。王太仆云：食不得入，是有火也；食入反出，是无火也。噎塞大都属热，反胃大都属寒，然不可执定。脉大有力，当作热治；脉小无力，当作寒治。色之黄白而枯者，为虚寒；色之红赤而泽者，为实热。以脉合证，以色合脉，庶乎无误。其证之所以难者，方欲健脾理痰，恐燥剂有妨于津液；方欲养血生津，恐润剂有碍于中州。审其阴阳火旺者，当以养血为亟。脾伤阴盛者，当以温补为先。更有忧患盘礴，火郁闭结者，神不大衰，脉犹有力，当以仓公、河间之法下之。小小汤丸，累累加用，关扃①自透，膈间痰盛，微微涌出，因而治下，药势易行。此虚实阴阳之辨，不可不审也。若泥于《金匮》方而偏主辛温，泥于《玉机心法》而偏主清润，皆非以法治病，而赖病之合法也，奚可哉？

邪在上脘之阳，则气停而水积，故饮之清浊混乱，则为痰、为饮、为涎、为唾，变而为呕。邪在下脘之阴，则血滞而谷不消，故食之清浊不分，则为噎塞、为痞濡、为痛、为胀，变而为吐。邪在中脘之气交者，尽有二脘之病。

呕从气病，法天之阳，动而有声，与饮俱出，犹雷震而必雨注也。吐从血病，法地之阴，静而无声，与食俱出，象万物之于地。

上脘食入即吐，中脘食已而吐，下脘食久方吐。下脘非不呕，然呕少于吐，不若上脘之呕多于吐。

---

① 关扃（jiōng 同）：门闩。

上脘食入即吐，生姜半夏汤。

中脘食已则吐，橘红半夏汤陈皮、半夏、生姜。

下脘食久则吐，为反胃，脉沉而无力，理中汤人参、白术、干姜、甘草。脉滑而实，半夏生姜大黄汤下之。

此病之由，有气虚，有血虚，有痰，有七情拂郁及大怒，肝火冲逆而成者。气虚，脉缓而无力，四君子汤人参、白术、茯苓、甘草。血虚，脉缓而无力，四物汤当归、川芎、白芍、生地并加行痰顺气润燥之剂。痰者，寸关脉必沉而滑，或伏而大，二陈汤加竹沥、姜汁。拂郁恼怒，气结滞者，寸关脉必沉而涩，或紧，宜用开导之剂，桔梗和中七气汤桔梗、白术、陈皮、枳实、茯苓、半夏、厚朴、干姜、桂心、黄芩、甘草、橘皮、生地、白芍、人参、吴萸。反胃，宜润肠丸通利大便。

热吐者，喜冷恶热，烦渴，小便赤涩，脉洪而数，二陈汤加山栀、黄连、竹茹、枇杷叶、甘葛、姜汁、芦根汁。

寒吐者，喜热恶冷，肢冷，脉细而滑，用理中汤，冰冷服之。冷遇冷相入，不致吐出。如用理中，到口即吐，去白术、甘草之壅，加沉香、丁香立止。怒中饮食，呕吐胸满，膈胀，闷格不通，二陈汤加青皮、木香。如未效，丁香、沉香、木香、砂仁、豆蔻、厚朴、藿香、陈皮、半夏、神曲、姜、枣，煎服。

中脘素有痰积，遇寒即发丁香、豆蔻、砂仁、白术、干姜、半夏、陈皮、姜汁。

痰满胸喉，粥药到口即吐，先用姜汤下养正丹，俟药可进，则以二陈加枳实、砂仁、桔梗、厚朴、姜汁，虚者加人参。

因七情而得者，理中加木香、沉香、乌药。

阴虚而龙雷之火亢逆，宜姜汁炒熟地，加槟榔、黄柏、沉香导之使下。

脾胃久伤，仓廪空虚，因而呕吐，宜焦术、神曲、人参、陈皮、姜、枣和之则自止。

食已暴吐，脉浮而洪，此上焦火逆也。宜桔梗、枳壳、陈皮、厚朴、茯苓、木香、槟榔、白术、半夏。气降则火自清，吐渐止，再加人参，白术补之。

干呕，宜橘红煎汤，入甘蔗浆、生姜汁。细细呷之。

恶心，心下央央，欲吐不吐，多属胃虚。宜半夏、茯苓、陈皮、白术、生姜。

呕苦，邪在胆经，胆木乘胃土而逆。宜吴萸、黄连、生姜、黄芩、茯苓。

吐酸，宿食滞于胃脘，平胃散香砂、楂曲。若停饮所致，苍术、半夏、茯苓、陈皮。

经云：诸呕吐酸，皆属于热。东垣又以为寒，何也？盖胃中湿气，郁而成积，则中生热，故从木化而为酸，法当清之。若久而不化，则肝木日盛，胃土日衰。经云：木欲实，金当平之。辛为金味，故辛可胜酸。辛则必热，辛以制东方之实，热以扶中土之衰。若浊气不降，而日以寒药投之，非其治矣。

肥人痰盛，反胃呕吐，大半夏汤半夏五钱，人参三钱，白蜜三钱，同煎服。气滞胸痞，胃寒噎塞，香砂宽中丸木香、白术、陈皮、香附、白蔻、砂仁、槟榔、半夏、曲、茯苓、厚朴、甘草。

脾虚噎塞，补气运脾汤人参、白术、橘红、茯苓、半夏、黄芪、砂仁、甘草。

血枯及死血在膈，大便燥结，滋血润肠汤当归、白芍、生地、红花、大黄、枳壳、桃仁。

血少便燥，人参利膈丸当归、藿香、甘草、大黄、厚朴、枳实，此膈家之圣药。

虚寒呕吐，噎塞不通，丁沉透膈汤白术、香附、砂仁、人参、丁香、麦芽、木香、肉果、白蔻、青皮、沉香、厚朴、陈皮、藿香、甘草、神曲、半夏、草果。

虫血积聚成膈气，秦川剪红丸雄黄、木香各五分，槟榔、三棱、蓬术、贯仲、干漆、陈皮各一两，大黄一两三钱。

反胃新愈，不可便与粥食，食早不救，每日用人参一钱，陈皮三钱，炒焦米煎汤，细细啜之。

死证 年满六旬者难治；粪如羊屎者不治；口吐白沫者不治；胸腹嘈痛如刀割者死。

脉候 紧而滑者吐逆；小弱而涩者反胃；沉缓无力，或大而弱为气虚；数而无力，或涩小为血虚；弦滑为痰；寸紧尺涩，胸满不能食而吐；革脉吐逆。

肿胀水肿　鼓胀　蛊胀

岐伯曰：其脉大坚以涩者，胀也。邪盛则大，邪实则坚，涩者血气虚而不流利也。洪大之脉，阴气必衰。坚强之脉，胃气必损。**水始起也，目窠上微肿，如新卧起之状，其颈脉动，时咳，**颈脉，足阳明人迎也。阳明之脉，自人迎下循腹里。水邪乘之，故颈脉动。水之标在肺，故为时咳。**阴股间寒，足胫肿，腹乃大，其水已成矣。以手按其腹，随手而起，如裹水之状，此其候也。**此上言水肿之候也。**肤胀者，寒气客于皮肤之间，鼙鼙然不坚，腹大尽肿，皮厚。**鼙鼙，鼓声也。阳气不行，故有声如鼓。气本无形，故不坚。气无所不至，故腹大身尽肿。若因于水，则有水处肿，无水处不肿，而此则尽肿。**按其腹，窅①而不起，腹色不变，此其候也。**此上言气胀之候也，大都皮薄色泽，或肿有分界，或自下而上

---

① 窅（yǎo杳）：眼睛深陷的样子，此处引申为腹部深陷之意。

者，多属水。皮厚色苍，或一身尽肿，或自上而下者，多属气。

鼓胀者，腹胀身皆大，大与肤胀等也，色苍黄，腹筋起，此其候也。内伤脾肾，心腹胀满，中空无物，腹皮绷急，其象如鼓，其状与上文肤胀无异，但腹有筋起为别。肤胀属肺，鼓胀属脾。

肠覃者，寒气客于肠外，与卫气相搏，气不得荣，因有所击，癖而内着，恶气乃起，瘜肉乃生。其始生也，大如鸡卵，稍以益大，至其成如怀子之状。久者离岁按之则坚，推之则移，月事以时下，此其候也。寒邪客于肠外，不在胞中，故无妨于月事，其非血病可知，盖由汁沫所聚而生也。

石瘕生于胞中，寒气客于子门。子门闭塞，气不得通，恶血当泻不泻，以留止，日以益大，状如怀子，月事不以时下，皆生于女子，可导而下。其坚如石，故曰石瘕，可以导血之剂下之。

平治于权衡，去菀积也陈久也莝腐也，微动四极，运动四肢。温衣，温则易作。缪刺其处，不拘隧穴。以复其形。开鬼门，腠理为鬼门。开，发汗也。洁净府。膀胱为净府。洁，渗利也。精以时服，五阳以布，疏涤五脏，故精自生，形自盛，骨肉相保，巨气乃平。

按《内经》之论肿胀，五脏六腑皆有之。如云：胃脉实则胀。又曰：胃病者腹膜胀。又曰：浊气在上，则生膜胀，皆言实胀也。又曰：饮食起居失节，入五脏则膜满闭塞，此言虚胀也。又曰：胃中寒则胀满。又曰：脏寒生满病，此言寒胀也。又曰：太阴所至为胕肿，及土郁之发，太阴之初气，太阴之胜复，皆湿胜之肿胀也。又曰：水运太过。又曰：寒胜则浮。又曰：太阳司天。太阳胜复，皆寒胜之肿胀也。又曰：热胜则肿。又曰：少阴司天，少阴胜复。少阳司天，少阳胜复，皆火胜之肿胀也。又曰：厥阴司天，在泉，厥阴之复。又曰：阳明之复，皆木邪侮土，及金气反胜之肿胀也。是五运六气，各有肿胀。然经有提其纲者，曰：诸湿肿满，皆属于脾。又曰：其本在肾，其末在肺，皆聚水也。又曰：肾者，胃之关也。关门不利，故聚水而从其类也。可见诸经，皆有肿胀，无不由于脾肺肾者。盖脾土主运行，肺金主气化，肾水主五液，凡五气所化之液，悉属于肾。五液所行之气，悉属于肺。转输二脏，以制水生金者，悉属于脾，故肿胀不外此三经也。但阴阳虚实，不可不辨。大抵阳证必热，热者多实。阴证必寒，寒者多虚。先胀于内而后肿于外者为实，先肿于外而后胀于内者为虚。小便黄赤，大便秘结为实。小便清白，大便溏泄为虚。脉滑数有力为实，脉弦浮微细为虚。色红气粗为实，色悴气短为虚。凡诸实证，或六淫外客，或饮食内伤。阳邪急速，其至必暴，每成于数日之间。若是虚证，或情志多劳，或酒色过度，日积月累，其来有渐，每成于经月之后。然治实颇易，理虚恒难。虚人气胀者，脾虚不能运气也。虚人水肿者，土虚不能制水也。水虽制于脾，实则统于肾。肾本水脏，而元阳寓焉。命门火衰，既不能自制阴寒，又不能温养脾土，则阴不从阳，而精化为水，故水肿之症，多属火衰也。丹溪以为湿热，宜养金以制木，使脾无贼邪之患。滋水以制火，使肺得清化之权。夫制火固可保金，独不虑其害土乎？惟属热者宜之。若阳虚者，益增其病矣。更有不明虚实，专守下则胀已之一法。虽得少宽于一时，真气愈衰，未几而肿胀再作，遂致不救，殊可叹也！惟察其实者，直清阳明，反掌收功。苟涉虚者，温补脾肾，渐次康复。其有不大实亦不大虚者，先以清利见功，继以补中调摄。又有标实而本虚者，泻之不可，补之无功，极为危险。在病名有鼓胀与蛊胀之殊。鼓胀者，中空无物，腹皮绷急，多属于气也。蛊胀者，中实有物，腹形充大，非蛊即血也。在女科有气分与血分之殊。气分者，心胸坚大，而病发于上，先病水胀，而后经断。血分者，血结胞门，而病发于下，先因经断而后水胀。在治法有理肺与理脾之殊。先喘而后胀者，治在肺。先胀而后喘者，治在脾。虚实混淆，阴阳疑似，贵临证辨之，庶免实实虚虚之害也。

肿鼓不同论

肿胀者，中宫有食积，有湿热，有稠痰，阻滞中宫，以致清气不升，浊气不降，营卫不得疏畅，水道不得条通，其遂妄行，不循故道。水又妄渍，不得成溺。气水相持，肿胀由生。然而脾胃元气犹未衰惫，故能旁通四达，遍身浮肿耳。或清其湿热，或治其痰气，内邪一行，外肿随散。若鼓与蛊者，先因脾气伤损频仍，久则渐成衰惫。胃虽少纳，脾不运化，兼有积热，留注于脾胃，横行于中焦。所谓正者衰，邪者旺。清浊不分，遂成胀满。此阳气为邪气所遏，不能周流一身，而邪气单攻腹肚者也。胀极则脐中突出青筋，暴起粪滑，溺赤喘息，食阻，此大不足之症也。得此症者，或脾虽损而真气犹存，且无流连之邪热，即当以大补真元为主，而以消导清肺兼之。气不运者行气，痰积滞者行痰，中和调养，则庶乎有可救矣。

肿证治法

食积肿胀 凡见病者，肚腹胀大，通身浮肿，即寻中脘有微块，按之微痛，或喘息咳嗽，饮食不快，小便不通，大便或溏或秘，此痰裹食，积滞中宫也，即用大顺丸白术、赤苓、神曲、半夏各一两，卜子七钱，山楂肉二两，连翘、陈皮、砂仁各五钱，莪术四钱，老米糊丸，每服一钱二分，或和中汤白术、半夏、陈皮、神曲、桑皮、卜子、赤苓、白芩、连翘、山楂肉、莪术、白蔻仁，姜三片，气虚加人参，气滞加香附消积化痰顺气，以攻治之。

湿热肿胀　中焦湿热相生，隧道壅塞，治宜清热燥湿健脾，宜清中汤苍术、白术、山楂、赤苓、半夏、海金沙、陈皮、黄芩、泽泻、连翘、厚朴、活①石。如浮肿太甚，肚腹胀急，小便不行，喘急难息，宜增味五皮饮大腹皮、赤茯皮、姜皮、陈皮、桑皮、增山楂肉、山栀子、姜、枣，煎服，加减分消丸人参、白术、茯苓、卜子、猪苓、泽泻、厚朴、山楂肉各三钱，黄芩五钱，枳实、黄连、苍术、半夏各四钱，炙甘草一钱，姜黄、砂仁、陈皮、干姜二钱。

痰气肿胀　凡中焦有稠痰，气为痰阻，遂成郁热。痰热相搏，日积月累，阻滞饮食，渐成肿胀。上见喘急，小便不利。始则为气，终则为水。通身水泡，病斯危矣。宜早治之，用导痰流气丸饮白术、半夏、赤苓、陈皮、黄芩、枳实、卜子、贝母、香附、甘草、砂仁、木香，丸加花粉、山楂、乌药。

治阴水发肿，用以实脾，用实脾饮厚朴、白术、木瓜、大腹子、附子、木香、草果、茯苓、干姜。

治脾肾俱虚，遍身水肿，小便不通，复元丹附子、木香、茴香、川椒、厚朴、独活、白术、橘红、吴萸、桂心、泽泻、肉果、槟榔。

治肺脾肾俱虚，遍身肿胀，小便不利，痰气喘息，宜金匮肾气丸茯苓、泽泻、车前、山萸、山药、丹皮、牛膝、熟地、附子、肉桂。

治通身水肿，喘呼气急，烦躁多渴，大小便闭，服热药不得者，宜疏凿饮子泽泻、商陆、赤小豆、羌活、大腹皮、椒目、木通、秦艽、茯苓皮、槟榔。

---

①　活：当为"滑"之误。

治一切因热积聚，宜神芎导水丸_{黄芩、黄连、川芎、薄荷各}

治一切因热积聚，宜神芎导水丸黄芩、黄连、川芎、薄荷各五钱，大黄二两，滑石、黑丑各四两，有血积加桂五钱。

治先因经断，后至四肢浮肿，小便不通，血化为水，宜椒仁丸椒仁、续随子、郁李仁、甘遂、附子、黑丑、五灵脂、当归、吴萸各五钱，胆矾、石膏、芫花各一钱，玄胡索五钱。蚖青①十枚，斑蝥十枚去头足，米炒。

死症 腹胀身热者死；腹胀寒热如疟者死；腹大胀，四末清，脱形，泄甚为逆；腹胀便血，脉大时绝者死；水肿先起于腹，后散四肢者，可治，反此者死。

脉候 脉大坚以涩者胀，迟而滑者胀，脉盛而紧者胀，虚而紧涩者胀，弦而迟、浮而数皆胀，弦而紧小肿。〔批〕脉沉为水，紧为寒。水肿脉多沉伏。病阳水兼阳症，脉必沉数；病阴水兼阴症，脉必沉迟。实大者生，微细者死。腹大四肢满，脉大而缓者生，浮而紧者死。

鼓症治法

鼓证者，中空外急，有似于鼓，故名鼓胀。单腹胀满，四肢百体，俱无肿形，与通身肿者不同。盖水肿者，邪气挟阳气，游行一身，邪气去而为汗为溺则止，气复而为血为气矣。鼓证则邪毒专攻脏腑，阳气滞而不行。盖浮肿者轻，而腹胀者重也。东垣主寒，河间主火，丹溪主脾虚，三者皆兼而有之。盖寒郁日久，则阳气渐微，阴气独盛。人身之气，热则流通，寒则凝结，凝结则胀满生焉。故东垣以辛热散之，以苦寒泄之，淡渗利之，上下分消其寒湿，此东垣之论不可废也。又气为阳，阳为热邪。阳猛烈，元气从之。二阳搏击于中，日新月盛，遂以

---

① 蚖青：甲虫地胆的别名。

成鼓。但其中有燥热，有湿热。燥热为病，则大便秘结，小便秘消，身热腹痛，闷乱不宁。一受参芪，则胀满益甚。湿热为病，则大便频溏，小便清少，脉濡，体倦嗜卧，减食。故治燥热者，清热之中少加润泽。治湿热者，渗利之中少加温散。斯称良工也。〔批〕万病皆感于风，五脏皆统于脾。丹溪以脾具坤静之德，而有乾健之运。苟脾土之阴受伤，转输之官失职，遂成胀满。盖脾不健旺，则清气不升，浊气不降。经所谓浊气在上，则生䐜胀也。若中焦无阳邪，宜行大补。所谓气虚不补，气何由行？又制肝养脾为至要，否则，有痰者兼清痰，有火者兼降火，庶清补兼施，益莫①大焉。又如怒伤肝之克脾，脾气不正，必胀于胃，名曰胜克。怒乘肺，肺气不传，必胀于大肠，名曰乘克。又有血积之遏脾，或注于胸膈，或滞于胃中，或郁于少腹，皆能抑遏。清气不能上升，浊气不能下降，俗名血鼓是也。此症起于脾虚气损，当大补以培其根本，少加清导以祛其积，顺气以通其滞。有挟热者，加清凉药以荡其邪。使清气上升，浊气下降。清者出头面而入四肢，浊者化微汗而行便溺。腹日消而神日旺，病斯愈矣。如单用大补，而佐使不明，则反成壅滞，而胀愈甚。大抵此症，脾虽损而无热以扰之，则一补脾而获愈。热虽有而脾未损，则一清热而奏功。如二者俱有，则治彼妨此，治蛊之所以难也。总之，气虚者补气，血虚者补血，有食积者消积，有挟热者清热，有痰滞者行痰，有外因寒郁内热而胀者散寒，有因火怒而郁气为胀者散气，有蓄血而腹胀者行血，实者下之消之，虚者温之补之。差之毫厘，谬以千里，不可不慎也。

---

① 莫：原作"末"，据文义改。

脾胃虚损，胀大日加者，宜此经验方白术、赤苓、苡仁、人参、苍术、白蔻、枳实、厚朴、川连、陈皮、卜子。内有积块，坚硬如石，二便赤涩，上气喘促，遍身虚肿，加减溃坚汤陈皮、白术、茯苓、半夏、黄芩、黄连、当归、厚朴、柴胡、吴萸、升麻、草蔻、红花、泽泻、神曲、青皮、益智、甘草、生姜。

治血蛊方桃仁、红花、香附、莪术、苏木、丹皮、白芷、归尾、茯苓皮、赤芍、姜黄、枳实、川芎、玄胡索、刘寄奴，止可用二三帖。消胀丸木香、黑豆、卜子、槟榔各等分为末，水糊丸，白汤下三十丸。

治水鼓方先用甘遂一钱或七八分，看人虚实，为末，入灰面做成面条，淡煮与食，候小便下水净，再用附子理中汤，或肾气丸。

死症 唇黑肝伤，缺盆平心伤，脐突脾伤，足心平肾伤，背平肺伤，此五伤者死；阴囊及茎肿腐者死；泻后腹胀而有青筋者死；大便滑泄水肿不消者死。

凡肿鼓之脉，实大者可治，虚微者难治。腹胀因于湿者，其来之必速，当利水除湿，则胀自止。因脾虚渐成胀满，夜剧昼静，当补脾阴。夜静昼剧，当补胃阳。

痞 满

经曰：太阴所致，为积饮痞膈。

痞者，否也，不通之意。其证曰：阴伏阳蓄，气血不运，而成位于心下，填满痞塞，皆土之为害也。痞满与胀满之症不同。胀满内胀，而外有所形。痞症内搅痞闷，而外无胀急之形。治痞满不可全用利药，若全用利气，则痞愈甚。痞甚而复下，气愈下降，必变为中满膨胀，皆非其治也。许学士云：邪之所凑，其气必虚。留而不去，其病则实。故治症者，当一补一消。

痞满之症不一。有阳症下早而痞者，由下后里虚，邪气乘虚而入于心之分野，仲景用黄连泻心汤_{大黄、黄连、黄芩}，泻心下之土邪。有伤寒下多，则亡阴而痞者，四物汤_{加参、芩、白术、升麻、柴胡}，少佐以陈皮、枳壳之类疏之。有饮食壅塞胸中而作痞者，用保和丸_{山楂肉五两，神曲、半夏各三两，茯苓、陈皮、卜子、连翘、麦芽各一两，别用神曲五两为末，入姜汁一小盏，打糊为丸}，枳实导滞丸_{大黄一两，枳实、神曲各五钱，茯苓、黄芩、黄连、白术、泽泻各三钱，为末，酒浸蒸饼为丸。加木香、槟榔各二钱，即木香槟榔丸}。或二陈汤。_{加神曲、山楂、麦芽}。有湿热太甚，土来心下而痞者，三黄泻心汤_{大黄、黄连、黄芩加二陈、瓜蒌}。有大病后，脾胃虚极，清浊不分，而痞闷者，补中益气汤_{人参、黄芪、白术、陈皮、甘草、当归、升麻、柴胡}，陈皮枳术丸，木香枳术丸。

凡治痞满，须用芩、连、枳实之苦以泻之，厚朴、生姜之辛以散之，人参、白术之甘温以补之，茯苓、泽泻之咸淡以渗之。又当详脉症虚实，实则用厚朴、枳实，虚则用白芍、陈皮、参、术。

积 聚

《灵枢》曰：积之始生，得寒乃生，厥乃成积也。厥气生足悗①，_{寒逆于下，故生足悗，言肢节痛而不利也}。足悗生胫寒，胫寒则血脉凝涩。寒气上入于肠胃，则䐜胀，_{寒渐入肠胃，则阳气不化，故为䐜胀}。䐜胀则肠②外之汁沫迫聚不得散，日以成积。卒然多饮食，则肠满。起居不节，用力过度，则脉络伤。阳络伤则血外溢，血外溢则衄血。阴络伤则血内溢，血内溢则后血。

---

① 悗（mán 蛮）：烦闷。

② 肠：原作"阳"，据《灵枢·百病始生》改。

肠胃之络伤，则血溢于肠外。肠外有寒汁沫，与血相搏，则并合凝聚不得散而成积矣。食伤肠胃，汁溢膜外，与血相搏，乃成食积。又或用力伤阴阳之络，以动其血，血得寒沫相聚肠外，乃成血积。贪口腹，妄作劳者，多有之。

外中于寒，若内伤于忧，怒则气上逆，六输不通，温气不行，凝血蕴裹而不散，津液涩渗，着而不去，而积皆成矣。此性情乖戾者多有之。

着阳明之经，挟脐而居。饱则大，饥则小。着于缓筋，饱则痛，饥则安。着于肠胃之膜原皮里膜外，痛而不连于缓筋，饱则安，饥则痛。着于伏冲之脉即冲脉之在脊者，按之应手而动，发手则热，气下于两股，如汤沃之状。着于膂筋在肠后者，膂筋在脊内，故居肠胃之后。饥则积见，饱则不见，按之不得。饥则肠空，故积可见。饱则肠满，蔽之，故积不可见也。着于输之脉者，闭①塞不通，津液不下，孔窍干涩。凡诸虚火，皆经气聚会，所以通血气。若不通，则津液干涩。

《难经》曰：积者，五脏所生，其始发有常处，其痛不离其部，上下有所终始，左右有实处。聚者，六腑所成，其始发无根本，上下无所留止，其痛无常处。积属阴，聚属阳。

肝之积，名曰肥气，在左胁下，如覆杯，令人呕逆，或两胁痛引小腹，足寒转筋。

肺之积，名曰息贲，在右胁下，如覆杯，气逆背痛，久则喘咳。

心之积，名曰伏梁，起脐上，大如臂，上至心下，久则令人烦心。

---

① 闭：原作"阅"，据《灵枢·百病始生》改。

脾之积，名曰痞气，在胃脘右侧，大如覆杯，痞塞吐泄，久则饮食不为肌肤。

肾之积，名曰奔豚，发于少腹，上至心，若豚状，上下无时，久则喘逆，骨痿少气。

痞者，否也，犹《易》所谓天地不交之否，浊气在上凝结而成也。然痞块有癥、痕、疝癖之不同：

癥者，徵也。因物而成质，有块可徵，按之应手，亦如五积之不移动。

痕者，假也。假物成形，如血鳖、石痕之类，上下左右移易能动。癥痕属肝血病。

疝癖者，悬挂偏僻之意也。内结于隐癖，外不可见也。

痞与疝癖乃胸膈间之候。积与聚为肚腹之候。俱在上中二焦，主病故多见于男子。癥与痕，独见脐下，是为下焦之疾，故常得于妇人。外肠覃①二证，亦自妇人得之。

肠覃者，覃，涎也。大肠以传道为事，乃肺之腑。肺主卫气，气温则泄，气寒则凝。今寒气客于大肠，故卫气不荣，而结痕在内。其始发也，大如鸡卵，至其成如怀子状。久久按之则坚，推之则移。气病而血未病也，故月事未断，犹以时下，是其候也。

石痕生于胞中，寒气客于子门。夫膀胱为津液之腑，气化则能出矣。今寒气客于子门，则气寒不通，恶血当泻不泻，日以益大，状如怀子，结硬如石，故名石痕。此气先病，而血亦后病，故月事不来也。

---

① 覃：通"蕈"，菌类植物。《诗经·周南·葛覃》："葛之覃兮。"《释文》："覃，亦作蕈。"下"覃"字同。

丹溪曰：痞块者在中为痰饮，在右为食积，在左为死血。又曰：凡积块不可专用下药，徒损真气，病亦不去，当消导使之镕化。块去须大补，大抵脾胃乃聚痞块之根，宜以大补脾胃为主。脾胃之气一旺，则邪气自消，故洁古有"养正积自除"之说。

按积之成也，正气不足，而后邪气踞之。如小人在朝，由君子之衰也。正气与邪气，势不两立。邪气日昌，则正气日削，不攻去之不可。然攻之太急，正气转伤。初中末之三法，不可不讲。初者，病邪初起，正气尚强，邪气尚浅，则任受攻。中者，受病渐久，邪气较深，正气较弱，且攻且补。末者，病魔经久，邪气侵凌，正气消残，则任受补。盖积之为义，日积月累，匪朝伊夕所以去之，亦当有渐。太急则伤正气，正伤则不能运化，而邪反固矣。经曰：大积大聚，其可犯也，衰其半而已。故去积及半，纯与甘温调养，使脾土健运，则破残之余积不攻自走。必欲攻之无余，其不遗人夭殃者鲜矣。经曰：壮者气行即愈，怯者着而为病。洁古云：壮盛人无积，虚人则有之，故养正则邪自除。譬如满座皆君子，一二小人，自无容身之地。虽然此为轻浅者言耳，若大积大聚，不搜而逐之，骤近补汤无益也。审知何经受病，何物成积，直入攻讨可耳。

新制阴阳攻积丸。治五积、六聚、七癥、八瘕、痃癖、虫血、痰食，不问阴阳皆效。吴萸（泡）、干姜（炒）、官桂、川乌（炮）各一两，黄连（炒）、半夏（洗）、橘红、茯苓、槟榔、厚朴（炒）、枳实（炒）、菖蒲、胡索（炒）、人参、沉香、琥珀、桔梗各八钱，巴霜五钱，为末，外用皂角六两，煎汁泛为丸，如绿豆大，每服八分，渐加至一钱五分，姜汤送下。

前药虽稍峻，然用之有度，补中数日，然后攻伐，不问其积去多少，又与补中待其神壮则复攻之。屡攻屡补，以平为期，此独得之秘也。

治肝积在左胁下，肥气丸柴胡二两，黄连七钱，厚朴五钱，川椒四钱，甘草（炙）三钱，广木、人参、昆布各三钱，皂角（炒）、茯苓各一钱五分，巴霜、干姜各五分。除茯苓、皂角，巴豆为细末另研外，诸药共研成细末。入前药，和匀，蜜丸，如梧桐子大。初服二丸，一日加一丸。渐加至大便微溏，再从二丸加服。积出大半，即止勿服。

治肺积在右胁下，息贲丸厚朴（姜炒）八钱，黄连（炒）一两三钱，人参二钱，干姜（炮）、茯苓、川椒（去汗）、紫菀各一钱五分，桂枝、桔梗、三棱（炮）、天冬、陈皮、川乌、白蔻各一钱，青皮五分，巴霜四分，丸法、服法俱同前。

治心积在脐上，伏梁丸黄连一两五钱，人参、厚朴各五钱，黄芩三钱，肉桂、茯神各一钱，丹参一钱，川芎（炮）、红豆、菖蒲、巴霜各五分。

治脾积在右脘，痞气丸厚朴（姜炒）五钱，黄连八钱，吴萸、黄芩、白术各二钱，砂仁、茵陈（酒炒）、干姜（炒）各一钱，茯苓（另末）、人参、泽泻各一钱，川乌、川椒各五分，巴霜（另研）、桂各四分。

治肾积发于小腹，上至心下，奔豚丸厚朴（姜炒）七钱，不可执，苦楝子（酒煮）三钱，茯苓（另末）、泽泻、菖蒲各一钱，玄胡索一钱五分，附子、全蝎、独活、乌头、丁香各五分，巴霜四分，肉桂三钱，丸法、服法同前。

治血积痞块丸海石、三棱、莪术、香附（俱醋煮），五灵脂、桃仁、红花，米糊为丸，白术汤送下。

凡痞块在皮里膜外，须用补气药，及香附开之，兼二陈汤。须断厚味。

凡妇人腹中有块，多属死血。

气积　轻者木香、枳壳、厚朴、橘红，甚者枳实、牵牛。

酒积　轻者葛根、神曲、黄连、白蔻，甚者甘遂、牵牛。

血积　轻者干漆、桃仁、丹皮、归尾、赤芍、红花，甚者大黄、虻虫、水蛭、穿山甲、花蕊石。

痰积　轻者半夏、瓜蒌，甚者滚痰丸。老痰瓦楞子、海石。痰在皮里膜外白芥子。

水积　轻者五苓散，甚者商陆、甘遂、芫花。

谷积　轻者麦芽、谷芽、神曲、砂仁，甚者鸡内金。

肉积　轻者山楂、阿魏，甚者硇砂、硝石。

蛋积　白蔻、橘红、豆豉、姜汁。

面积　萝卜子、姜汁煎。

鱼鳖积　紫苏、陈皮、木香、姜汁。

狗肉积　杏仁、山楂。

虫积　雄黄、锡灰、槟榔、雷丸、芜荑、榧子、使君子。

癖积　轻者三棱、莪术，甚者巴霜、大黄。

疟积　鳖甲、草果。

脉候　脉沉紧者，有寒积；脉浮而牢，积聚也；脉来细而附骨者，积也；沉而有力为积；肺积脉浮而平，按之辟易；心积脉沉而芤；肝积脉弦而细；肾积脉沉而急；脉沉重而中散者，因寒食成积，坚强者生，虚弱者死。

遗　精

梦而遗为梦遗，不梦而遗为精滑。

经曰：怵惕思虑则伤神，神伤则恐惧，流淫而不止。思虑而兼怵惕，则神伤而心怯，心怯则恐惧而伤肾，肾伤则精不固。此心肾不交，而不能收摄也。又曰：**恐惧而不解则伤精，精伤则骨酸**①**痿厥，精时自下。五脏主藏精者也，伤则失守。**五脏各主藏精，非肾之一脏独有精也。五脏一有所伤，则失其藏精之职，而不能自守，所以精不固而遗也。**厥气客于阴器，则梦接内。**厥阴主筋，故诸筋皆统属于厥阴。肾为阴，主藏精。肝为阳，主疏泄。阴器乃泄精之窍。是故肾之阴虚，则精不藏；肝之阳强，则气不固。若遇阴邪，客于其窍，与相火强阳相感，则梦相接，而精气漏矣。

按古今方论皆以遗精为肾气衰弱之病，似与他脏不相干涉。不知《内经》言五脏六腑各有精，肾则受而藏之。以不梦而自遗者，心肾之伤居多。梦而后遗者，相火之强为害。治之之法，独因肾病而遗者，治其肾；由他脏而致者，则他脏与肾两治之。如心病而遗者，必血脉空虚，本纵不收。肺病而遗者，必皮革毛焦，喘急不利。脾病而遗者，色黄肉消，四肢懈惰。肝病而遗者，色青而筋痿。肾病而遗者，色黑而髓空。更以六脉参详，昭然可辨。然所因更自多端，有用心过度，心不摄肾者；有色欲不遂而泄者；有色欲过度而虚滑者；有壮年久旷者；有饮汤厚味，痰火湿热扰动精腑者；有脾虚下陷者；有肾虚不固者。其证状亦复不同，或不小便而自出；或小便后，出多不可禁者；或茎中痒痛，常如欲小便者；或梦交者。治法大纲，精滑宜涩之。涩而不效，即泻心火。泻而不效，即以补中益气汤。用升柴至一二钱，举其气上而不下，往往有功。讵②可补之不效，涩之无灵，遂委之于命也哉。用心过度，心不摄肾而失精，宜远志丸茯神、茯苓、人参、远志、龙齿、菖蒲，朱砂为衣，服七十丸。

---

① 酸：原作"痠"，"痿"之形误，据《灵枢·本神》改。

② 讵（jù巨）：岂，怎。

色欲不遂，而致精泄，四七汤半夏、茯苓、苏叶、厚朴、姜、枣吞白丸子半夏、白附子、南星、川乌。甚者，耳闻目见，其精即出，名曰白淫，妙香散龙骨、益智、人参、茯苓、远志、茯神、甘草、朱砂。天王华白丹钟乳粉（炒成者）一两，白石脂（净瓦上煅通红，研细，水飞）、阳起石（煅红，酒淬）各五钱，牡蛎七钱，共研一二日，极细，以糯米粉，煮糊为丸，如芡实大，地坑出火毒，一宿。每服一粒，空心煎人参汤，待冷送下。久服大补真元，祛宿疾，忌猪羊血豆粉。

色欲过度，精窍虚滑，正元散红豆、干姜、陈皮、茯苓、人参、白术、甘草、肉桂、川乌、附子、山药、川芎、乌药、甘葛、黄芪加牡蛎粉、肉苁蓉各五钱，吞灵砂丹，仍佐以鹿茸丸桑螵蛸、鹿茸、肉苁蓉、巴戟、补骨脂、禹余粮、杜仲、当归、川楝子、滴乳香、赤石脂、韭子、龙骨、山萸肉、山药丸赤石脂、茯神、山萸、菟丝子、熟地、巴戟、牛膝、泽泻、杜仲、山药、五味、苁蓉、固阳丸附子、川乌、舶上茴香、龙骨、补骨脂、川楝子。

久旷精溢，清心丸黄柏皮一两、生脑子一钱，研匀，蜜丸，服十丸，加至十五丸。

饮汤厚味，痰火湿热，扰动精腑，苍术、白术、半夏、橘红、茯苓、甘草、升麻、柴胡。清升浊降，脾胃健运，遗滑自止。

脾虚下陷，补中益气汤。

肾虚不固五倍子二两，茯苓四两，为丸，服之神效。

不小便而自出，人参固本丸。

小便后，出多不禁，菟丝子丸。

茎中痒痛，常如欲小便，龙胆泻肝汤。

鬼魅相感，其状不欲见人，如有对晤，时独言笑，时常悲泣，脉息乍大乍小，乍有乍无，脉来绵绵，不知度数，而颜色不变，此其候也。宜朱砂、雄黄、麝香、鬼箭、虎头骨之类，或但服苏合丸，神效。

浊症赤白

经曰：思想无穷，所愿不得，意淫于外，入房太甚，宗筋弛纵，发为筋痿，及为白淫。此见浊症，仍在精窍，与淋病之在溺窍者不同。时医多以淋法治之，故益增剧也。

观经文而知，浊病即精病，非溺病也。故患浊者，茎中如刀割，火灼而溺自清。惟窍端时有秽物，如疮之脓、目之眵，淋漓不断，与便溺绝不相混。大抵由精败而腐者十之六七，由湿热流注与虚者十之二三。其有赤白之分者，何也？精者血之化，浊去太多，精化不及，赤未变白，故成赤浊，此虚之甚也。丹溪以赤属血，白属气；又以赤为心虚有热，白为肾虚有寒，皆非确论。总由心动于欲，肾伤于色，或强忍房事，或多服淫方，败精流溢，乃为白浊。虚滑者，血不及变，乃为赤浊。挟寒挟热，湿痰流注，心动精败，种种不一。至于五脏之伤，六淫之变，更难枚举，临病慎不可忽。挟寒者，脉来沉迟无力，小便清白，萆薢分清饮益智仁、川草薢、乌药、石菖蒲，入盐煎服及八味丸、鹿茸丸鹿茸、菟丝子、苑蒺藜、肉苁蓉、蛇床子、紫菀、黄芪、桑螵蛸、阳起石、附子、官桂。挟热者，口渴便赤，脉必滑数有力，清心莲子饮黄芩、麦冬、骨皮、车前、莲肉、甘草、茯苓、黄芪、人参、远志、石菖蒲。香苓散山药、茯苓、茯神、远志、黄芪、人参、桔梗、甘草、麝香、木香、猪苓、白术、泽泻、肉桂，即五苓妙香合。

胃中湿痰流注，苍术二陈汤苍术、白术、橘红、半夏、生姜、茯苓、甘草，加升麻、柴胡。

虚劳，六味地黄丸加莲须、牡蛎、茨实、龙骨、菟丝、五味。

伏暑，四苓散茯苓、猪苓、白术、泽泻，加香薷、麦冬、人参、石莲肉之类。

精塞窍道，稠粘如胶，涩痛异常，香苓散，送八味丸，或金匮肾气丸。有热者，萆薢分清饮、茯菟丸。

思想太过，心动烦扰，精败下焦，加味清心饮茯苓、石莲肉、麦冬、人参、益智仁、远志、白术、甘草、泽泻、车前子、石菖蒲、瑞莲丸茯苓、石莲肉、龙骨、天冬、麦冬、紫石英、远志、柏子仁、当归、枣仁、龙齿、乳香。

便浊，年久不愈，少腹急痛不可忍，当作寒治，附子理中汤，兼用萆薢分清饮、清心莲子饮。

脉候 脉大而涩，按之无力。微细沉紧而涩，为虚。尺脉虚浮急疾者，难治。迟者，易治。

淋症

经曰：脾受积湿之气，小便黄赤，甚则淋。此言湿传膀胱而成淋也，土受湿浸，积久则郁而为热。风火郁于上而热，其病淋。此言热传膀胱而成淋也，火邪类归心经，心移热于膀胱，而淋症作。

按《内经》言淋，湿与热两端而已。盖膀胱与肾为表里，俱主水。水入小肠与胂，行于阴为溲便也。若饮食不节，喜怒不时，虚实不调，脏腑不和，致肾虚而膀胱热。肾虚则小便数，膀胱热则水下涩。数而且涩，则淋沥不宣，小腹弦急，痛引于脐。分石淋、劳淋、血淋、气淋、膏淋、冷淋六种。石淋者，有如沙石，膀胱蓄热而成。正如汤瓶，久在火中，底结白碱也。劳淋者，因劳倦而成，多属脾虚。血淋者，心主血，心遗热于小肠，搏于血脉，血入胞中，与溲俱下。气淋者，肺主气，气化不及州都，胞中气胀，少腹满坚，溺有余沥。膏淋者，滴下肥液，极类脂膏。冷淋者，寒客下焦，水道不快，先见寒战，然后成淋。更有过服金石，入房太甚，败精强闭，流入胞中，而成淋者。亦有湿痰日久，注渗成淋者。致淋之故多端，当求其本以施治也。又孕妇胞被压下致小便不通。

渴而小便不利者，热在上焦气分，肺金主之。宜茯苓、泽泻、灯心、通草、瞿麦、麦冬、山栀、黄芩以清肺气。不渴而小便不利者，热在下焦血分，肾与膀胱主之。宜熟地、知柏，滋阴丸以补肾水。

石淋 清其积热，涤去沙石，则水道自利，宜神效琥珀散琥珀、桂心、滑石、大黄、葵子、腻粉、木通、木香、磁石各等分。灯心，葱汤服二钱。如圣散马兰花、麦冬、白茅根、车前子、檀香、甜葶苈、连翘，为末煎。独圣散黄蜀葵花子，俱用为细末，每服一钱，食前米汤调下。

劳淋 有脾劳、肾劳之分。多思多虑，负重远行，应酬纷扰，劳于脾也，宜补中益气汤，五淋①散猪苓、泽泻、桂、茯苓、白术分进。专因思虑者，归脾汤。若强力入房，或施泄无度，劳于肾也，宜生地黄丸生地、黄芪各一两五钱，防风、远志、茯神、鹿茸、黄芩、瓜蒌各一两，人参一两五钱，甘草、蒲黄、赤芍、青盐各七钱五分，当归、石韦各五钱，车前、滑石各二钱，蜜为丸，每服二钱，食前盐汤送下。肾虚而寒者，金匮肾气丸附子、肉桂、车前、泽泻、茯苓、牛膝、山萸、熟地、丹皮、山药。

血淋 有血瘀、血虚、血热、血冷之分，须以脉证详辨之。

血瘀者，小腹硬满，茎作痛欲死，此血瘀也。一味牛膝煎膏，酒服大效。但虚人能损胃耳，宜四物汤加桃仁、通草、红花、牛膝、丹皮。

---

① 淋：疑为"苓"之误。

血虚者，宜六味丸加车前、白芍、侧柏叶。或八珍汤送益元散。

血热者，血色鲜红，心与小肠实热，脉必数而有力柿蒂、侧柏、黄连、黄柏、生地、丹皮、白芍、木通、泽泻、茯苓。

血冷者，血色黑黯，面色枯白，尺脉沉迟，此下元虚冷也，宜金匮肾气丸。然亦有内热过极，反兼水化而色黑者，未可便以为冷也，须以脉辨之。

气淋 有虚实之分。如气滞不通，脐下满闷而痛，沉香散沉香、陈皮、瞿麦、黄芪、韭子、滑石、甘草、黄芩、榆白皮，共为末。气虚者，八珍汤。加杜仲、牛膝、倍茯苓。

膏淋 似淋非淋，小便色如米泔，或如鼻涕，此精浊俱出，精塞溺道，故欲出不快而痛，鹿角霜丸鹿角霜、茯苓、秋石，等分为丸，服五钱，沉香丸沉香、黄芪、磁石、滑石、肉苁蓉、荆芥穗，等分，丸服三钱酒下，海金沙散海金沙、滑石各一两、甘草二钱，灯心汤调末服二钱，菟丝子丸菟丝子、桑螵蛸、泽泻，丸服二钱，大沉香散，皆可随证选用。

冷淋 多属肾虚，肉苁蓉丸肉苁蓉、熟地、山药、石斛、牛膝、官桂、槟榔各五钱，附子、黄芩各一两，黄连七钱五分，细辛二钱五分，甘草二钱五分，丸服二钱，盐汤下，泽泻散泽泻、鸡苏、石韦、赤苓、蒲黄、当归、琥珀、槟榔各一两，官桂、枳壳、桑螵蛸各五钱，为末，木通汤调服三钱，金匮肾气丸。

胞痹 风寒湿邪气客于胞中，则气不能化出，故胞满而水道不通，小腹膀胱按之内痛。若沃以汤，涩于小便。足太阳经，直行者，上交巅，入络脑，下灌鼻，则为清涕也，肾着汤、肾沥汤、巴戟丸。

热在上焦，口渴，小便不利麦冬、片芩、山栀、花粉、滑石、甘草梢、瞿麦、车前、赤苓、泽泻、陈皮、灯心。**热在下焦，口不渴，小便不利**黄柏、知母、牛膝、石斛、甘草梢、赤苓、车前、木通、泽泻、灯心。**痛甚者**，二神散海金沙二钱，滑石三钱，灯心汤调下。

痰热隔滞中焦，阻塞升降，气不运行，二陈汤探吐。

脉候 盛大而实者生，虚小而涩者死。少阴脉数，妇人则阴中生疮，男子则气淋。

溲 血

经曰：悲哀太甚，则胞络绝，胞络绝，则阳气内动，发为心下崩，数溲血也。虚阳内发，则心血下注如崩，令人数溲其血也。

按小便出血，多由思虑伤心。心与小肠热甚，故阴血错经妄行。其血出，涩痛者为血淋，不痛者为溲血。有因血虚者，有过伤精血所致者。大抵小便血，则小肠气必闭，气闭故小便难。凡津道之顺逆，皆一气之通塞为之也。凡小便血，难速效，血淋尤为难治。外有尿管，内出血者，专主湿热郁积。用二妙散加牛膝、山栀、琥珀、木通。溲血，血淋初起，俱用辰砂益元散，五苓加瞿麦、赤芍、郁金、牛膝、木通、山栀、生地、归尾，木香少许行气。如不效，小蓟饮加车前、陈皮、麦冬、牛膝。好色之人，用滋阴补肾丸为君，量加前项药。

茎中痛，宜用前药倍琥珀，甘草梢、牛膝、地榆。

血虚所致，宜四物汤。牛膝膏为主，量加别药。

血流太甚，权施劫剂，蒲黄散主之。

遗溺小便不禁

经曰：督脉生病为遗溺，肝所生病为遗溺，督与肝，二经并循阴器，系廷孔，病则营卫不至，气血失常，莫能约束水道之窍。**膀**

胱不约为遗溺。手太阴之别，名曰列缺。其病虚，则欠呿①，小便遗数。凡三焦虚，则膀胱亦虚，故不约也。肺从上焦，通调水道，下输膀胱。而肾又上连于肺，两脏为子母，母虚子亦虚，此言上中下三焦气虚，皆可以致遗溺也。

按世俗之治小便不禁者，但知补涩而已，不知《内经》论肝、督、膀胱之病，不指为何邪所干，则知七情六气，皆能为病也。又手太阴虚者，为子母相关之病。则知所生、所胜、所不胜之五邪，皆足以为痛。总其要而言，肺者主气，以下降生水，以下输膀胱者，津液藏焉，气化则能出。水泉不止者，膀胱不藏也。此两经者，实为总司。肺虚者，当补气。补中益气如不愈，当以黄柏、生地、麦冬清其热。膀胱虚者，为下虚，当涩脱。桑螵蛸、牡蛎之类。挟寒，韭子丸、固脬丸、菟丝丸之类。滑脱者，牡蛎丸。挟热者，白岳散或鸡肠散。更有睡则遗尿，皆责之虚。所以婴儿脬气未固，老人下元不足，多有此症。在婴儿挟热者十居七八，在老人挟寒者十居七八，此又不可不辨也，宜大菟丝子丸猪脬，炙，研碎，煎汤送下，更须审寒热为佐使。

阳气虚弱，小便不禁，桑螵蛸饮桑螵蛸三十个，鹿茸（酥炙）、黄芪各三两，牡蛎、人参、赤石脂各一两。

肾虚不禁，大菟丝子丸菟丝子、泽泻、鹿茸、石龙芮（去土）、肉桂、桑螵蛸、附子、石斛、熟地、茯苓、牛膝、肉苁蓉、续断、山萸、杜仲、沉香、巴戟、茴香、五味、川芎、补骨脂、荜澄茄、覆盆子、防风。

血虚不禁，逍遥散茯苓、白术、归身、白芍、柴胡、甘草。

阴痿，脚弱，便不禁，鹿茸散鹿茸、韭子、羊踯躅、附子、

---

① 欠呿（qū 区）：哈欠。

泽泻、桂心。

韭子丸韭子六两，鹿茸四两，肉苁蓉、牛膝、熟地、当归各二两，菟丝子、巴戟、杜仲、石斛、桂心、干姜各一两，盐汤下五十丸。

固脬丸菟丝子二两，茴香一两，附子、桑螵蛸各五钱，盐一钱五分。

鸡肠散黄鸡肠雄者四具（切破洗净），黄连、肉苁蓉、赤石脂、白石脂、苦参各三两，食前汤下。

妊娠尿出不知灸桑螵蛸、益智仁，为末，米饮下。或鸡毛灰末，酒服一匕。若脬中有热者，加逍遥散。气虚者，补中加益智。

产后小便不禁，此气血虚，不能制也。若因稳婆损脬者，八珍汤兼进补脬饮生黄丝绢一尺（剪碎），丹皮、白及各一钱，共为末，水一碗，煮至绢烂如饧，空心顿服，服时不得作声，作声即不效。

若膀胱气虚，当补脾肺。若膀胱阴虚，当补肺肾。

闭 癃

经曰：肝足厥阴之脉，过阴器，所生病者闭癃。督脉者，女子入系廷孔即溺窍。其孔，溺孔之端也。孔之上际谓之端，乃督脉外起之所。其男子循茎下至篡①，与女子者，此生病不得前后二便俱闭。膀胱不利为癃，不约为遗溺。不约，不能约束、收摄也。三焦并太阳之正正脉，入络膀胱，约下焦，实则闭癃，虚则遗溺。

按闭与癃，二证也。新病为溺闭，盖点滴难通也；久病为溺癃，盖屡出而短少也。《内经》分肝与督脉、三焦与膀胱四

---

① 篡：原作"慕"，据《针灸甲乙经》卷二·奇经八脉第二改。

经。然太阳膀胱但主藏溺。其主出溺者，皆肝经及督脉，三焦也。又考膀胱为州都之官，津液藏焉，气化则能出矣。东垣治一人小便不通，服淡渗之药无效，因思淡渗气薄，皆阳药也，孤阳无阴，欲化得乎？以滋肾丸，群阴之剂，投之即愈。丹溪曰：吾以吐法通小便，譬如滴水之器，上窍闭则下窍无以自通，必上窍开而下窍之水出焉。气虚者，补中益气汤，先服后吐。血虚者，芎归汤，先服后吐。痰多者，二陈汤，先服后吐。气闭者，香附、木通探吐。更有瘀血而小便闭者，牛膝、桃仁为要药。《别录》云：小便不利，审是气虚，独参汤如神。由是观之，受病之源，自非一途。若不从望闻问切，察之明，审之当，而浪投药剂，几何不以人命为戏耶？

主气化者，太阴肺经也。肺燥不能生水，则气化不及州都，法当清金润肺车前、紫菀、麦冬、茯苓、桑皮之类。

如脾虚不运，精不上升，致肺不能生水，法当燥脾健胃苍术、白术、茯苓、半夏之类。

如肾水燥热，膀胱不利，法当滋肾涤热黄柏、知母、茯苓、泽泻、通草之类。

滋肾泻膀胱，名为正治。清金润燥，名为隔二治之。健胃燥脾，名为隔三之治。此上三治法也。

有水液只渗大肠小肠，因而燥竭者，宜以淡渗之品利之茯苓、猪苓、通草、泽泻之类。

有气滞不能通调水道，下输膀胱者，顺气为急枳壳、木通、橘红之类。

有实热者，非与纯阴之剂，则阳无以化，上焦热栀子、黄芩，中焦热黄连、白芍，下焦热黄柏、知母。

有大虚者，非与温补之剂，则水不能行，如金匮肾气、补中益气之类。虚甚，独参汤如神。

有气闭者，须探吐法。

妊妇胎满压胞，宜升举其气，补中益气汤探吐。

心经有热，唇焦面赤木通、连翘各三钱。

血结茎中痛牛膝五钱，当归三钱，黄芩二钱，日三服。

老人虚人，心气闭塞琥珀为末，人参汤下一钱，极效。

老人气虚黄芪、陈皮、甘草各一钱。

心虚客热赤苓、生地、桑螵蛸、地骨皮、黄芪、人参、五味、菟丝、甘草。

因服热药，便不利，脐下痛黄连、黄柏、甘草各一钱。

涂脐方独蒜一枚，栀子七个，盐花少许，右捣烂，绵纸上贴脐，良久即通。盐炒半斤，囊盛，分作二袋，更替熨少腹。

又法桃枝、柳枝、木通、川椒、白矾各一两，葱白七个，灯心一握，水三十碗，煎至十五碗。磁瓶热盛，熏外肾，周回围绕，勿令通风。

附小便黄赤

心肝有热黄芩、生地、木通，脾胃有热，消谷善饥黄连、甘草、陈皮、茯苓，脾肺虚补中加车前，尺脉虚涩，足胫逆冷附子、肉桂、熟地、茯苓、牛膝。

闭结大便不通

经曰：北方黑色，入通于肾，开窍于二阴。肾主五液，津液盛则大便调和。若饥饱劳役，损伤胃气，及过于辛热厚味，则火邪伏下血中，耗散真阴，津液亏少，故大便燥结。又有老年气虚，津液不足而结者，肾恶燥，急食辛以润之是也。

观《内经》之言，则知大便秘结，专责少阴一经。证状虽殊，总由津液枯干也。分而言之，有胃实、胃虚、热秘、冷秘、风秘、气秘之分。又有老年津液干，妇人产后亡血及发汗、利小便，病后血气未复，皆能秘结。但当补养气血，使津液生则自通。误用硝黄，多致不救。而巴豆牵牛，其害更速。如病证虽属阴寒，而脉实微燥，宜温暖药中略加苦寒，以去热燥，燥止勿加。其不敢用峻猛之药者，宜蜜煎导之。冷秘用酱生姜导之。有热用猪胆汁导之。久虚者，如常饮食法，煮猪血脏汤，加酥食之。血仍润血，脏仍润脏，此妙法也。每见江湖方士，轻用硝、黄、巴豆，伤人无算，不可不谨也。或久而愈结，或变为肺痿吐脓血，或饮食不进而死。

胃实而秘者，善饮食，小便赤，麻仁丸厚朴、白芍、枳实各半斤，大黄一斤，麻仁、杏仁各五两，七宣丸桃仁六两，柴胡、诃子皮、枳实、大黄、木香各五两，甘草四两，每服二十丸。

胃虚而秘者，不能饮食，小便清利，厚朴汤厚朴（姜汁浸透，炒）、陈皮、甘草、白术、半夏曲、枳实。

热秘者，面赤身热，六脉数实，肠胃胀闷，时欲得冷，或口舌生疮，四顺清凉饮大黄、甘草、当归、白芍、薄荷，润肠丸羌活、归尾、大黄、麻仁、桃仁，木香槟榔丸木香、槟榔、枳壳、郁李仁、杏仁、青皮、皂角、半夏曲，实者承气汤。

冷秘者，面白或黑，六脉沉迟，小便清白，喜热恶冷，藿香正气散茯苓、白术、紫苏、陈皮、桔梗、白芷、厚朴、藿香、甘草、大腹皮、半夏曲加官桂、枳壳。吞半硫丸熟半夏末、硫磺末，姜汁同熬，捣为丸。

气秘者，气不升降，谷气不行，其人多噫，苏子降气汤苏子、半夏、前胡、甘草、厚朴、陈皮、当归、沉香加枳壳，吞养正丹，如未效，佐以木香槟榔丸。

风秘者，风搏肺脏，传于大肠，小续命汤麻黄、人参、黄芩、白芍、杏仁、防己、防风、桂枝、川芎、甘草内去附子，倍白芍，加竹沥，吞润肠丸，或活血润肠丸。

老人津枯，产后亡血，及发汗，利小便，病后血气未复者，八珍汤加苏子、橘红、杏仁、肉苁蓉，倍当归。

俗医不分虚实，例用硝、黄、巴豆利药，下多则亡阳，愈下愈秘。不可不慎。

脉候 脉多沉伏而结。阳结脉沉实而数；阴结脉伏而迟或结。老人虚人便结而脉如雀啄者，不治。

虚 劳

经曰：阴虚生内热。肾水不足，则虚火燔灼。又曰：劳则喘，且汗出，内外皆越，故气耗矣。喘乃内越，汗乃外越，内外皆越，故气耗。又曰：有所劳倦，形气衰耗。劳则伤脾，故困倦无气，形气衰少。谷气不盛，脾虚不运。上①焦不行，下脘不通，而胃气热，热气熏胸中，故内热。肺主气，以下布。脾土虚，不能生肺金，则肺虚，气不下布。肾虚水不上升，故滞于中而作热。按《内经》之言，虚劳惟是血气两端。至巢氏分为五脏七情，又分为六极、二十三蒸、九十九种。凿空附会，用方错杂，使学者惑于多歧，自当以《内经》为式。经第于脾肾分主气血，何其约而该也。夫人之虚，不属于气，即属于血。五脏六腑，莫能外焉。又独举脾肾者，水为万物之元，土为万物之母，二脏安和，一身皆治，百病不生。夫脾具土德，脾安则土为金母，金实水源，且土不凌水，水安其位，故脾安则肾益安也。肾并水火，肾安则水不挟肝上从而凌土湿；火能益土，运行而化精微，故

---

① 上：原作"三"，据《素问·调经论》改。

肾安则脾益安也。孙思邈云：补脾不如补肾。许学士云：补肾不如补脾。两先生深知二脏为生人之根本，又知二脏有相赞之功能，故其说似背，其旨实同也。救肾者，必本于阴血。血主濡之，血属阴，主下降。虚则上升，当敛而抑之，六味丸是也。救脾者，必本于阳气。气主煦之，气为阳，主上升。虚则下陷，当升而举之，补中益气汤是也。近世治痨，专以四物汤加知母、黄柏，不知四物皆阴，行秋冬之气，非所以生万物者也。且血药常滞，非痰多、食少者所宜。血药常润，久行必致滑肠。黄柏、知母，其性苦寒，能泻火。名曰滋阴，其实燥而损血。名曰降火，其实苦先入心，久而增气，反能动火。至其败胃，所不待言。丹溪云：实火可泻，虚火可补。痨症之人，虚乎实乎，泻之可乎？大抵虚劳之症，补脾保肺，法当兼行。然脾喜温燥，肺喜清润。保肺则碍脾，补脾则碍肺。惟燥热而甚，能食而不泻者，润肺当急，而补脾之药不可缺也。若虚羸而甚，食少泻多，虽喘嗽不宁，但当以补脾为急，而清润之品宜戒矣。盖脾有生肺之能，肺无扶脾之力，故补脾之药尤要于保肺也。尝见劳症之死，多死于泄泻。泄泻之因，多因于清润。司命者能不为之兢兢耶？又如补肾理脾，法当兼行。然欲以甘寒补肾，其人减食，又恐不利于脾。欲以辛温快脾，其人阴伤，又恐耗其水。两者并衡，而脾较重者，以脾土上交于心，下交于肾故也。若肾大虚而势困笃者，又不可拘。要知滋肾之中，佐以砂仁、沉香，壮脾之中，参以五味、肉桂，随时活法可耳。又如无阳则阴无以生，无阴则阳无以化，宜不可偏也。东垣曰：甘温能除大热。又曰：血脱则补气。又曰：独阴不长。春夏之温，可以发育。秋冬之寒，不能生长。虚者必补以人参之甘温，阳生阴长之理也。且虚劳症，受补者可治，不受补者不可治。故葛可久治痨，神良素著，所垂十方，用参者十之七。丹溪专主滋阴，今世所尚也。然其所述治痨方案，用参者亦十之七。其不用参者，非新伤，必轻浅者耳。自好古肺热还伤肺、节斋服参必死之说，印定后人眼目。甘用苦寒，直至上呕下泄，犹不悔悟，良可悲已！不知肺经自有热者，肺脉按之而实，与参诚不相宜。若火来乘金者，肺脉按之而虚，金气大伤，正宜以参救肺。前哲有言曰：土旺而金生，勿拘拘于保肺，水壮而火熄，毋汲汲于清心，可谓洞达《内经》之旨，深窥根本之治者也。

曲运神机，则心劳而为虚汗怔忡。纵情房室，则肾劳而为骨蒸遗泄。恣睢①善怒，则肝劳而为痛痹拘挛。形冷悲哀，则肺劳而为上气喘嗽。动作伤形，思虑伤意，则脾劳而为少食多痰。形羸神倦，故劳者必至于虚，虚者必因于劳。

阳虚生外寒，阴虚生内热。阳盛生外热，阴盛生内寒。

土为金母，而金为主气之宫，故肺气受伤者，必求助于脾家。水为木母，而木为藏血之地，故肝血受伤者，必借资于肾府。

肺热者，轻手即得，略重全无，肺主皮毛也，日西尤甚。喘嗽，洒淅，缺盆痛，皮肤痛。

心热者，微按之皮毛之下，肌肉之上乃得，加力按之全不热，心主血脉也，日中尤甚。烦心，掌中热而哕，善忘善惊，不寐，筑筑然动，心胸间汗。

脾热者，轻手不热，重按亦不热，热在不轻不重之间，脾主肌肉也，遇夜尤甚。怠惰嗜卧，四肢无气，泄泻，小便闭，面黄，口干，吐逆，不嗜食，不化食，善饥，当脐痛，腹胀肠鸣，肉肿

---

① 恣睢（zìsuī 字虽）：放纵，放任。

足肿。

肝热者，按至肌肉之下、骨之上乃得，肝主筋也，寅卯时尤甚。多怒多惊，便难，转筋挛急，四肢困热，筋痿头痛，耳聋颊肿，面青目痛，两胁痛，小腹痛，呕逆作酸，睾疝冒眩。

肾热者，轻手不热，重按至骨乃热，肾主骨也，亥子时尤甚。腰膝脊俱痛，耳鸣遗泄，二便不调，骨痿不能起，眵中青，面黑口干，咯血，饥不欲食，腹大胫肿，臀股后痛，小腹气逆，下肿肠澼，手指青黑，足下热，厥逆嗜卧。

虚损之疾，有寒有热，皆由虚而感也。感寒则损阳，阳虚则阴盛，故损自上而下，一损损于肺，故皮聚而毛落；二损损于心，故血脉虚弱，不能荣养脏腑，妇人则月水不通；三损损于胃，故饮食不为肌肤也。感热则损阴，阴虚则阳盛，故损自下而上，一损损于肾，故骨痿不能起于床；二损损于肝，故筋缓不能自收持；三损损于脾，故饮食不能消克也。心肺损则色弊，肝肾损则形痿，脾胃损则谷不化。

五脏虽皆有劳，心肾为多。心主血，肾主精，精竭血燥，则劳成矣。惟当温养滋补，调心益肾。桂附峻烈，内无精血，不足当此猛剂，适足以发其虚阳。然不可畏热，而纯用凉药伤胃。夫过用热药者，犹釜中无水而进火也。过用冷药者，犹釜下无火而添水也。非徒无益而又害之。宜十全大补、建中养荣等汤选用。

症有阴虚，有阳虚。如水亏者，阴虚也，只宜大补真阴，切不可再伐阳气。火虚者，阳虚也，只宜大补元阳，切不可再伤阴气。盖阳气不足，而复伐其阴，阴亦损矣。阴已不足，而再伤其阳，阳亦亡矣。故治虚之要，凡阴虚多热者，最嫌辛燥，恐助阳邪也；尤忌苦寒，恐伐生气也。惟喜纯甘壮水之剂，补阴以配阳，则刚为柔制，虚火自降，而阳归乎阴矣。阳虚多寒者，最嫌凉润，恐助阴邪也，尤忌辛散，恐伤阴气也。只宜甘温益火之品，补阳以配阴，则柔得其主，沉寒自敛，而阴从乎阳矣。是以气虚者，宜补其上；精虚者，宜补其下；阳虚者，宜补而兼暖；阴虚者，宜补而兼清，此故阴阳之治辨也。又如阳失阴而离者，非补阴何以收散失之气？水失火而败者，非补火何以苏随绝之阴？此又阴阳相济之妙用也。故善补阳者，必于阴中求阳，则阳得阴助而生化无穷；善补阴者，必于阳中求阴，则阴得阳升而泉源不竭。故以精气分阴阳，则阴阳不可离；以寒热分阴阳则阴阳不可混，此又阴阳邪正之离合也。知此则阴阳和而生道得矣。

何柏斋云：虚损之微者，真火尚存，服寒凉药尤可。虚损之甚者，真火已亏，药以寒凉，岂能使之化为精血，以补其虚乎？虚损之症，皆下寒上热，盖所谓水火不交者也。上焦方苦烦热，得寒凉之药则暂快，遂以为药之功，故喜服之。不知寒凉之药，不久即下注，下注则下元愈寒，火邪为寒所逼而上行，则上焦复热愈甚。辗转反覆，遂至沉锢而不可救。是则以寒凉补阴，非徒无益而且有损，士夫盖阴受其害而不知也。

脉数为热固矣。而凡虚损之候，阴阳俱伤，气血败乱，脉必急数。愈数者愈虚，愈虚则愈数。若以为热而用寒凉，轻者重，而重者毙矣。

左尺独虚者六味丸，壮水之主以制阳光；右尺独虚者八味丸，益火之源以消阴翳。以甘凉之品，行降收之令，是为初起者设也。若久病而百脉空虚，虚火亢炎，非甘温之品不能复其真元，异功散是也。非沾濡之物不能润其枯朽，地黄丸是也。少气懒言，目昏面赤，宜生脉散同甘桔汤频频啜之。

劳症久嗽，咽痛失音，此是下传上也；不嗽不痛，溺浊脱精，此是上传下也，均非吉兆。形色尪羸，阳事不禁，脉细无根，脉数无伦，死在旦夕。面色不衰，肌肤不瘦，外如无病，内实虚伤，俗名桃花痊。须察其现在何症、何脏受伤而后治也。

吐血 上盛下虚，血随气上，法当顺气，气降则血归经矣。苏子降气汤：苏子、半夏、甘草、前胡、肉桂、当归、厚朴、陈皮、姜、枣、煎。脉来微软，精神困倦，是气虚不能摄血。人参、附子或独参汤。脉洪有力，精神不倦，胸中满痛，或吐血块，宜生地、赤芍、当归、丹皮、丹参、桃仁、大黄之属。从大便导之。血以上出为逆，下出为顺。苟非大虚泄泻者，当行之以转顺为逆，此釜底抽薪之妙法。若吐血已多，困倦虚乏者，不可行也。

吐多而急欲止之，生地、当归、丹皮、赤芍煎汤，入童便、藕汁各一钟，血余炭二钱，墨汁五分调匀热服。怒气伤肝者，丹皮、白芍、木香之属。劳心者，莲子、糯米、柏仁、茯神、远志、枣仁之属。酒伤者，干葛、茅花、侧柏、荆芥穗之属。饮食伤胃者，白术、陈皮、甘草、谷芽、砂仁之属。劳力者，苏子降气汤加阿胶。吐血色黯，脉迟而寒者，理中汤。血证既久，古人多以胃药收功，四君之类。

嗽血 涎唾中有少血散漫者，此肾虚火炎之血也六味地黄汤加童便、阿胶。血如红缕，痰中嗽出者，此肺血也二冬、二母、白及、阿胶、甘草、桔梗、苡仁、紫菀、百合。肺伤者，其人劳倦人参救肺散。肺痿吐脓血苡仁煮粥。肺痈桔梗、苡仁、黄芪、贝母、陈皮、金银花、草节、白及、甜葶苈。

咯血 不嗽而血从咯出，此肾血也。地黄、牛膝、丹皮、茯苓、当归、青黛、元参、童便。

咳嗽 有声无痰曰咳，肺因火烁也，新定清宁膏麦冬、生地、橘红、桔梗、元眼、甘草、苡仁、川贝。有痰有声曰嗽，脾受湿侵也，二陈汤。脾虚倦怠者，六君子汤。

吐血分五脏：

因悲忧所致咳嗽血者，出于肺经。二冬、二母、甘桔、黄芩主之。

因思虑所致痰涎血者，出于脾经。石斛、葛根、生地、丹皮、甘草、陈皮、茯苓、黄芪主之。

因惊所致而吐血者，出于心经。丹皮、麦冬、山药、茯神、当归、生地主之。

因怒所致而吐血者，出于肝经。柴胡、白芍、丹皮、山栀、生地、枣仁主之。

因房劳而咯血者，出于肾经。生地、远志、丹皮、茯苓、阿胶、知母、黄柏主之。

中气失调，邪热在中而呕血者，出于胃。犀角、地黄、丹皮、甘草、玄明粉主之。

阳症血色鲜红，阴症血色猪肝。

七情妄动，形体疲劳，阳火相迫，遂至错行。其脉洪，口渴便结者，宜行凉药。若使气虚挟寒，阴阳不相为守，血亦妄行，必有虚冷之状。盖阳虚阴必走也，血从九窍齐出，乃脱也发炭、大蓟汁、人参汤调服止之。

气有余便是火，血随气上，补水则火自降，顺气则血不升，生地、牛膝、丹皮补水之药也；苏子、橘红、沉香顺气之药也；童便者，浊阴归下窍，兼有行瘀之能；藕汁者，达血使无滞，兼有止涩之功。

血有从牙齿嘴腮流出者，则滋水降火，引下部。又有下焦皮破，流出不止者，则补水顺气，用升提，总以人参为主。

血**热**则生地、丹皮、黄连、黄芩，**血寒，色黯，脉迟**则八味理中之属。

血热者用凉血炭、山栀炭、黄连炭之类，血瘀者用行血炭、大黄炭、漆炭、灵脂炭，血寒者用温血炭、干姜炭之类，血滑用涩棕榈炭、荷叶炭之类，血虚用补发炭、地黄炭之类，至于山漆、郁金行血中之气，花蕊石能化瘀血为水，侧伯叶凉血中之热，大、小蓟行血中之滞，茅根导之下行，百草霜取其黑色，能制红色。

补方拯阴理劳汤生地、当归、麦冬、白芍、五味、甘草、苡仁、橘红、丹皮、莲子、人参六分。

拯阳理劳汤人参、黄芪、肉桂、当归、白芍、甘草、陈皮、五味子。此上二方，李士材先生新定。

十全大补汤人参、白术、茯苓、黄芪、当归、川芎、白芍、甘草、熟地、肉桂。

还少丹山药、牛膝、远志、山萸、茯苓、五味、巴戟、肉苁蓉、石菖蒲、楮实、杜仲、舶茴香、枸杞、熟地。

酸枣仁汤枣仁、远志、黄芪、人参、当归、茯苓、茯神、陈皮、甘草、莲肉，治心肾不交，精血虚耗。

温肺汤人参、甘草、半夏、肉桂、干姜、橘红、木香。

凉肺汤知母、贝母、天冬、麦冬、黄芩、橘红、甘草、桑皮。

温肾丸熟地、杜仲、菟丝子、石斛、黄芪、续断、肉桂、磁石、牛膝、沉香、五加皮、山药。

凉肾丸生地、赤苓、元参、远志、知母、黄柏。

人参养荣丸白术、人参、陈皮、黄芪、桂心、当归、白芍、甘草、熟地、五味、茯苓、远志。

人参饮人参、五味、黄芪、麦冬、白芍、当归、甘草。

死证 不服参芪，不受补者死；痨嗽声哑者死；一边不能卧者死；久泻者死；大肉去者死；吐浅血红似肉似肺者死咳白血。

脉法 久病沉细而数者死；左手脉细，右手浮大劲急，为正虚邪盛，必死；脉结者，三年内死；脉代者，三月内死。虚损脉必数，不可概言热。

水火阴阳论附

水火宜平不宜偏，宜交不宜分。火性炎上，故宜使之下，水性就下，故宜使之上。水上火下，名之曰交。交者生之象，不交者死之象也。故大旱物不生，火偏盛也。大涝物亦不生，水偏盛也。煦之以阳光，濡之以雨露，水火和平，物将蕃滋，自然之理也。人生之水火，即阴阳也，即气血也。无阳则阴无以生，无阴则阳无以化。然物不生于阴，而生于阳，譬如春夏生而秋冬杀也。又如向日之草木易荣，潜阴之花卉善萎也。故血气俱要，而补气在补血之先；阴阳并需，而养阳在滋阴之上。此其义，即天尊地卑，夫唱妇随之旨也。若同天于地夷，夫于妇反，不得其平矣。俗医未克见此，而役役于滋阴，战战于温补。亦知秋冬之气非所以生万物者乎？何不以天地之阴阳通之？

咳　嗽

有痰有声曰咳嗽；有声无痰曰咳，肺由火烁；有痰无声曰嗽，脾受湿侵。

经曰：五脏六腑皆令人咳，非独肺也。皮毛者，肺之合也，肺主皮毛，肺为内应，而皮毛为外合。皮毛先受邪气，邪气以从其合也。人与天地相参，故五脏各以其时治时感于寒，受病微则为咳，甚则为泄为痛。在表，则身痛，在里则腹痛，此言外内合邪也。乘秋则肺先受邪，乘春则肝先受之，乘夏则心先受之，乘至阴则脾先受之，乘冬则肾先受之。四脏各以其时受病。肺咳之状，咳而喘息有音，甚则吐血。随咳而出为吐，与呕血、咯血不同。心咳之状，咳则心痛，喉中介介如梗状，甚则咽肿喉痹。肝咳之状，咳则两胁下痛，甚则不可以转，转则两胠下满。脾咳之状，咳则右胠下痛，阴阴引肩背，甚则不可以动，动则咳剧。右胠痛者，阴土之气应于坤，出西南也。又胃之大络，名曰虚里，贯膈络肺，出于左乳下，乃阳土之气应乎艮，而出东北者也。肾咳之状，咳则腰背相引而痛，甚则咳涎。

五脏之久咳，乃移于六腑。脾咳不已，则胃受之。胃咳之状，咳而呕，呕则长虫出。蛔居肠胃之中，呕甚，则随气而上出。肝咳不已，则胆受之。胆咳之状，咳呕胆汁。苦也。肺咳不已，则大肠受之。大肠咳状，咳而遗失即遗矢。心咳不已，则小肠受之。小肠咳状，咳而失气，气与咳俱失。肾咳不已，则膀胱受之。膀胱咳状，咳而遗溺。久咳不已，则三焦受之。三焦咳状，咳而腹满，则不欲食饮。三焦火衰，不能生土，故腹满。此皆聚于胃，关于肺，使人多涕唾，而面浮肿气逆也。此总结诸咳之症。咳嗽烦冤者，肾气之逆也。肾虚而龙火亢上，乘金而为咳嗽。烦热冤苦，此虚劳之候也。

按：咳虽肺病，五脏六腑皆能致之。总其纲领，不过内伤外感而已。风寒暑湿伤其外，则先中于皮毛。皮毛为肺之合，肺邪不解，他经亦病，此自肺而后传于诸脏也。劳欲情志伤其内，则脏气受伤，先由阴分而病及上焦，此自诸脏而后传于肺也。自表而入者，病在阳，宜辛温以散邪，则肺清而咳愈。自内而生者，病在阴，宜甘以壮水，润以养金，则肺宁而咳愈。大抵治表者，药不宜静，静则留连不解，变生他病，故忌寒凉收敛，如经所谓肺欲辛是也。治内者，不宜动，动则虚火不宁，燥痒愈甚，故忌辛香燥热，如经所谓辛走气，气病无多食辛是也。然治表者，虽宜动以散邪，若形病俱虚者，又当补中气而佐以和解。倘专于发散，恐肺气益弱，腠理益疏，邪乘虚入，病反增剧也。治内者，虽宜静以养阴，若命门火衰，不能归元，则参芪桂附在所必用，否则气不化水，终无补于阴也。至夫因于火者宜清，因于湿者宜利，因痰者消之，因气者理之。若老人虚人，皆以温养脾肺为主，稍兼治标可也。

肺咳，麻黄汤麻黄、杏仁、半夏、桂枝、甘草、橘红。

心咳，桔梗汤。

肝咳，小柴胡汤柴胡、黄芩、半夏、甘草、人参。

脾咳，升麻汤升麻、苍术、麦冬、麻黄、黄芩、石膏、淡竹叶。

肾咳麻黄附子细辛汤。

胃咳乌梅丸。

胆咳黄芩加半夏生姜汤。

大肠咳赤石脂禹余粮汤、猪苓分水散。

小肠咳芍药甘草汤。

三焦咳钱氏异功散。

感风　恶风自汗，流涕脉浮桂枝汤加防风、杏仁、前胡、细辛。

感寒　恶寒无汗，流涕脉紧二陈汤加紫苏、干葛、杏仁、桔梗。

春月，为风寒所伤，头痛声重，金沸草散麻黄、前胡、甘草、半夏、赤芍、旋覆花、荆芥穗。

夏月，喘嗽，面赤脉洪，黄连解毒汤黄连、生地、知母、甘草。

秋月，身热，自汗，便赤，脉虚有火，白虎汤石膏、知母、甘草、粳米。加参即人参白虎汤。

冬月，风寒，形气病气俱实者，加减麻黄汤麻黄、杏仁、半夏、桂枝、甘草、苏叶、橘红、姜。

感湿者，身体重痛，白术汤白术一味，酒煎服。

饮冷致嗽，紫菀饮。

食积痰嗽二陈汤加瓜蒌、卜子、山楂、枳实、神曲。嗽吐，痰食俱出二陈汤加木香、杏仁、细辛、枳壳。

声哑，外感寒包热者细辛、半夏、生姜、辛以散之。虚痨，火来乘金，为坏症，宜壮水清金。

咳而上气，喉中水鸡声，射干麻黄汤射干、细辛、紫菀、麻黄、生姜、半夏、五味、大枣。

咳嗽烦闷，八味丸、安肾丸肉桂、乌头、桃仁、巴戟、山药、白蒺藜、茯苓、石斛、草薢、白术、苁蓉、补骨脂。

经年久嗽，服药不效，余无他症，与虚痨异者，一味百部膏。

肺胀喘嗽，鼻扇肩抬，越婢①加半夏汤麻黄、石膏、生姜、甘草、半夏、大枣。

定喘止嗽，观音应梦饮人参一钱，胡桃二枚（去壳留衣），姜五片，枣二枚，卧时煎服。

脉候 脉出鱼际，为逆气喘息，浮直而泻者易治。气逆脉数，有热不得卧，难治。上气喘嗽，面肿肩息，脉浮大者死。久嗽脉弱者生，实大数者死。咳而脱形，身热脉小，坚急以疾者，过十五日死。羸瘦，脉形坚大者死。脉沉紧者死。咳而呕，腹满泄泻，脉弦急欲绝者死。

---

① 婢：原作"脾"，据《金匮要略·肺痿肺痈咳嗽上气》改。

喘证 短气附后

经曰：诸病喘满，皆属于热。热则息数气粗。劳则喘息汗出。邪入六腑，则身热，不时卧，上为喘呼。阳邪在表，故身热，不能以时卧。邪盛则实，故为喘呼。二阳之病发心脾，其传为息贲。二阳，胃与大肠也。胃腑病，必传于脾脏。脾受伤，必窃母气以自救，其心亦病也。土不能生金，而心火复刑之，则肺伤，故息上奔而喘急。肾者水脏，主津液，主卧与喘也。肾水不足，虚火上越，则不得静而卧，乃动而喘也。喘咳者，是水气并阳明也。土虚不能制水，则水邪泛溢，并于胃腑，气道不利，故为喘咳。夜行则喘出于肾，阴受气于夜，主静。淫气病肺。阴伤则阳胜，故病肺。有所堕恐，喘出于肝，伤筋损血。淫气害脾。木淫乘土。有所惊恐，喘出于肺，肺脏气惊，则其散乱。淫气伤心。心藏神，气乱则神伤。渡水跌仆，喘出于肾与骨。水气通于肾，跌仆伤骨。

按经之论喘虽多，究不越于火逆上而气不降也。挟虚者亦有数条，非子母情牵，即仇雠肆虐，害乎肺金之气。使天道不能下济而光明者，孰非火之咎耶？火一而虚实则分。丹溪曰：实火可泄，芩连之属。虚火可补，参芪之属。每见世俗一遇喘家，纯行破气。于太过者，当矣。于不及者，可乎？此症因虚而死者十之九，因实而死者十之一。治实者攻之即效，无所难也。治虚者补之未必即效，须悠久成功，其间转折进退良非易也。巢氏、严氏止言实热，独王海藏云若肺气果盛则清肃下行，岂复为喘？皆由火烁真气，致气衰而喘。所谓盛者，非肺气也，肺中之火也。斯言高出前古。惜乎！但举其端，未能缕悉，请得而详之。

气虚而火入于肺者，补气为先六君子汤、补中益气汤。

阴虚而火来乘金者，壮水为急六味地黄丸。

风寒者，解其邪，三拗汤麻黄、杏仁、甘草。华盖散麻黄、苏子、杏仁、桑皮、赤苓、橘红、甘草。

湿气者，利其水，渗湿汤苍术、白术、甘草、茯苓、干姜、橘红、丁香。

暑邪者，涤其烦，白虎汤、香薷汤。

肺热者，清其上天冬、麦冬、贝母、知母、甘草、桔梗、黄芩、栀子。

痰壅者，消之，二陈汤。

气郁者，疏之，四七汤半夏、茯苓、紫苏、厚朴、姜、枣。

停饮者，吐之，吐之不愈，宜木防己汤木防己、石膏、桂枝、人参。

火实者，清之，白虎汤加瓜蒌仁、枳壳、黄芩，此方神效。

肺痈而喘，保金化毒苡仁、甘草节、桔梗、贝母、防风、橘红、麦冬、金银花。

肺胀而喘，利水散邪。肺胀之状，咳而上气，喘而烦躁，目如脱状。脉浮大者，越婢加半夏汤麻黄、石膏、生姜、甘草、半夏、大枣，脉浮者心下有水，小青龙汤麻黄、白芍、桂枝、细辛、甘草、五味、半夏、干姜，加石膏。

肾虚火不归经，导龙入海，八味丸。肾虚，水邪泛溢，逐水下流，宜金匮肾气丸。

稠痰壅盛，体肥而喘橘红、半夏、杏仁、黄芩、瓜蒌仁、甘草、皂角。别有哮证，似喘而非喘，呼吸有声，由痰火郁于内，风寒束其外，〔批〕不尽如此，读者勿执。或因坐卧寒湿，或因酸咸过食，或因积火熏蒸，〔批〕肺寒者甚多。病久难除。宜避风寒，节厚味。禁用凉剂，恐风邪难解；禁用热剂，恐痰火易升。〔批〕有宜热者。理气疏风，勿忘根本为善也宜苏子、枳壳、桔梗、防风、半夏、瓜蒌、茯苓、甘草。如冬月风甚加麻黄，夏月痰多加石膏，挟寒者多用生姜。又方：麻黄、白果、甘草。

短气者，似喘而无痰声，呼吸急而不能接续。肺壅而不下，气虚之极也。补肺益气为主。

凡病将危者，必气促似喘，仅呼吸于胸中数寸之间。盖真阴绝于下，孤阳浮于上，此气短之极也。于此欲平之，随扑而灭矣。

脉候　喘脉宜浮迟，不宜急疾。脉数有热，不得卧者死。面浮肩息，脉浮大者死。右寸沉实而紧，为外感寒邪。亦有俱伏者，宜发散。

汗　证

寐则汗出，醒则收者为盗汗。不分寤寐，不因动作，自然汗出者，为自汗。

经曰：阳气有余为身热无汗，阴气有余为多汗身寒。血之与气，异名同类，故夺血者无汗，夺汗者无血。血汗同夺，主死。肾病者，寝汗憎风。饮食饱甚，汗出于胃。惊而夺精，汗出于心。持重远行，汗出于肾。疾走恐惧，汗出于肝。摇体劳苦，汗出于脾。

按心之所藏，在内者为血，在外者为汗。汗者心之液也，而肾主五液，故汗证未有不由心肾虚而得者。心，阳也，阳虚不能卫外而为固，则外伤而自汗。肾，阴也，阴衰不能营内而退藏，则内伤而盗汗。然二者之汗，各有冷热之分。因寒气乘阳虚而发者，所出之汗必冷；因热气乘阴虚而发者，所出之汗必热。虽然，热火过极，亢则害，承乃制，反兼胜己之化而为冷者亦有之，此又不可不察也。

肺主气，又主皮毛，司腠理，肺虚则表不能卫而自汗。邪在于内，则玄府不闭而汗从肾府出；邪在于表，则腠理不肥而汗从经络出。

脏腑之阴，拒格卫气，浮散于外，无所依从则汗出。胃虚，水谷气脱散者，汗自出。

阴虚阳必凑，故发热自汗，当归六黄汤当归、生地、熟地、黄柏、黄芩、黄连、黄芪。

阳虚阴必乘，故发厥自汗，黄芪建中汤黄芪、白芍、姜、甘草、肉桂、枣。

肺虚者，固其皮毛，黄芪六一汤黄芪六两，甘草一两，每服五钱，枣一枚。

心虚者，益其血脉，当归六黄汤。

肝虚者，禁其疏泄白芍、枣仁、乌梅。

肾虚者，助其封藏山萸、龙骨、牡蛎、骨皮、远志、五倍子、何首乌。

津脱者，汗大泄，宜调卫汤。

痰疾汗自出，痰消汗自止，理中降痰汤。

火气上蒸，胃湿作汗，凉膈散。

气不顺则汗，小建中汤加木香、姜、芍药、官桂、炙甘草、枣。

饮酒中风，则为漏风而多汗，白术散白术、牡蛎、防风。

病余，血气俱虚，十全大补汤。

心孔一片有汗，别处无汗，此因思虑伤心脾也雄猪心一具（破开，带血入人参、归身各一两，缝定煮熟，去药空心），仍以艾汤调茯苓末服。服诸止汗药无效，但理心血，汗乃止，心经血少，不镇摄也，十全大补汤加枣仁、远志、北五味。

头汗出，齐颈而还，血症也。额上偏多者，首为六阳所会，故蒸热而汗也。左颊属肝，右颊属肺，鼻属脾土，颏属肾，额属心。三焦之火，涸其肾水，沟渠之水，迫而上属于心，故额偏多而为血虚丹参、当归、地黄、枣仁、茯神、黄芪、白芍、圆眼。手足汗，气热者黄连、白芍、牡蛎。气弱者十全大补。挟风痰加川乌、白附子。伤寒盗汗，邪在半表半里，非杂病之责其阴虚也小柴胡汤。汗出如珠如胶，淋漓而揩拭不逮者，不治。

脉候 肺脉软而散者，当病灌汗。肺脉缓甚为多汗。尺涩脉滑为多汗。尺肤涩而尺脉滑，主阴伤也。

痰 饮

五痰，稠浊者为痰。五饮，清稀者为饮。

经曰：太阴在泉，湿淫所胜，民病饮积。又曰岁土太过，雨湿流行，甚则饮发。又土郁之发，太阴之复，皆病饮发。

按《内经》叙痰饮四条，皆因湿土为害，故先哲云脾为生痰之源。又曰：治痰不理脾胃，非其治也。夫饮入于胃，游溢精气，上输于脾，脾气散精，上归于肺，通调水道，下输膀胱，水精四布，五经并行，何痰之有？惟脾土虚湿，清者难升，浊者难降，留中滞膈，淤而成痰。故治痰先补脾，脾复健运之常，而痰自化矣。析言之，痰有五，饮亦有五，证各不同，治法迥别，稍或不详，为害不浅。如脾肺二家之痰，尤不可混。脾为湿土，喜温燥而恶寒润，故二术星夏为要药。肺为燥金，喜凉润而恶温燥，故二母二冬地黄桔梗为要药。二者易治，鲜不危困。每见世俗恶半夏之燥，喜贝母之润，一见有痰，便以贝母投之。若是脾痰，则土气益伤，饮食顿减矣。即是肺痰，亦勿过于凉润以伤中洲，稍用脾药以生肺金，方为善治。故曰治痰不理脾胃，非其治也。

五　痰

在脾经者，名曰湿痰。脉缓面黄，肢体沉重，嗜卧不收，腹胀食滞，其痰滑而易出者，二陈汤半夏、橘红、茯苓、甘草，白术丸白术、南星、半夏为丸。姜汤服四钱。挟虚者，用六君子汤人参、白术、茯苓、甘草、橘红、半夏。挟食者，保和丸山楂、半夏、橘红、神曲、卜子、麦芽、茯苓、连翘、黄连。酒伤者，白蔻、干葛。挟暑者，消暑丸半夏、甘草、茯苓、姜汁煮糊丸。

在肺经者，名曰燥痰又名气痰。脉涩面白，气喘促，洒淅寒热，悲愁不乐，其痰涩而难出，利金汤桔梗、贝母、陈皮、姜、枳壳、茯苓、甘草，润肺饮贝母、花粉、桔梗、麦冬、甘草、橘红、茯苓、生地、知母。

在肝经者，名曰风痰。脉弦面青，四肢满闷，便溺秘涩，时有躁怒，其痰青而多泡，水煮金花丸南星、半夏、天麻、雄黄、白面、姜汤，防风丸防风、川芎、天麻、甘草、朱砂，川芎丸川芎、薄荷、桔梗、甘草、防风、细辛。

在心经者，名曰热痰。脉洪面赤，烦热心痛，口干唇燥，时多喜笑，其痰坚而成块，小黄丸南星、半夏、黄芩、姜汁，天麻汤天花粉、黄连、竹叶，煎汤为丸，姜汤下。

在肾经者，名曰寒痰。脉沉面黑，小便急痛，足寒而逆，心多恐怖，其痰有黑点而多稀，姜桂丸南星、半夏、官桂等分为丸，姜汤下，胡椒理中丸胡椒、甘草、良姜、细辛、荜拨、陈皮、干姜、白术、款冬花，蜜丸米饮下。又八味丸。

五　饮

其人素盛今瘦，水走肠间，辘辘有声，名曰痰饮，心下冷极，以温药和之，桂苓甘术汤桂枝、茯苓、白术、甘草。

饮后水流在胁下，咳唾引痛，名曰悬饮，十枣汤。

饮水流于四肢，当汗不汗，身体疼重，名曰溢饮，大青龙汤麻黄、桂枝、甘草、杏仁、生姜、大枣、石膏汗之。

咳逆倚息，短气不得卧，其形如肿，名曰支饮，当利之，五苓散、泽泻汤泽泻，白术。

膈满呕吐，喘咳寒热，腰背痛，目泪出，其人振振恶寒，身瞤惕者，名曰伏饮，倍术丸白术、桂心、干姜、蜜丸，米饮下。

更有一种非痰非饮，时吐白沫，不甚稠黏，此脾虚不能约束津液，故涎沫自出，宜用六君子汤加益智仁以摄之。

脉候 肝脉软而散，色泽者，当病溢饮。偏弦为饮。浮而滑者为饮。沉而滑者悬饮。饮脉皆弦微沉滑。左右关脉实者，膈上有痰，可吐之。眼胞及眼下如烟煤者，痰也。痰得涩脉，难食。

痿 证

手足痿软而无力，百节缓缓而不收，名曰痿。

经曰：肺热叶焦，则皮毛虚弱急薄，热乘肺金，在内为叶焦，在外为皮毛虚弱急薄。着则生痿躄也。若热气留着不去，久则及于筋脉骨肉，即生痿躄。躄者，足弱不能行也。肺痿者，皮毛痿也。

心气热，则下脉厥而上，心火炎，故三阴在下之脉，亦皆厥逆而上。上则下脉虚，上逆则下虚。虚则生脉痿，枢折挈，四肢关节之处，如枢纽之折，而不能提挈。胫纵而不任地也。心痿者，脉痿也。

肝气热，则胆泄口苦，胆附于肝，肝热则胆泄，故口苦。筋膜绝，则筋急而挛，发为筋痿。筋膜受热，则血液干，故拘挛而为筋痿也。

脾气热，则胃干而渴，脾与胃以膜相连，而开窍于口，故脾热则胃干而口渴也。肌肉不仁，发为肉痿。脾主肌肉，热畜于内，则热气耗伤，故肌肉不仁，为肉痿。

肾气热，则腰脊不举，骨枯而髓减，发为骨痿。腰者肾之府，其脉贯脊，其主骨髓，故肾热则痿症见如此。肾痿者，骨痿也。

〔批〕此下言五脏之痿皆由肺热。

肺者，脏之长也，肺最高，故为脏长。**为心之盖也。**覆于心上，故为心盖。**有所失亡，所求不得，则发肺鸣，鸣则肺热叶焦。**失亡不得，则悲哀动中而伤肺，气郁生火，故呼吸有声，发为肺鸣。金脏病，失其清肃之化，故热而叶焦。**五脏因肺叶焦，发为痿躄。**肺主气，以行营卫，节制五脏，气热则五脏之阴皆不足，痿躄所由生也。**论痿者，独取阳明，何也？阳明者，五脏六腑之海，主润宗筋。**胃主纳水谷，化精微，以养表里，故为五脏六腑之海，而下润宗筋。宗筋者，前阴所聚之筋也，为诸经之会。**宗筋，主束骨而利机关也。**凡腰脊溪谷之筋，皆属于此，故主束骨而利机关。**冲脉，经脉之海也，主渗灌溪谷。**冲脉为十二经之海，故主渗灌溪谷。**阳明合于宗筋，**冲脉起于气街，并少阴之经，夹脐上行。阳明脉亦夹脐旁，去中行二寸，下行，故皆会于宗筋。**阴阳总宗筋之会。**宗筋聚于前阴。前阴，足之三阴，阳明、少阳及冲任督跷九脉之所会也。九者之中，阳明为脏腑之海，冲为经脉之海，此一阴一阳，总乎其间，故曰：阴阳总宗筋之会。**会于气街，而阳明为之长，**气街为阳明之正脉，故阳明独为之长。**皆属于带脉，而络于督脉①。**带脉起于季胁，围身一周，督脉起于会阴，分三歧为任冲而上行腹背，故诸经皆联属于带脉，支络于督脉也。**阳明虚，则宗筋纵，带脉不引，故足痿不用也。**阳明虚则血气少，不能润养宗筋，故弛纵。阳明宗筋纵，则带脉不能收引，故足痿不用，所以当治也。

---

① 督脉：原作"宗筋"，据《素问·痿论》改。

痿，重症也。经云病本，虽五脏各有，而独重太阴肺经。经云治法，虽诸经各调，而独重阳明胃经。所以然者，肺金体燥，居上而主气化，以行令于一身，畏火者也。五脏之热火熏蒸，则金被克而肺热叶焦，故致疾有五脏之殊，而手太阴之地，未有不伤者也。胃土体湿，居中而受水谷以灌溉于四肢，畏木者也。肺金之受邪失正，则木无制而侮其所胜。故治法有五脏之分，而足阳明之地未有或遗者也。夫既曰肺伤则治之亦宜在肺矣，而岐伯独取阳明，又何也？《灵枢》所谓真气所受于天，与谷气并而充身。阳明虚，则五脏无所禀，不能行血气，濡筋骨，利关节，故百体中随其不得受水谷处不用而为痿，不独取阳明而何取哉？丹溪云：泻南方，则肺金清而东方不实，何胃伤之有？补北方，则心火降而西方不虚，何肺热之有？斯言当矣。然胃虚减食者，当以芳香辛温之剂治之，若拘于泻南之说，则胃愈伤矣。宜藿香养胃汤。至于七情六淫，挟有多端，临病裁制可耳。病痿切宜断厚味，绝酒色，违者难治。丹溪云：肺热则不能管摄乎一身，脾伤则四肢不能为用，而诸痿作矣。

痿又有气虚、血虚、脾虚、肾虚、湿热、湿痰之不一。又有死血者，临病更宜详之。

肺热痿黄芪、天冬、麦冬、石斛、百合、山药、犀角、通草、桔梗、黄芩、山栀、杏仁、秦艽之类。

心气热，则脉痿铁粉、银箔、黄连、苦参、胆草、石蜜、牛黄、犀角、龙齿、秦艽、白鲜皮、丹皮、地骨皮、雷丸之属。

脾气热，则肉痿二术二陈汤、霞天膏之属。

肾气热，则骨痿，金刚丸草薢、杜仲、肉苁蓉、菟丝子，等分为丸。牛膝丸牛膝、草薢、杜仲、防风、肉苁蓉、白蒺藜、官桂、菟丝子各等分，为丸。加减四斤丸牛膝、天麻、木瓜、鹿茸、熟地、肉苁蓉、菟丝子、五味子各等分，为丸。**煨肾丸**牛膝、萆薢、杜仲、白蒺藜、防风、肉苁蓉、葫芦巴、补骨脂各等分，肉桂减半，为末，将猪腰制，同食法，和蜜杵为丸。

气虚 四君子汤①合二妙散。

血虚 四物汤、二妙散、**补阴丸**黄柏、知母、熟地、龟板、白芍、虎胫骨、陈皮、牛膝、锁阳、当归，冬加干姜。

湿热 **健步丸**羌活、柴胡、防风、川乌、滑石、泽泻、防己、苦参、肉桂、甘草、瓜蒌根加黄柏、苍术、黄芩**或清燥汤**黄芪、五味、黄连、神曲、猪苓、泽泻、柴胡、甘草、当归、苍术、白术、麦冬、陈皮、生地、茯苓、人参、升麻、黄柏。

湿痰 二陈二妙竹沥、姜汁。

脾虚 四君子、六君子、参苓白术散、**启脾丸**人参、陈皮、扁豆、神曲、山药、白芍、白术、茯苓、甘草、莲肉、麦芽、桔梗、元眼。

肾肝下虚足废 **补益肾肝丸**柴胡、羌活、生地、苦参、防己、附子、肉桂、当归，水糊丸，服四钱。**神龟滋阴丸**龟板、黄柏、知母、枸杞、五味、干姜、锁阳，猪脊髓为丸。**补益丸**白术、生地、龟板、锁阳、归身、陈皮、牛膝、干姜、黄柏、茯苓、五味、甘草、白芍、菟丝子、虎胫骨、紫河车。**虎潜丸**龟板、黄柏、知母、熟地、牛膝、白芍、锁阳、虎骨、当归、陈皮、干姜、附子。

死血 桃仁、穿山甲、红花、蓬莪术、四物汤。

食积 木香槟榔丸。食而有积，**三化汤**厚朴、大黄、羌活、枳实、承气汤，下数遍而愈。

脉候 脉宜虚濡，忌紧急。

---

① 四君子汤：原作"四物汤"，据文义改。

痹症 行痹 痛痹 着痹

经曰：风寒湿三气杂至，合而为痹也。痹者，闭也，三气杂合，则壅闭经络，血气不行，而为痹也。其风气胜者，为行痹。风者，善行而数变，故为行痹，行而不定，走注腰节疼痛，俗云流火是也。寒气胜者，为痛痹。寒气凝结，阳气不行，故痛楚异甚，俗云痛风是也。湿气胜者，为着痹。湿从土化，病多发于肌肉，肢体重着不移，或疼痛，或不仁，俗云麻木是也。以冬遇此者，为骨痹。以春遇此者，为筋痹。以夏遇此者，为脉痹。以至阴遇此者，为肌痹。以秋遇此者，为皮痹。此即风寒湿之行痹、痛痹、着痹，于所遇之时，及所客之处而命其名，非行、痛、着痹之外，又别有骨痹等项也。骨痹不已，复感于邪，内舍于肾；筋痹不已，复感于邪，内舍于肝；脉痹不已，复感于邪，内舍于心；肌痹不已，复感于邪，内舍于脾；皮痹不已，复感于邪，内舍于肺，各以其时，重感于风寒湿也。舍者，邪入而居之也。病久不去，而复感于邪气，必更深，故入诸脏。

肺痹者，烦满喘而呕。肺在上焦，其脉循胃口，故为烦满喘而呕也。

心痹者，脉不通，烦则心下鼓，暴上气而喘嗌干，善噫，厥气上则恐。心合脉，痹故脉不通。厥气，阴气也。心火衰则乘之，故神怯而恐。

肝痹者，夜卧则惊，多饮，数小便，上为引如怀。肝藏魂，痹则魂不安。肝脉下者过阴器，抵少腹，上者循喉咙之后，上入颃颡，故为症如此。

肾痹者，善胀，尻以代踵，脊以代头。肾者，胃之关。痹则阴邪乘胃，故善胀。肾脉入跟中，上腨内，贯脊，故足挛不能伸，身偻不能直也。

脾痹者，四肢解㑊，发咳，呕汁，上为大塞。脾主四肢，故懈㑊。其脉属脾，络胃上膈挟咽，气痹不行，故发咳呕汁。其在上焦，否膈不通也。

肠痹者，数饮而出不得，中气喘争，时发飧泄。肠兼大小而言，痹则下焦之气不化，故虽数饮而小便不得出，不出则本末俱病，故与中气喘争，且清浊不分，而发飧泄。

胞痹者，少腹膀胱，按之内痛，若沃以汤，涩于小便，上为清涕。水闭则畜而为热，故若沃以汤。膀胱之脉从巅入系脑，故上为清涕。

按《内经》之论痹，四时之令，皆能为邪。五脏之气，各能受病。六气之中，风寒湿居其半，曰杂至，曰合，则知必偏受一气，可以致痹。又风寒湿而曰胜，则知但分邪有轻重，未尝非三气杂合而为病也。皮肉筋骨脉，各有五脏之合，初病在外，久而不去，则各因其合而内舍于脏。在外者祛而犹易，入脏者攻之实难。治外者散邪为急，治脏者养正为先。治行痹者，散风为主，御寒利湿，仍不可废。大抵参以补血之剂，盖治风先治血，血行风自灭也。治痛痹者，散寒为主，疏风燥湿，仍不可缺。大抵参以补火之剂，非大辛大温不能释其凝寒之害也。治着痹者，利湿为主，祛风解寒亦不可缺。大抵参以补脾补气之剂，盖土强可以胜湿，而气足自无麻顽也。其大纲如此。

筋痹 肝 即风痹也，游行不定，上下左右，随其虚邪，与血气相搏，聚于关节，或赤或肿，筋脉弛纵，古称走注，今称流火。宜防风汤 防风、当归、赤苓、杏仁、黄芩、秦艽、葛根、羌活、桂枝、甘草。如意通圣散 当归、陈皮、麻黄、甘草、川芎、丁香、御米壳。桂心散 桂心、漏芦、苇藋、白芷、当归、木香、僵蚕、地龙、威灵仙，没药散 没药二两，研，虎骨四两（炙），为末，每服五钱，每日酒下二服，**虎骨丸**虎骨、地龙、五灵脂、川乌、僵蚕、威灵仙、胡桃肉，**十全丹**天麻、防风、羌活、独活、川乌、草乌、当归、川芎、何首乌、海桐皮，每服一丸，重一钱，**乳香应痛丸**乳香五钱，五灵脂、赤石脂各一两（研），草乌一两炒，没药五钱，另研，醋糊丸，如鸡头菱大，汤下十五丸。

脉痹心　即热痹也，脏腑移热，复遇外邪，客搏经络，留而不行，故㿜①痹，肌肉热极，唇口反裂，皮肤色变，**升麻汤**升麻三钱，茯苓、人参、犀角、羚羊角、羌活各一钱，官桂三分。

肌痹脾　即着痹、湿痹也，留而不移，汗多，四肢缓弱，皮肤不仁，精神昏塞，今名麻木，**神效黄芪汤**黄芪、人参、蔓荆子、白芍、甘草、陈皮。

皮痹肺　邪在皮毛，瘾疹风疮，搔之不痛，宜疏风养血。

骨痹肾　即寒痹、痛痹也，痛苦切心，四肢挛急，关节浮肿，**五积散**白芷、茯苓、半夏、当归、川芎、甘草、肉桂、白芍、苍术、枳壳、麻黄、陈皮、桔梗、厚朴、干姜。

肠痹　五苓散加桑皮、木通、麦冬。

胞痹　肾着汤干姜、茯苓、甘草、白术，肾沥汤麦冬、五加皮、犀角、杜仲、羊肾、桔梗、桑螵蛸、赤芍、木通。

五脏痹　五痹汤人参、茯苓、当归、白芍、川芎、白术、五味、细辛、甘草。

肝痹加枣仁、柴胡，**心痹**加远志、茯神、犀角、麦冬，**脾痹**加厚朴、枳实、砂仁、神曲，**肺痹**加半夏、紫菀、麻黄、杏仁，**肾痹**加独活、官桂、杜仲、牛膝、黄芪、萆薢。

脉候　大而涩为痹。脉急亦为痹。肺脉微为肺痹。心脉微

---

① 㿜（qún 群）：顽麻。

为心痹。右寸沉而迟涩为皮痹。左寸结，不流利，为血痹。右关脉举按皆无力而涩为肉痹。左关弦紧而数，浮沉有力为筋痹。

黄疸

经曰：溺黄赤，安卧者，黄疸。已食如饥者，胃疸。胃有热也，若脉小而涩，不嗜食，寒也。目黄者曰黄疸。诸经有热，上熏于目。

按黄者，中央戊己之色，故黄疸多属太阴脾经。脾不能胜湿，复挟火热，则郁而生黄。譬之盦①面酱，以湿物而当暑月，又加覆盖，湿热相搏，其黄乃成。然湿与热，又自有别。湿家之黄，色暗不明；热家之黄，色光而润。分之有酒疸、谷疸、黄汗疸、黄疸、女劳疸，五者之不同，统言疸症，宜清热导湿茵陈汤、茯苓参湿汤。惟女劳，乃肾虚而成，大不足之症，不可作湿热有余之症治之。又有脾肾虚寒，脉沉而细，身冷自汗，泻利溺白者，此名阴黄，宜茵陈姜附汤、理中汤、八味丸。更不可混用五疸治法也。

黄疸 通身面目悉黄，挟表者脉浮，宜汗之，桂枝加黄芪汤桂枝、白芍、生姜、黄芪、大枣、甘草。挟里者腹胀，宜下之，大黄硝石汤大黄、黄柏、硝石，通用茵陈五苓汤茵陈蒿、黑栀子、茯苓、泽泻、猪苓、桂枝或加秦艽、葛根、苍术、白术、陈皮、防己，即为茯苓渗湿汤。

谷疸 食伤所致，消谷善饥，食又难饱，饱则发烦头眩，茯苓茵陈五苓汤茵陈、茯苓、栀子、苍术、白术、黄芩、青皮、黄连、枳壳、猪苓、泽泻、陈皮、防己，又方枳实、栀子、大黄、淡豉。

---

① 盦（ān 安）：覆盖。

黄汗疸 汗出染衣，色如柏汁，或上身尽黄，下身不黄，黄芪汤黄芪、赤芍、茵陈、石膏、麦冬、甘草、淡豆豉，或加桂枝。

酒疸 酒伤所致，无热，清言了了，鼻燥欲吐，葛花解醒汤青皮、木香、橘红、人参、猪苓、神曲、泽泻、葛花、干姜、白术、白蔻、砂仁，加茵陈。

女劳疸 素伤于色，发黄，额上黑，膀胱急，小便自利，大便溏黑，手足心热，日暮则发，加味四君子汤人参、白术、茯苓、甘草、扁豆、白芍、黄芪、姜、枣。

东垣肾疸汤，治此症，内虽有参术，而多用升柴羌独防葛等药，以提中气，散湿热，然在初起，强健之人犹可，若肾精久虚，元气衰惫者，亦未当也。

阴黄 脾肾虚寒，脉沉细，〔批〕有不细者。身冷自汗，非桂附莫救，茵陈四逆汤茵陈、附子、干姜、炙甘草，并理中、八味之类。

疸症病久，脾衰胃薄，专以补中，参术健脾汤人参、白术、茯苓、陈皮、白芍、当归、炙甘草。诸症口淡，怔忡耳鸣，足软，微发热，小便白浊，此为虚疸。治宜四君子汤，吞八味丸。不可过用凉药，强通小便，恐肾水枯竭。久而面黑色黄，及有渴者，不治。不渴者，犹可治。

脉候 脉洪泄利而渴者，死。脉小溺利不渴者，生。寸口近掌处无脉，口鼻冷者，死。疸毒入腹，喘满者，死。年壮气实，脉大者，易愈。老人气虚，脉微者，难瘥。

三 消

经曰：二阳结谓之消。二阳，阳明也。又曰：心移热于肺，传为膈消。

按手阳明大肠主津液，热则目黄口渴，乃津液不足也。足阳明胃主血，热则消谷善饥，血中伏火，乃血不足也。结者津液不足，结而不润，皆燥热为病也。岐伯曰：脉实，病久可治，脉弦小，病久不可治，当分三消而治之。

上消者，肺也。舌上赤裂，大渴引饮，经所谓心移热于肺，传为膈消是也，由火盛克金，肺热叶焦，津液枯涸而然。治法，人虚则以治疟法治之知母、花粉、葛根、黄柏、生地、柴胡、麦冬、石膏，米一撮，人强用白虎汤加花粉、葛根、乌梅、麦冬、枇杷叶及清肺药。

中消者，胃也。善食而饥，自汗，大便硬，小便数。叔和云：口干饮水，多食，饥，虚痹成，为消中是也。治法，人虚宜补中，渴甚白虎汤加川连、生地、人参、栀子，人强便燥，用调胃承气、三黄丸下之。

下消者，肾也。烦渴引饮，耳轮焦干，小便淋浊，如膏之状。叔和云：焦烦水易亏，此肾消也。治法六味、八味地黄丸及人参、五味、知柏、二冬、泽泻、熟地、车前之类。

三消，通用当归润燥汤当归、麻仁、桃仁、红花、熟地、杏仁、细辛、生熟甘草、柴胡、黄柏、知母、升麻、石膏、防风、荆芥、川椒，生津甘露饮升麻、柴胡、防风、羌活、防己、归身、生地、红花、胆草、黄芪、黄芩、黄柏、桃仁、杏仁、石膏、知母、生熟甘草，清心莲子饮黄芪、茯苓、人参、黄芩、甘草、薄荷，〔批〕无此味。骨皮、麦冬、柴胡、车前子、石莲肉，麦冬饮子麦冬、花粉、知母、甘草、生地、人参、葛根、茯神、五味子，禁半夏及发汗药。

姜侣阳云：有人患消谷善饥，日食三十次，闻木声则卧，一道者教食龟肉而愈。

上消知母、甘草、麦冬、花粉、葛根、乌梅、片芩、杷叶，中消人参、知母、川连、生地、甘草、茯苓、当归、山药，下消二冬、知柏、石斛、五味、熟地、泽泻、车前、花粉、甘草梢。

男子消渴，小便反多，肾气丸主之。

脉候　心脉滑为渴。心脉微小，为消瘅。寸口脉浮而迟，浮则为虚，迟则为劳，浮则卫气不足，迟则荣气竭。浮则气盛而溲数，溲数则紧，紧数相持，则为消渴。数大者生，沉小者生。实而坚大者死，细而浮短者死。

霍　乱

经曰：太阴所至，为中满，霍乱吐下。又曰：土郁之发，民病呕吐，霍乱注下。此言受湿霍乱也，宜五苓散、理中丸之类。岁土不及，风乃大行，民病霍乱飧泄。此言风木胜土而为霍乱，宜桂苓白术散。热至则身热，霍乱吐下。此言火热霍乱，宜香薷散。清气在阴，浊气在阳，营气顺脉，卫气逆行，清浊相干，乱于肠胃，则为霍乱。此言厥气上逆，清浊不分，饮食不节，乃为霍乱。

按：霍乱者，挥霍变乱，起于仓卒，心腹大痛，呕吐泻利，憎寒壮热，头痛眩晕，先心痛则先吐，先腹痛则先泻，心腹俱痛，吐泻并作，甚者转筋，入腹则死。转筋者，以阳明养宗筋，属胃与大肠，吐下顿亡津液，宗筋失养，必致挛缩，甚则缩囊舌卷，为难治。

多因中气不足，或内伤七情，外感六气，或伤于饮食，往往发于夏秋，阳热迫于外，阴寒伏于内，使人阴阳反戾，清浊相干，阳气暴升，阴气顿坠，阴阳否膈，上下奔迫。须遵《内经》，分湿热风暑虚实而施治。

干霍乱者，心腹胀满搅痛，欲吐不吐，欲泻不泻，躁乱昏愦，俗名搅肠沙。此由脾土郁极，不得发越，以致火热内搅。

不可过于攻，过攻则脾愈虚；不可过于热，过热则火愈炽；不可过于寒，过寒则火必捍格。须反佐以治，然后郁可开，火可散。古方用盐熬，调以童便。不独降火，兼能行血，极为稳妥。霍乱多起于夏秋之间，皆外受暑热，内伤饮食所致，纵冬月患之，亦由夏月受暑所伏也。

转筋者，兼风木，宜建中加木瓜柴胡汤胶饴、芍药、生姜、大枣、甘草、木瓜、柴胡。

厥冷唇青，兼寒气，建中加附子干姜汤。

身热，烦渴气粗，兼暑热，桂苓白术散桂枝、茯苓、人参、白术、泽泻、甘草、滑石、寒水石，姜汤下，或香薷散厚朴、黄连、人参、甘草。

体重，骨节烦疼，兼湿化，除湿汤苍术、白术、茯苓、陈皮、泽泻、猪苓、香附、抚芎、砂仁、厚朴、甘草。

风暑合病，石膏理中汤人参、白术、茯苓、干姜、甘草、石膏。

暑湿相搏，二香散藿香、白术、厚朴、橘红、茯苓、半夏、紫苏、甘草、桔梗、白芷、香薷、黄连、扁豆、腹皮，加姜葱。

多食寒冷，六和汤香薷、砂仁、半夏、厚朴、杏仁、人参、甘草、赤苓、扁豆、木瓜，倍藿香，煎熟，调苏合丸。

情志郁结，七气汤半夏、厚朴、白芍、茯苓、桂心、紫苏、橘红、人参。

转筋逆冷，吴茱萸汤吴萸、木瓜、食盐或通脉四逆汤附子、干姜、甘草。

邪在上者，宜吐，虽已自吐利，仍当吐之，以提其气。用极咸盐汤，三碗，热饮一碗，指探令吐，不吐再服一碗，吐讫，仍饮一碗，三吐乃止，此法最良。

吐利不止，元气耗散，病势危笃，或口渴喜冷，或恶寒逆冷，或发热烦躁，欲去衣被，此阴盛格阳。不可以其喜冷，欲去衣被为热，宜理中汤，甚者，附子理中汤，不效，四逆汤，并宜冰冷与服。

霍乱已透，余吐余泻未止，腹有余痛宜一味报秋豆叶煎服，干者尤妙。

凡霍乱新已，慎勿与谷食，虽米汤一呷，下咽即死，必待吐泻止，过半日，饥甚方可与稀粥，少食，以渐将息。

上吐下利，躁扰烦乱者，方可谓之霍乱。若止呕吐而利，不烦乱者，经止谓吐利，非霍乱也。

邪在上焦则吐，邪在下焦则泻，邪在中焦则吐泻兼作，此湿霍乱易治，以所伤之物尽出故也。干霍乱，不得吐泻，所伤之物不得出，拥①闷正气，乖隔阴阳，其死甚速，急用吐法救之。

死证 舌卷囊缩，脉微者死。霍乱后，阳气已脱，或遗尿不知，或气少不语，或膏汁如珠，或大燥欲入水，或四肢不收，皆不可治。偏身转筋，膝冷，腹痛欲绝，脉洪者，易治。

脉候 脉微而涩，或代而散，或隐而伏，或大而虚。吐泻脉滑为霍乱。吐泻脉洪为热。脉弦者为饮。气口脉弦滑，膈间有宿食留饮。宜盐汤探吐。脉大者生，微弱渐迟者死。脉结促代，皆不可治，断必死。

颠 狂

颠属不足，狂属有余。越人云：重阴者颠，重阳者狂。《脉经》云：阳附阴则颠，阴附阳则狂。阳附阴者，腰以下至足热，

---

① 拥：通"壅"。唐·韩愈《左迁至蓝关示侄孙湘》诗："云横秦岭家何在，雪拥蓝关马不前。"

腰以上寒也。阴附阳者，腰以上至头热，腰以下寒也。下热上寒者，阳气虚，不能卫于外，则附阴而下陷，故下热而上寒也。上热下寒者，阴气虚，不能治于内，则附阳而上升，阳无承而不下降，故下寒而上热也。总由痰迷心窍，胃热结燥。然颠症在府，痰在胞络，故时发时止。狂症在脏，痰在心主，故发而不止。

颠之为症，多因抑郁所致。精神恍惚，语言错乱，或歌或笑，或悲或泣，如醉如狂，言语有头无尾，秽洁不知，俗呼心风，有狂之意，不至狂之甚也。暴病则狂，久病则颠，多由心血不足，颠疾初起，先不乐，头重痛，目赤体热，已而烦心。颠发如狂者，神明散乱，阳气暴绝，不治。气下泄者，肾气虚脱，不治。

治颠法，先宜吐剂，涌出痰涎，或控涎丹甘遂（去心）、大戟（去皮）、白芥子等分，糊丸，淡姜汤下七丸，壮者，十余丸先下其痰涎，然后用安神之剂人参、琥珀、茯神、远志、当归、乳香、枣仁、菖蒲、生地、朱砂之属。

因思虑而得者，归脾汤，兼用酒服天地膏。

因惊而得者，抱胆丸水银二两、朱砂一两、乳香一两、黑铅一两五钱，先将铅入铫内，下水银结成珠子，次下朱砂、乳香，乘热研匀，如鸡头大，每用一丸，空心井花水下。

因七情所致，郁疾为热者郁金七两、明矾三两（研细末），薄荷汤泛为丸，每服二钱，菖蒲姜汤送下。

心经蓄热，或时烦躁，眼鼻觉热宜芩连、花粉、茯神、麦冬、竹沥、丹参、远志、菖蒲、牛黄之属。

一僧患颠半年，孙兆令仅与咸物食之，发渴取药，与朱砂乳香枣仁散，酒服，睡两昼夜而愈。一女发颠，用乳香汤，送养正丹，更以三生饮佐之，立愈。川乌、南星、附子、木香，俱生用，名三生饮。一人病颠，脉濡且搏，承气汤，数下而愈。

狂之为病，皆由阳邪过极，故猖狂刚暴，若有邪附，杀人不避水火，骂詈不避亲疏，登高而歌，弃衣而走，逾垣上屋，人莫能制。岐伯曰：四肢者，诸阳之本也。阳盛则四肢实，实则能登高也。热甚于身，故弃衣欲走也。阳盛则使人妄言骂詈，不辨亲疏，而不欲食。不欲食，故妄走也。

大都病生于阳，阳气暴折而难决，故善怒，名曰阳厥。由少阳胆木，挟三焦相火、太阳阴火而上，故经云夺其食，饮以生铁落。夫夺其食者，不使助火邪，饮以生铁落者，金以制木，木平则火降也。治狂法，宜三黄汤、石膏汤、黄连解毒汤，甚则牛黄丸、三承气汤加减下之。或日服玄明粉三钱。

在上者越之，瓜蒂丹。

上焦实者，从高抑之，生铁落饮铁落、秦艽、元参、防风、茯苓、龙齿、石膏、竹沥。抱胆丸、养正丹，俱可用。

阳明实则脉伏，大承气下之。虚者补之，宁志膏人参、枣仁、辰砂、乳香、白蜜为丸，薄荷汤下。

悲哀动中则伤魂，当以喜胜之，以温药补魂之阳，惊气丸附子、木香、白僵蚕、白花蛇、橘红、天麻、麻黄、干葛各五钱，苏叶一两，南星五钱，朱砂一钱，为衣，入冰麝少许，蜜丸，龙眼大，每服一丸，金煎，薄荷汤下。

喜乐无极则伤魄，当以恐胜之，以凉药补魄之阴。辰砂、郁金、白矾之类是也。或苦参一味，蜜丸，每服十丸，薄荷汤下。

热入血室，发狂不认人牛黄二钱五分，朱砂、郁金、丹皮各三钱，冰片、甘草各一钱，蜜丸，新汲水化送下。

脉候 脉大坚疾者颠狂。颠狂脉虚易治，实者难治。脉大滑者自已，小急疾者死。虚而弦急者死。沉数为痰热。

痫 证

《脉经》曰：前部左右弹者，阳跷也。动苦腰痛，癫痫恶风，偏枯僵仆，羊鸣身强，皮痹，即痫病也。痫病发时，昏不知人，卒然眩仆倒地，甚而瘛疭抽掣，目上视，或口眼歪斜，或口作六畜之声。将醒时，口吐涎沫，有间数日发者，有连日发者，有一日三五次发者。若中风、中寒、中暑、中热，则仆时无声，醒时无涎，一醒即不复发也。即痉病，亦屡发热，身体强直，角弓反张，不若此痫病之身软，或为六畜之鸣也。夫痫病之发厥，由肾中之龙火上冲，而肝家雷火相从而助也。惟有肝风，故作搐搦。搐搦则周身之脂液逼迫而上随，逆气而吐出于口，亦如前颠症之阴气虚，不能宁谧于内，则附阳而上升，故下寒上热。阳气虚，不能周卫于外，则附阴而下陷，故下热上寒。此症亦有标有本，如从标而得者，止在经脉不通；从本而得者，深入两肾动气。夫两肾间动气，是生气之本，脏腑之根，呼吸之间也。所谓生气者，阳从阴极而生，即苍天之气，所自起之分也，故经曰：苍天之气清净，则志意治。顺之则阳气固，虽有贼邪，不能害也。或经脉引入外邪，内伤深入于本根，伤其生化之原，则命门相火自下逆上，塞其音声，迫出禽兽之鸣，偏身之液，与脾之涎沫，迫而上涌，流出于口，涎潮于心，故卒倒不知人也。今世论治，皆不及《内经》之旨，深可慨也。

丹溪主痰与热，以星半芩连为主。热多者清心，痰多者行吐，然后用安神平肝之剂当归、地黄、牛黄、金银箔、青黛、柴胡、川芎之类。

子和治法，汗吐下并行，虚而不胜吐下者星、香、参、苓、菖蒲、门冬、全蝎、竹沥，或用龙脑安神丸冰片、麝香、牛黄各三钱，犀角、茯神、人参、麦冬、朱砂各二两，金箔三十五片，马牙硝二钱，甘草、地骨皮、桑皮各一两，蜜丸，弹子大，每日三服，或五痫丸白附子五钱，半夏二两，皂角二两，打碎，用水半碗，揉汁去渣，与白矾同煎，干为度，南星、白矾、乌蛇、全蝎各二两，蜈蚣半条，白僵蚕两半，麝香三分，朱砂、雄黄各一钱五分，生姜煮，糊丸如桐子大，每服三十丸，姜汤送下，**或参朱丸**，最效人参、蛤粉、朱砂等分，为末，猪心血为丸，金银煎汤送下三十丸。

昼发治阳跷，宜升阳汤麻黄连节八钱，苍术一两五钱，防风八钱，炙甘草五钱，煎服。

夜发治阴跷，四物汤加柴胡、栝蒌、半夏、枣仁、黄柏、知母、远志、南星、石菖蒲。灸两跷二七壮，然后服前药，然灸必先下之方可，否则痰气壅塞，能杀人。

晨朝发者，病在足厥阴肝。黄昏发者，病在足太阴脾。平旦发者，病在足少阳胆。日中发者，病在足太阳膀胱。亥时发者，病在足阳明胃。中夜发者，病在足少阴肾。须于前药中，各加引经药。

《千金方》云：先身体热，瘛疭惊啼，而后发，脉浮洪者，为阳痫，病在六腑肌肤之间，犹易治也。先身冷，不惊掣，不啼叫，病发脉沉者，为阴痫，病在五脏骨髓之内，为难治也。

刘宗厚①云：阴阳痫，即急慢惊也。阳痫者，痰热客于心胃，闻惊即作，若痰热甚者，虽不闻惊亦作。宜用寒药。阴痫者，亦本于痰热，医用寒太过，损伤脾胃，变而成阴，宜温补燥湿之药。

行痰涤热，痫症已愈，须防再发，宜十全大补加枣仁、远志、麦冬、朱砂、金银箔。服之经年不辍，永保不发，六味丸亦不可缺。

---

① 刘宗厚：明初医学家，著有《医经小学》六卷。

脉候 脉沉实弦急者，皆不可治。

厥 证

厥逆也，手足逆冷也。厥有七证：寒厥、热厥、痰厥、食厥、气厥、尸厥、蛔厥是也。惟寒热二厥相似，用药一差，生死反掌。经曰：阳气衰于下，则为寒厥。阴气衰于下，则为热厥。寒热即阴阳也。

热厥者，脉沉数，或小而有力，冷不过节腕。所谓阳厥，脉滑而沉实是也。若伤寒，即当问其原起，病头痛发热，显三阳症否。如病初起，手足温，病后数日，手足渐厥冷，此是阳极发厥，仲景所谓热深厥亦深，热微厥亦微者。若误作阴厥，妄投热剂，精魂绝而立毙矣，急宜三承气汤，量病轻重下之。若便溏，口渴舌苔，烦躁谵语，白虎汤。小便秘，五苓六一散，夏秋更宜。常厥通用三黄石膏汤，黄连解毒汤，四逆散，更以前项药酌用。

寒厥者，脉沉迟无力，冷过节腕，所谓阴厥，脉微而沉伏是也。如初病即身冷不渴，四肢逆冷，蜷卧，唇口青黑，或大便自利，小便色白，此是寒厥，治宜附子理中汤，甚者，用四逆汤加吴萸。伤寒直中阴经发厥者，急灌烧酒，或用葱饼灸关元穴百壮。

痰厥者，卒中昏倒，不知人事，急灌苏合香丸、滚痰丸，或用吐法，随服二陈汤加胆南星、僵蚕、白附子、竹沥，开痰顺气。

食厥者，因饮食而起，痰裹食物，妨碍升降，关格不通。急用吐法，食出乃苏。随进顺气消导药，研保和丸末饮之，大率与干霍乱相似。

气厥，身冷，以气药治风犹可，以风药治气则不可。初中急以苏合香丸，灌苏，随服八味顺气散白术、茯苓、陈皮，〔批〕青皮。白芷、乌药、人参、甘草。藿香正气散大腹皮、藿香、白芷、紫苏、厚朴、白术、半夏曲、茯苓、桔梗、陈皮、甘草、姜枣。调气散丁香、檀香、木香、甘草、白豆蔻、藿香、砂仁。挟痰，四七汤加减厚朴、茯苓、姜、半夏、紫苏、枣。此即类中之中气症也。

尸厥，即中恶症也。因冒犯邪鬼恶毒，忽然手足逆冷，肌肤粟起，头面青黑，错言妄语，牙紧口噤，或昏不知人，头旋昏倒，急用苏合香丸，灌醒，再进调气平胃散，或藿香正气散。

蛔厥，乃胃寒所生。胃中冷，故蛔出，宜理中汤加炒川椒五粒、槟榔五分，煎吞乌梅丸。外有胃中饥不能食，蛔出求食者。大抵吐蛔，即是重症。

丹溪谓寻常寒热二厥，手足因气血逆而冷，多属气血虚，气虚脉细，血虚脉大如葱管。并宜补。此必本体原虚，或老人大病后得之也。

热厥黄柏一味，炒，褐色为丸服。

寒厥，六物附子汤附子、肉桂、防己、甘草、白术、茯苓。

火炎水干，夏月内外皆热，水益亏而火益亢，孤阳厥逆，如煎如熬，名曰煎厥，人参固本丸人参、天冬、麦冬、生地、熟地。

别有卒厥，入脏则死，入腑则愈。不知人事，唇青身冷，为入脏死。如身温和，汗自出，为入腑愈。

《活人书》云：阳厥脉滑而沉实，阴厥脉细而沉伏。

眩 运

丹溪曰：无痰不作眩，此症属痰居多。痰在上，火在下，火炎上而动其痰，故作眩运。经曰：诸风掉眩，皆属肝木。故治眩运药中，当加制肝药为佐使。然有气虚血虚挟痰而眩运者，有伤风伤寒挟痰而眩运者，有痰厥眩运者，有因呕吐衄衊崩漏便血并产后失血过多而眩运者，有火动其痰作眩运者，宜各推类治之。至若人肥白而作眩者，治宜清痰降火为先，而兼补气之剂。人黑瘦而作眩者，治宜滋阴降火为要，而兼抑肝之剂，此治眩运之大旨也。

气虚 六君子汤量加菊花、川芎、天麻。

血虚 四物汤加贝母、天麻、秦艽、陈皮、甘草。

伤风寒 荆芥穗、防风、薄荷、天麻、白芷、川芎、南星、白附子、半夏。

痰厥饮 白术半夏天麻汤白术、神曲、茯苓、泽泻、天麻、陈皮、黄柏、黄芪、人参、苍术、麦冬、半夏、干姜。

火动其痰者 二陈汤黄芩、羌活、苍术。

产后眩运即病郁冒也，十全大补汤倍参芪。血脱益气，阳生阴长之义也。初昏倒时，急烧旧漆器，熏鼻窍，即苏。

诸失血过多者，大补阴血自愈，宜芎归汤加人参。吐血即眩运者，胸中有死血，迷闭心窍，惟行血清心自安。

脉候 左手脉数，热多。右手脉实，有痰积。脉涩而芤，有死血。人迎脉缓而浮大为风。脉虚大，必久病。

不能食

东垣云：脾胃俱旺，能食而肥。脾胃俱虚，不能食而瘦。罗谦甫云：脾胃弱而食少，不可克伐，补之自然能食。

许学士云：不能食者，不可全作脾治。肾气虚弱，不能消化饮食，譬之釜中水谷，下无火力，其何能熟？

严用和云：房劳过度，真阳衰弱，不能上蒸脾土，中州不运，以致饮食不进，或胀满痞塞，或滞痛不消，须知补肾。肾气若壮，丹田火盛，上蒸脾土，脾土温和，中焦自治，膈开能食矣。

按脾胃者，俱坤顺之德，而有乾健之运。故坤土或惭，补土以培其卑监；乾健稍弛，益火以助其转输。故东垣谦甫以补土立言，学士用和以壮火垂训。盖有见于土强则出纳自如，火强则转运不怠。火者，土之母也。虚则补其母，此治病之常经也。堪叹世俗庸流，一遇不能食者，便投香砂、枳、厚、曲、葡①、楂、芽，甚之用黄连山栀，以为开胃良方，而夭柱者多矣。不知此乃实则泻子之法，盖为脾胃间有积滞，有实火，元气未衰，邪气方张者设也。若虚而伐之，则愈虚矣。虚而寒之，遏其真火生化之元，有不败其气而绝其谷者乎？且误以参术为滞闷之品，畏之如砒酖，独不闻经云虚者补之。又云塞因塞用乎？又不闻东垣云脾胃之气实，则枳实黄连泻之，虚则白术陈皮补之乎？故不能食皆属脾虚，补之不效，当补其母。至于挟痰与郁，或肝木乘脾，辨症施治可也。伤食，恶食，实症痞满，自有治法，不在此列。

脾虚，四君子汤、补中益气汤。补脾无效，更当补母，八味丸、二神丸破故纸四两，姜、枣、肉豆蔻二两。

挟痰宜化，六君子汤。

挟郁宜开，育气汤丁香、木香、藿香、人参、白术、茯苓、砂仁、白蔻、山药、橘红、青皮、荜澄茄、白檀香、炙甘草。

肝木乘脾，仇木宜安，异功散加木香、沉香。

肺虚窃母气，而脾益虚，子金宜顾甘、桔、参、苓之属。

开胃进食，和中丸人参、白术、干姜、甘草、陈皮、木香。

---

① 葡：疑为"卜"之误。

夫脾为五脏之母，土为万物之根。安谷则昌，绝谷则亡。关乎人者，至为急切，慎不可忽也。

不得卧

有卧而不成寐者，有欲卧而不能安者。

经曰：卫气不得入于阴，常留于阳。留于阳，则阳气满。阳气满，则阳跷盛。不得入于阴，则阴气虚，故目不瞑矣。行阳则寤，行阴则寐，此其常也。失其常，则魂不藏而目不瞑，此言卧而不寐者也。胃者，六腑之海。其气不行，阳明逆，不得从其道，故不卧。又曰，胃不和则卧不安。胃气上逆，则壅于肺，而息有音，不得从其阴降之道，故卧不安。卧则喘者，水气之客也。肾者水脏，主津液，主卧与喘也。此上言欲卧，而不能安卧者。

气虚不寐，六君子汤加枣仁、黄芪。

阴虚不寐，由血少心烦枣仁一两，生地五钱，米二合，煮粥食之。

痰滞不安卧，温胆汤半夏、陈皮、甘草、枳实、竹茹、茯苓、姜枣，加南星、枣仁。

水停不得卧，卧则咳甚，轻者六君子汤加菖蒲、远志、苍术，重者控涎丹。

胃不和，卧不安橘红、甘草、石斛、茯苓、半夏、神曲、山楂之类。

四肢无力，胆虚不眠，鳖甲丸鳖甲、枣仁、羌活、牛膝、黄芪、人参、五味子。

卧而多惊邪在少阳厥阴，羌活胜湿汤羌活、独活、藁本、防风、川芎、甘草、蔓荆子。

虚劳虚烦不能瞑者，《金匮》酸枣仁汤枣仁、川芎、知母、茯神、甘草。

惊

经曰：东方青色，入通于肝，其病发惊骇。风木多振动，故病惊骇。足阳明之脉病，恶人与火，闻木音则惕然而惊者，土恶木也。

惊者，因有所触而惊也。心胆强者，不能为害。心胆怯者，触而易惊。气郁生涎，涎与气搏，变生诸症，或短气自汗，或多梦惊觉，或卧多惊魇。大抵惊则神出于舍，舍空得液，痰涎永系于胞络之间，宜控涎丹甘遂（去心），紫大戟（去皮），白芥子，加辰砂、远志各等分，糊丸，临卧姜汤下七丸。

短气自汗，并温胆汤半夏、枳实、竹茹、姜、橘皮、甘草、茯苓、枣。呕则以人参代竹茹。

眠多异梦，随即惊觉，温胆汤加枣仁、莲子，以金银煎下。远志丸、妙香散、镇心丹、琥珀养心丹，俱可选用。

卧多惊魇，口中有声，真珠母丸珠母七钱五分研末，当归、熟地各一钱五分，人参、枣仁、柏子仁、犀角、茯苓各一两，沉香、龙齿五钱，蜜丸，辰砂为衣，每服三钱，金银薄荷汤下。

外物卒惊，宜行镇重，黄连安神丸朱砂、黄连、甘草、生地、当归。

脉候 寸口脉动如豆粒为惊。惊者其脉止而复来，其人目睛不转，不能呼气。

悸心跳动，即怔忡也

经曰：心痹者，脉不通，烦则心下鼓。

夫人之所主者，心也。心之所主者，血也。心血消亡，神气失守，则宅舍空虚，痰因以客。心中惕惕然跳，筑筑然动，此怔忡之所由作也，即所谓悸也。丹溪责之虚与痰，《伤寒论》

归之停饮。盖心为火，而恶水之停心下，侮其所胜，故心动不安。又《原病式》云：水衰火旺，心胸躁动，又有汗吐下后，正气虚而悸者。其中虚实之分，气血之辨，痰与饮，寒与热，外伤天邪，内伤情志，临症宜详。

心闭热郁为涎，涎成则烦，心下鼓动，五痹汤人参、茯苓、当归、白芍、川芎、五味、白术、细辛、甘草，加茯神、远志、半夏。

阴火上冲，头晕眼花，齿发脱落，或见异物，宜四物知、柏加养心之剂。

水衰火旺，心胸躁动，天王补心丹人参、当归、五味、麦冬、柏子仁、天冬、茯苓、枣仁、元参、远志肉、丹参、桔梗、生地、黄连、朱砂为衣。日服降火药，久不愈者，为无根失守之火，宜八味丸。

水停心下，茯苓饮子赤苓、半夏、茯神、麦冬、橘红、槟榔、沉香、甘草或半夏麻黄丸。

虚与痰，辰砂远志丸石菖蒲、远志、人参、茯神、辰砂、川芎、白附子、半夏曲、南星、天麻、细辛、麦冬、山药、铁粉、姜汁。有饮者，控涎丹白芥子、紫大戟、甘遂，姜汤下。阳气内虚，宜人参、黄芪、茯神、白术、甘草。阴血内虚，宜人参、麦冬、当归、生地、圆眼肉。

汗吐下后，正气内虚，温胆汤加人参、白术、黄芪、白芍之类。

有所忧虑，便怔忡者，属虚，归脾汤。

心为君火，胞络为相火。火为阳，主动。君火之下，阴精奉之。相火之下，水气承之。若乏所承，则烦热而怔忡，当补其不足，以安其神气。未瘥则求其属以衰之，宜壮水以制阳光也。

恐

经曰：在脏为肾，在志为恐。精气并于肾则恐。恐者，肾之情志。肝藏血，血不足则恐。肝者，肾之子也。水强则胆壮，水薄则血虚，而为恐矣。胃为恐。肾为水，胃为土，土邪伤水则恐。心怵惕思虑则伤神，神伤则恐惧自失。

按经论恐，有肾肝心胃四脏之分，而总责于肾。盖肝胆之于肾，乙癸同源者也。胃之于肾，侮所不胜者也。心之于肾，畏其所胜者也。故恐之一证，属肾之本志，而旁及于他脏，治法固自有别也。

治肾伤者，宜味厚枸杞、远志、地黄、山萸、茯苓、牛膝、杜仲之属。

治肝胆者，宜养阴枣仁、山萸、丹皮、白芍、甘草、龙齿之属。肝胆虚，诸药不效，酒化鹿角胶，空腹下五钱效。

治阳明者，壮其气，四君子汤倍用茯苓。

治心君者，镇其神朱砂、琥珀、金银箔、犀角、龙齿之属。

肝肾虚，不能独卧，人参散人参、熟地、山萸、枸杞、柏子仁、茯神、桂心、甘菊、五味、枳壳。

胆胃不足，心神恐怯，茯神散茯神、远志、防风、细辛、白术、柴胡、人参、桂心、熟地、甘菊、枳壳、姜。

胸中否塞，不能饮食，心中常有所歉，受居暗室，或倚门后，见人即惊，避无地，此卑慄之病。专由于血不足也，宜人参养荣汤加谷芽、藿香。

惊悸恐三者相类，而各有别。惊者，有所触而畏怖；悸者，无所惊而心自跳动；恐者，本无所触而若有所惧。大约惊属肝，悸属心，恐属肾。惊则安其神；悸则祛其痰，或补其气血；恐则定其志。要在阴精上奉以安其神，阳气下藏以定其志，斯水火既济，而惊悸恐之患息矣。

健 忘

经曰：上气心家之清气不足，下气肠胃之浊气有余，肠胃实而心气虚，虚则营卫留于下，久之不以时上，肾中之精气，不能时时上交于心。故善忘也。

肾盛怒而不止，则伤志，志伤则喜忘其前言。怒属肝，而亦伤肾者，子母气相通也。血并于下，不能养心。气并于上，无以充肾。乱而善忘。水下火上，坎离不及故也。

按《内经》之原，健忘俱责之心肾不交。心不下交于肾，浊火乱其神明。肾不上交于心，精气伏而不用。火居上则因而为痰，水居下则因而生躁。扰扰纭纭，昏而不宁，故补肾而使之时上，养心而使之善下，则神气清明，志意常治，何健忘之有？

思虑过度，归脾汤人参、茯神、黄芪、枣仁、白术、当归、远志、木香、圆眼、甘草。

精神衰倦，人参养荣汤人参、黄芪、陈皮、白芍、白术、五味、甘草、茯苓、熟地、远志、当归、桂心。

痰迷心窍，导痰汤半夏、南星、枳实、赤苓、橘红、甘草送寿星丸胆星、琥珀、朱砂、猪心血，姜汁，打糊为丸。

心肾不交，朱雀丸沉香一两，茯神四两，人参四两，蜜丸服。

上盛下虚，养心丹。上虚下盛丹参、麦冬、茯神、远志、黄芪、人参、升麻、柴胡、甘草。

禀赋不足，邪志虚扰，《千金》孔圣枕中丹龟板、龙骨、远志、菖蒲等分，为末，酒服三钱，每日三服。又方菖蒲、远志二味为末，戊子日服二钱，令人不忘。丁酉日，密自至市买远志，着巾角中，为末服之，勿使人知，令人不忘。

头　痛

经曰：风气循风府而上，则为脑风。新沐中风，则为首风。首风之状，头面多汗恶风，当先风一日，则病甚，头痛不可以出内，至其风日，则病少愈。头痛数岁不已，当犯大寒，内至骨髓，髓以脑为主，脑逆故头痛，齿亦痛，名曰厥逆。髓为骨之充，齿为骨之余，邪逆于上，故名厥逆。

头痛颠疾，下虚上实，过在足少阴巨阳。下虚，少阴肾虚也。上实，巨阳膀胱也。肾虚不能摄巨阳之气，故虚邪上行，而为头痛也。头痛耳鸣，肾气虚。九窍不利，气虚不能达。肠胃之所生。肠胃者，冲门之道路，气之所以往来者也。气虚不能上升于巅顶，故头痛。头痛甚则脑尽痛，手足寒至节，死不治。三阳受邪，久而不去，久则阳气败绝，故至此。

按经之论头痛，风也，寒也，虚也。《运气》论头痛十条，《伤寒论》太阳头痛一条，皆六气相侵，与真气相薄，经气逆上，干于清道，不得运行，壅遏而痛也。头为天象，六腑清阳之气，五脏精华之血，皆会于此，故天气六淫之邪，人气五贼之变，皆能相害。或蔽覆其清明，或瘀塞其经络，与气相搏，郁而成热，脉满而痛。若邪气稽留，脉满而气血乱，则痛甚，此实痛也。寒湿所侵，真气虚弱，虽不相薄成热，然邪客于脉外，则血泣脉寒，卷缩紧急，外引小络而痛，得温则痛止，此虚痛也。因风痛者，抽掣恶风。因热痛者，烦心恶热。因湿痛者，头重而天阴转甚。因痰痛者，昏重而欲吐不休。因寒痛者，绌急而恶寒战栗。气虚痛者，恶劳动，其脉大。血虚痛者，善惊惕，其脉芤。头痛多端，而古方每用风药何也？高巅之上，惟风可到。味之薄者，阴中之阳，自地升天者也。在风寒湿者，固为正用。即虚与热者，亦假引经。须知新而暴者，但名头痛；深而久者名为头风。头风必害眼者，经所谓东风生于春，病在肝。目者，肝之窍。肝风动则邪害空窍也。察内外之因，分虚实之证，手到病去矣。

太阳头痛 恶风脉浮紧，痛在巅顶两额。宜川芎、羌活、独活、麻黄、藁本。

少阳头痛 往来寒热，脉弦，痛连耳根，小柴胡汤主之。

阳明头痛 发热自汗，恶热而渴，脉浮长大，痛连目眦、颊齿，白虎汤加升麻、葛根、白芷之类。

太阴头痛 有痰体重，腹痛，脉沉，头重。苍术、半夏、南星之类。

少阴头痛 三阴三阳经不流行，而足寒气逆，脉沉细宜麻黄、附子、细辛主之。

厥阴头痛 吐痰沫，厥冷，脉浮缓，痛引目系，吴茰汤主之。

以上六经头痛，兼外也。

气虚头痛 耳鸣，九窍不利，痛在清晨，补中益气倍参芪加川芎、藁本。

血虚头痛 自鱼尾上攻，痛在日晚，四物汤倍芎、归加白芷、细辛。

气血两虚头痛 调中益气汤加川芎、细辛、蔓荆子。

痰厥头痛 眩运，太阴脉缓，清空膏去羌活、防风加半夏、天麻。

肾厥头痛 即经所谓下虚上实，脉举之则弦，按之则坚，玉真丸硫黄四两，石膏（煅赤研）、半夏、硝石各一两，为末，姜汁丸，阴干，每服二十丸。寒甚者，去石膏，服时，生姜汤下。来复丹见中暑。

风湿挟热头痛　上壅损目及脑痛，偏主头痛，年深不愈，并清空膏主之羌活、防风各一两，柴胡七钱，川芎五钱，炙甘草一两五钱，黄连（炒）一两，黄芩三两，一半生，一半熟，为末，茶调服二钱。

伤食头痛　胸满咽酸，噫败卵臭，恶食，虽发热而身不痛，香砂枳术丸。

伤酒头痛　葛花解酲汤。

怒气伤肝头痛　沉香降气散沉香、砂仁、甘草、香附。苏子降气汤苏子、半夏、前胡、甘草、厚朴、陈皮、当归、沉香。

偏头风半边头痛左属血虚，芍、柏、归、芎。兼风荆芥、薄荷，右属气热，芩连酒炒。兼痰苍术、半夏，又芎犀丸川芎、朱砂、石膏、片脑各四两，人参、茯苓、炙甘草、细辛各二两，栀子、犀角各一两，阿胶一两五钱，麦冬三两，为末，蜜丸，如弹子大，每服一丸，又法用蓖麻子五钱（去壳），大枣十五枚，共捣研如泥，涂棉纸上，用箸一支捲之，去箸，纳鼻中，良久取下，清涕即止。

雷头风头痛起核块，或头中如雷鸣。　清震汤升麻、苍术各四钱，青荷叶一个，全用，煎服。震仰盂，荷叶者，象震之形色也。有因痰火，耳如雷鸣者半夏、大黄、天麻、薄荷叶、黄芩、甘草，丸服一钱。

真头痛　脑为髓海，受邪则死。灸百会穴。猛进大剂参附，亦有生者。手足青至节者，旦发夕死，夕发旦死。

大头风即大头瘟。天行时疫，头大如斗，甚至溃裂出脓，此邪客上焦，普济消毒饮子黄芩、黄连、人参、橘红、黑参、甘草、连翘、升麻、柴胡、桔梗、薄荷、牛旁子、马勃、板蓝根。大便秘加大黄五钱。

眉棱骨痛 有属心肝壅热者，有风痰上攻者，有湿气内郁者，选奇汤防风、羌活、黄芩、甘草。

各用引经药 太阳川芎，肾，阳明白芷，脾，少阳柴胡，命，太阴细辛，肺，少阴细辛，心，厥阴吴萸，肝，巅顶藁本、防风、酒炒升柴。

脉候 寸口紧急，或短，或弦，或浮，皆头痛。浮滑为风，易治；短涩为虚，难治。浮弦为风；浮洪为火；细或缓为湿。

背 痛

经曰：背者，胸之府。背曲肩垂，府将坏矣。背乃太阳膀胱经所主，夹背四脉直下。其位高，其气清，凡病犯背者，咸称重病，除外科所属者勿论。而背痛之症，亦有五焉。按经云：诸阳受气于胸中，而转行于背。若三阳之火盛，而潜行于背，则背大痛难忍如发者，即以当归拈痛汤合苏子降气加减用之，则升清降浊，而火可散，湿亦流矣。又有寒气积于胸中，而为心痛彻背，背痛彻心，仲景用乌头赤石脂丸，以温散之，所谓温中散表，皆不远热是也。又有痰涎流滞在背，或隐隐酸痛，或一点揪痛，或上下左右更换而痛。盖气滞则痰亦滞也。湿痰燥之，结痰润之，皆以顺气为先。气行则痰行，而痛息矣。又有肾气不循故道，逆而上行，脏病必伤于腑。背重而痛，如有所负而然，必用滋肾丸，或四物加知母、黄柏、杜仲、牛膝，以壮水之主。水足则循故道，而病痊矣。又有病后虚损，元气不充，又或汗多亡阳，汗过多则心液损耗，阳不足，故致痛，二者皆当温补，不可用疏利之药。愈疏则愈痛，此理至微，不可不慎。

湿热背痛，当归拈痛合苏子降气汤人参、白术、苦参、秦艽、知母、黄芩、羌活、当归、卜子、葛根、苍术、茵陈、苏子、升麻。

背痛彻心，心痛彻背，乌头赤石脂丸蜀椒、乌头、附子、赤石脂、干姜为末，蜜丸如梧子大，每服二三十丸。

痰涎流滞在背半夏、赤苓、羌活、海粉、陈皮、前胡、姜、片芩、花粉、草蔻、香附、卜子、甘草、枣。

肾气热甚，不循故道，逆上太阳知母、滑石、杜仲、熟地、白芍、肉桂、苏子、当归、黄柏、牛膝、石斛、甘草梢、淡竹叶。

元气虚损，及汗多亡阳人参、白术、黄芪、当归、枣仁、麦冬、茯神、川芎、升麻、五味、麻黄根。

胁痛

胸胁者，肝胆二经，往来之道路也。故木气伤，痛在胸中，肝气盛，痛在两胁。岁木太过，肝气旺盛，两胁充满，莫能舒泄，壅胀为痛，势急难支，此肝火之盛为之也，当归龙荟丸及小柴胡泻肝汤。稀涎宿痰，留注两胁，或僻一胁，绵绵隐痛，或作或止，一有呕恶，则吊动掣痛，久则形肿色赤，坚硬不移，不可作肿毒治。此痰气之结为之也。宜祛痰降火，开郁散肿。

心生血，肝纳血。肝有热则妄行，注于胁，则胁或紫黑，或结块，此污血之积为之也，上部抵当汤，下部桃仁承气汤。

又岁金肃烈，制水太过，致肝气不伸，而胁痛，此肝气被郁为之也，须泻白散合阿胶四物汤。泻有余而补不足，使两气和平。

又有饮食填塞太阴，肝气被压。将军之官，性不受制。上冲则胃脘痛；横行则两胁痛。惟消食顺气，少兼温散，气舒而痛自止。又有挫闪跌扑一症，或气郁，或血积，当行血行气，兼温散，一用凉药则痛愈剧。又肝气虚，元气弱，惟四物四君子加柴苓炒盐以补气血，虚回而痛自止。

若伤寒，胁痛耳聋，往来寒热，此属少阳症。然少阳胆，乃肝之府，痛甚则肝气亦受损，小柴胡汤或加牡蛎、胆草。

左痛为肝邪，枳、芎、甘草，为枳芎散。左痛多留血，代抵当汤。

右痛为肝移邪于肺，推气散姜黄、枳壳、桂心、甘草。右痛多痰气。痰，二陈汤；气，推气散。

痰饮　道①痰汤半夏、南星、枳实、赤苓、橘红、甘草。

食积　有一条扛起，枳术丸加吴萸、黄连、神曲、山楂。

死血　日轻夜重，或午后热，脉涩或芤，桃仁承气汤加枳壳、鳖甲。

虚冷　理中汤。肝邪留血挟寒，理中汤加枳壳。

肝火盛　龙荟丸芦荟、青黛、大黄各五钱，木香二钱，麝香五分，黄芩、黄柏、黄连、栀子、胆草、当归各一两，为丸，姜汤服下三钱。

肝脉软　补肝汤山萸、甘草、桂心、桃仁、细辛、茯苓、防风、柏子仁、大枣。

惊伤胁痛　桂枝散枳壳二两，桂枝一两，姜枣煎汤，调服二钱。

心胸胃脘痛

经曰：阳明有余，上归于心。滑则病心疝，心痛引少腹满，上下无定处，溲便难者，取足厥阴。心痛腹胀，啬然大便不利，取足太阴。心痛短气，不足以息，取手太阴。心痛引背不得息，取足少阴。

按《内经》之论心痛，必兼五脏为病者，以心为君主，义不受邪。受邪则本经自病，名真心痛，必死不治。然经有云：

---

①　道：疑为"导"之误。

邪在心，则病心痛，喜悲，时眩仆。此言胞络受邪，在腑不在
脏也。又云：手少阴之脉动，则病嗌干心痛，渴而欲饮。此言
别络受邪，在络不在经也。其络与腑之受邪，皆因怵惕思虑，
伤神涸血，是以受如持虚，而《方论》分九种：曰饮，曰食，
曰热，曰冷，曰气，曰血，曰悸，曰虫，曰疰。苟不能偏识病
因，将何以为治耶？胃属湿土，列处中焦，为水谷之海。五脏
六腑，十二经脉，皆受气于此。壮者邪不能干，弱者着而为病。
偏热偏寒，水停食积，皆与真气相持而痛。肝木相乘为贼邪，
肾寒厥逆为微邪。挟他脏而见证，当与心痛相同，但或满或胀
或呕吐，或不能食，或吞酸，或大便难，或泻利，面浮而黄，
本病与客邪必参杂而见也。胸痛即膈痛，其与心痛别者，心痛
在岐骨陷处，胸痛则横满胸间也。其与胃脘痛别者，胃脘在心
之下，胸痛在心之上也。经曰：南风生于夏，病在心，俞在胸
胁，此以胸属心也。肝虚则胸痛引背胁，肝实则胸痛不得转侧，
此又以胸属肝也。夫胸中乃肺家之分野，其言心者，以心之脉
从心系却上肺也。其言肝者，以肝之脉，贯肠上注肺也。藉非
审色按脉，熟察各经气变，卒不能万举万当也。左右肺肝，气血
阴阳，亦不可尽拘，临证者详察之。

心痛 真心痛者，客寒触犯心君，或污血冲心，手足青黑过节
腕者，旦发夕死。其余有痰、有火、有死血、有食积、有停饮、有
虫、有虚、有实、有客寒犯胃，临症宜详辨。

痰痛 二陈汤加枳实、山栀、木香、片芩。又法，用元明粉，
水调服。

火痛 忽增忽减，口渴便秘，清中汤黄连、栀子、陈皮、甘
草、茯苓、半夏、草蔻。牛黄丸。

死血 脉必涩，饮下作呃，手拈散胡索、五灵脂、草果、没

药。甚者，桃仁承气汤加红花、归尾、元胡索。

食积 饱闷，噫气如败卵，得食辄甚，香砂枳术丸加神曲、莪术。

停饮 恶心烦闷，时吐黄水，甚则摇之作水声，小胃丹芫花（醋拌一宿，瓦器炒黑）、甘遂（长流水浸半日，煮晒干）、大戟（长流水煮，再用水洗，晒干）各五钱，大黄（湿纸包煨，切片，酒炒）一两五钱，黄柏（炒）二两，白术膏，丸如卜子大，白汤服下一钱。或胃苓汤苍术、白术、厚朴、陈皮、甘草、茯苓、泽泻、肉桂、猪苓。

虫痛 面上有白斑，唇红能食，时作时止，或食后即作痛，或痛后即能食。或口中沫出。上半月虫头向上，易治，下半月虫头向下，难治。先以鸡肉汁或蜜糖饮之，引虫头向上。随服剪红丸雄黄（别研）、木香各五分，槟榔、三棱（煨）、蓬术（煨）、贯仲（去毛）、干漆（炒，烟尽）、陈皮各一两，大黄一两五钱，面糊丸，服五十丸。轻则二陈汤加苦楝根。蛔虫啮心，痛有休止，或吐蛔虫，蛔动则恶心呕吐，乌梅丸乌梅、细辛、附子、人参、柏皮、桂枝各一两五钱，干姜二两五钱，黄连四两，蜀椒、当归各一两。芜荑散芜荑、雷丸、干漆。

虚痛 喜按痛处，按之则痛止，宜理中汤，二陈汤加和血药。虚寒，宜归脾汤加姜、桂、菖蒲。

实痛 恼怒，饮食卒痛，便闭，心胸高起，手不可按，宜二陈汤加行气消食药。

客寒犯胃 外受寒，内食冷，草豆蔻丸草蔻（煨）一钱，吴萸、僵蚕、益智仁各八分，当归、青皮各六分，神曲、姜黄各四分，生甘草三分，桃仁（去衣尖）七粒，熟半夏、陈皮、泽泻各一钱，麦芽一钱五分，炙甘草六分，柴胡四分，人参、黄芪各八分，水丸，服三钱。

气壅攻刺 沉香降气散。

鬼疰心痛 昏愦妄言，苏合香丸。

热厥心痛 金铃子散金铃子、元胡索各二两，为末，酒调服三钱。痛止，香砂枳术丸。

寒厥心痛 术附汤附子、白术、甘草、僵蚕。

胸痛 肝虚者，痛引背胁，补肝汤山萸、甘草、桂心、桃仁、细辛、茯苓、防风、大枣、柏仁。肝实者，不得转侧，喜太息，柴胡疏肝散柴胡、陈皮、川芎、白芍、枳壳、甘草、香附。有痰者，二陈汤加姜汁。

胃脘痛 治法与心痛相仿，但有食积，按之满痛者，下之，大柴胡汤。虚寒者，理中汤。

凡痛症有虚实，治法有补泻，不可不详。凡痛而胀闭者，多实；不胀不闭者，多虚。痛而拒按者，为实；可按者，为虚。喜寒者，多实；受热者，多虚。饱而甚者，多实；饥而甚者，多虚。脉实气粗者，多实；脉虚气虚者，多虚。新病壮年者，多实；愈攻愈剧者，多虚。痛在经者，脉多弦大；痛在脏者，脉多沉微。必兼脉证而察之，则虚实自有明辨。实者可利，虚者亦可利乎？故凡治表虚而痛者，阳不足也，非温经不可。里虚而痛者，阴不足也，非养营不可。上虚而痛者，心脾受伤也，非补中不可。下虚而痛者，脱泄亡阴也，非速救脾胃，温补命门不可。夫以温补而治痛者，古人非不多也，惟近代薛立斋、汪石山辈尤得之，奈何明似丹溪，而亦曰诸痛不可补气，局人意见，岂良法哉？

腰 痛

经曰：太阳所至为腰痛。膀胱之脉，挟脊抵腰中，外邪风热寒湿燥，皆能为痛，然寒湿多而风热少，此言外感六气而痛者。腰者肾之府，转摇不能，肾将惫败矣。阳气虚弱，不能运动，此言房室劳伤而痛者。

按经云，太阳腰痛者，外感六气也。言肾经腰痛者，内伤房欲也。假令作强技巧之官，谨其闭蛰封藏之中，则州都之地，真气布护，虽六气苛毒，弗之能害。惟以欲竭其精，以耗散其真，则肾脏益伤，膀胱之腑，安能独足？于是六气乘虚侵犯太阳，故分别施治，有寒有湿，有风有热，有挫闪，有瘀血，有滞气，有痰积，皆腰也。肾虚其本也，标急则从标，本急则从本，标本不失，病无遁情矣。

寒 感寒而痛，其脉必紧，腰间如冰，得热则减，得寒则增，五积散去桔梗，加吴萸。或姜附汤加肉桂、杜仲。外用摩腰膏。兼寒湿加萆薢。

湿 伤湿如坐水中，或伤雨露，久坐水湿，身重脉缓，天阴必发，渗湿汤苍术、白术、甘草、茯苓、干姜、橘红、丁香、姜、枣，肾著汤干姜、茯苓、甘草、白术。兼风湿，独活寄生汤。

风 脉浮，痛无常处，牵引两足，五积散加防风，全蝎或小续命汤。

热 脉洪数，发渴，便闭，黑豆汤黑豆二合，甘草二钱，姜七片，煎，加续断、天麻。

闪挫 跌扑损伤，乳香趁痛散虎胫骨、龟板酒炙各二两，当归、麒麟竭、白附子、没药、赤芍、防风、自然铜（煅醋淬，研）、辣桂、白芷、苍耳子、骨碎补各二两，炒牛膝、天麻、槟榔、五加皮、羌活各一两，酒调下一钱。如不效，必有恶血，四物汤加桃仁、大黄、穿山甲。劳役负重，十补汤吞青娥丸，又如神汤川芎、肉桂、丹皮、桃仁、元胡索。

瘀血 脉涩，转动若锥刀之刺，大便黑，小便或黄或黑，日轻夜重，调营活络饮<small>大黄、当归、牛膝、杏仁、川芎、赤芍、红花、羌活、生地、桂枝</small>或桃仁汤调黑神散<small>黑豆（炒去皮）、当归、干姜、甘草、蒲黄、芍药、熟地、肉桂各四两</small>。

气滞 脉沉，人参顺气散<small>人参、川芎、桔梗、白术、白芷、甘草、陈皮、枳壳、麻黄、乌药、白姜</small>或乌药顺气汤<small>白术、茯苓、青皮、白芷、陈皮、乌药、甘草、人参</small>。加五加皮、木香。或用降香、檀香、沉香各三钱三分，煎汤，空心下。

痰积 脉滑，二陈汤<small>加南星、香附、乌药、枳壳</small>。脉有力者，二陈汤<small>加大黄</small>。

肾虚 脉大或细，按之无力，腰肢痿弱，脚膝酸软，痛亦隐隐而不甚，分寒热二候。其脉细而软，力怯，短气，大便清利，肾气丸、茴香丸<small>鹿茸、羊肾之类</small>。脉大而软，小便黄，虚火炎，六味丸、封髓丹。

丹溪云：腰痛必以官桂开之方止。

脉候 腰痛之脉皆沉弦。沉弦而紧者为寒。沉弦而浮者为风。沉弦而濡细者为湿。沉弦而实者为挫闪。涩为瘀血。缓为湿。滑为伏痰。大为肾虚。

腹　痛

腹痛分为三部，脐以上痛者，为太阴脾；当脐而痛者，为少阴肾；少腹痛者，为厥阴肝，及冲任大小肠。每部各有五贼之变，七情之法，六气之害，五运之邪，至纷至博。丹溪云：有寒，有火，有死血，有食积，有湿痰，亦有虚，有实，苟能辨气血虚实，及内伤外感，而为之调剂，无不切中病情矣。

凡在胃脘下痛者，多属食积。绕脐痛者，属火。脐左右少腹痛者，多属死血。少腹痛者，多属寒。治腹痛，必用温散药，以其郁结不行，阻塞不运故也。凡人脐下忽大痛，人中黑色者，多死不治。腹痛主用芍药甘草汤白芍四钱、甘草二钱。稼穑作甘，甘者己土也。曲直作酸，酸者甲木也。甲己化土，此仲景妙方也。盖白芍不惟治血虚，而能行气。腹痛者，营气不从，逆于肉里，今得白芍行其营气，而又以甘草之甘缓，和其逆气，此不治之治，深于治也。脉缓伤水加桂枝、生姜；脉洪伤金加黄芩、大枣；脉涩伤血加当归；脉弦伤气加芍药；脉迟伤寒加干姜。

寒痛　绵绵痛而无增减，欲得热手按，及喜热饮食者，寒也，宜香砂理中汤。

热痛　时痛时止，热手按而不散，脉大而数，大金花丸黄连、黄柏、黄芩、大黄或黄连解毒汤。

暑痛　十味香薷饮。

湿痛　小便不利，大便溏，脉必细缓，胃苓汤。

痰痛　或眩晕，或吐冷涎，或下白积，或小便不利，或得辛辣热汤则暂止，脉必滑，轻者二陈汤加枳壳、姜汁；重者礞石滚痰丸。

食积痛　痛甚，大便后减，脉弦或沉滑，平胃散加木香、砂仁、山楂、枳实、麦芽，甚者加大黄。得寒则滞，得热则行，宜温散之，保和丸加行气利气药。

酒积痛　葛花解酲汤加三棱、莪术、茵陈。

气滞痛　腹胀脉沉，木香顺气散木香、香附、槟榔、青皮、陈皮、厚朴、苍术、枳壳、砂仁、甘草。

死血痛　痛有定在而不移，脉涩或芤，虚者，四物汤料加大黄，蜜丸服。实者，桃仁承气汤。或用丹皮、香附、降香、红花、苏木、山甲、归尾、桃仁，加童便、韭汁、酒。跌打瘀血，亦宜桃仁承气汤。

虫痛 心腹懊憹，往来上下，痛有休止，或有块拱起，腹热善渴，面色乍青，乍白，乍赤，吐清水，椒汤吞万应丸，或鸡汁吞万应丸黑丑、大黄、槟榔、雷丸、木香、沉香、苦楝皮。

虚痛 手按则痛止，或本体原弱，或大病后，气血两虚，宜急投，温补重剂，四君子汤、理中汤加顺气药，汗多倍参、芪、白芍。

实痛 胀满手不可按，大承气汤。

疝 气

经曰：任脉为病，男子内结七疝，女子带下瘕聚。任脉起于中极之下，上毛际，循腹里，总诸阴之会，故诸疝症，皆根源于任脉。七疝详列于后。瘕聚者，女子之疝也。

从少腹上冲心而痛，不得前后为冲疝。既上冲，又不大小便，能上而不能下也。

肝所生病为狐疝。卧则入腹，立则出腹，入囊似狐之昼出夜入。凡疝症非肝木受邪，即肝木自病，此乃肝经自病也。

三阳为病，发寒热，其传为癫疝。三阳，小肠、膀胱、胆也。小肠，膀胱皆在下部，胆与肝为夫妇，且支脉出气街，绕毛际，故三阳皆能病疝也。癫者，顽痹不仁，睾丸肿大也。

黄脉土脉也之至也，大而虚，积气在腹，中有厥气逆气，名曰厥疝。肝木乘脾，故大而虚。肝部应春，于象为木，皆主上升。怒则气上，故为厥疝。

脾传之肾，病名疝瘕。少腹冤热而痛，出白。脾受所不胜之邪，传于所胜，则脾失运化之常。又遇寒水之脏，则稽留成有形之瘕，状如黄瓜，其气不得申，曰冤气，聚而痛，白精自出也。

足阳明之筋，病㿉疝，腹筋急，又曰肝脉滑甚，为㿉疝。即云足阳明，又云肝，则知是肝木乘胃也，㿉者，里大脓血，甚则下脓血也。

脾脉微大为疝气，滑甚为癀癃。又曰：肾脉滑甚为癀癃。内则裹①脓血，外则小便闭，名曰癀癃疝，此亦脾邪传肾也。

按《内经》所谓任脉为病，内结七疝，合言证之原也。所谓冲疝、狐疝、癞疝、厥疝、瘕疝、癀疝、癀癃疝，分言七疝之状也。巢氏与张子和皆另分七种，总属疵谬。学之者，但当以《内经》为正。丹溪谓疝症皆始于湿热火郁之久，湿气浊液并入血隧，流于厥阴。肝性急速，为寒所束，宜其痛甚，此亦补前人未备之一端，不可守为揆度也。大抵寒则多痛，热则多纵，湿则肿坠，虚者亦肿坠。在血分者不移，在气分者亦多动。盖睾丸有两，左丸属水，水生肝木，木生心火，三部皆司血，统纳左之血者，肝也。右丸属火，火生脾土，土生肺金，三部皆司气，统纳右之气者，肺也。是故诸寒收引，则血泣而归肝，下注于左丸。诸气愤郁，则湿聚而归肺，下注于右丸。且睾丸所络之筋，非尽由厥阴，而太阴阳明之筋亦入络也。故患左丸者，痛多肿少；患右丸者，痛少肿多。此确然耳。张子和谓疝为专属肝经受病。言疝为筋病，皆挟肝邪则可，若言止在厥阴一经，与《内经》相戾矣。

冲疝　气上冲心，二便不通，治以木香散木香、陈皮、良姜、干姜、诃子、枳实、草蔻、黑丑、川芎。

狐疝　卧则入腹，立则出腹，时上时下，蜘蛛散蜘蛛十四枚（不用五色及有毛刺毛薄小者，须身小尻大，腹内有苍黄脓者佳，微炒），桂五分为末，每服一钱。或用牡蛎六两（盐泥固煅），取二两，干姜一两，焙为细末，水调涂痛处，小便大利即愈。

---

① 裹：原作"裹"，据文义改。

癀疝 阴囊肿大，如升如斗，三层茴香丸，初料，大茴（拌盐）五钱（和炒）、楝子（去核炒）、沙参一两、木香一两，为末，米糊丸，每服二钱，空心盐汤下，每日三服。**上药服完，接二料，**照前方，加荜拨一两、槟榔五钱，同前丸服。**如未愈，服三料。**照前二方，加茯苓四两，丸服同前，每服三钱，虽三十年之久，大如栲栳①者，皆可除根。**荔核散**荔枝核十四枚（烧灰存性）、大茴（炒）、沉香、木香、青盐、食盐、川楝肉、小茴，共为末，服三钱，空心酒调下。**宣胞丸**青木香、木通、黑丑半生半熟，共为末，酒糊丸，盐酒服二钱。**地黄膏子丸**血竭、沉香、木香、广茂、胡索、川楝子、人参、蛤蚧、当归、吴茱萸、续断、川芎、白术、全蝎、茴香、柴胡、没药、青皮、肉桂，地黄膏子为丸，空心汤下二三十丸。**木肾**南星、黄柏、半夏、苍术、枳实、山楂、白芷、神曲、滑石、昆布。

厥疝 脾受肝邪，气逆有积，当归四逆汤附子、官桂、归尾、茴香、柴胡、白芍、胡索、茯苓、川楝子、泽泻。**川楝散**川楝、巴豆（拌炒去豆）、木香、茴香（盐炒）等分为末，空心酒调，每服二钱。**木香楝子散**石菖蒲、青木香、荔枝核、川楝子。

瘕疝 脾传肾，少腹热痛，出白。即子和所谓筋疝。丹溪谓内郁湿热，乌头栀子汤川乌炮、栀子炒各三钱，煎，空心服加橘核、桃仁、吴茱萸。

附上即子和所谓筋疝，阴茎肿胀，内痒或痛，或溃脓，或痛而里急，挺纵不收，白物随溲下，用龙胆泻肝汤，极效。

㿗疝 足阳明筋病，内有脓血，小腹两旁，状如黄瓜桃仁、胡索、甘草、茯苓、白术、枳壳、山楂、橘核、荔枝核。

㿗癃疝 内有脓血，小便不通，加味通心散瞿麦穗、木通、

---

① 栲栳（kǎolǎo 考老）：一种容器，用柳条编成，其形似斗，也叫"笆斗"。

黄芩、川楝子、甘草、栀子、连翘、枳壳、归尾、山楂、桃仁或五苓散加桃仁、山楂。

小肠气 小肠之病，小腹引睾丸，必连腰脊而痛。小肠虚，则风冷乘间而入。邪气即入，则厥而上冲，肝肺控引，睾丸上而不下马兰花（醋炒）、吴茱萸、茴香、楝实各一两，芫花（醋炒）五钱，醋糊丸，每服一钱，加至二钱止。又方，益智、蓬术各五钱，大茴、山萸、牛膝、续断、川芎、葫芦巴、防风、牵牛（炒）、甘草各二钱五分，为细末，每服三钱，空心连渣服，白虎汤调下亦得。

膀胱气 小腹肿痛，不得小便五苓散一两，分作三服，葱白一茎，茴香一钱，盐八分，煎服，三服尽，当下小便如墨汁。续用硇砂丸木香、沉香、巴豆各一两，青皮二两，铜青五钱，硇砂一钱炒。二香、青皮三味同巴豆，慢火炒紫色，去巴豆为末，入硇砂，铜青研匀，蒸饼和丸，如梧桐子大，每服七丸至十丸，盐汤空心下。

疝气偏坠 韭菜根捣汁，以生酒热冲服，神效。肿大出水，甘草一味，煎水，不拘时洗，久之自消，验过。

脉候 弦急搏皆疝脉。尺部脉滑为寒疝。寸滑为大热。阳与阳并也。尺滑为大寒。从寒水之化也。

目　病

经云：五脏六腑之精气，皆上注于目，而为之睛。睛之窠为眼，肾之精为瞳子，心之精为眼窠之总结，肝之精为黑珠，肺之精为白珠，肌肉之精为约束。裹撷筋骨血气之精而与脉并为系，上属于脑，后出于项。是故瞳子黑眼法于阴，白眼赤脉法于阳。然脏腑十二经脉，三百六十五络，其血气又皆禀受于脾土，而上贯于目，以为明。故目者心之使，心者神之舍也。苟精神烦乱，则视岐，观一物而为两。脾虚则五脏之精气，皆失所司，不能归明于目。故治目者，必兼理脾胃及养血安神，方标本无失也。

在腑为表，当除风散热。如暴失明，昏涩翳膜，眵泪班入眼，皆风热属表也，宜表散以去之。治法，风热火眼初起防风、羌活、白芍、葛根、紫苏、白芷、蔓荆、菊花、甘草之属。有翳加木贼草，如湿热火眼宜防风、荆芥、菊花、黄连、木贼、黄芩、连翘、胆草、石斛、山栀、生地、黄柏、当归、羌活、青葙子、石决明、谷精草、灯心。如眼痛赤肿，清风养血汤荆芥、蔓荆、菊花、白芷、麻黄、红花、桃仁、防风、川芎、当归、石决明、白芍、草决明、甘草。

在脏为里，宜养血安神。如昏弱不欲视物，内障见黑花，瞳子散大，皆里也。属血少劳神，肾虚故也。宜养血安神，补水以调之，以滋阴地黄丸生地、熟地、柴胡、天冬、甘草、五味子、黄连、人参、当归、黄芩、枳壳、地骨皮，滋阴肾气丸生地、熟地、山药、山萸、当归、五味、丹皮、柴胡、泽泻、茯神，又知柏二味为滋肾丸。心血不足，不能远视，宜定志丸人参、远志、蒲黄、茯苓。能远视，不能近视，肾水亏欠也，宜六味地黄丸。瘦人目病，乃血少兼热，须用养血药，少加风药。

耳　病

经云：肾开窍于耳。又云：耳为肾之外候。肾气充足，则耳聪。若劳伤气血，风热袭虚，使精脱肾惫，则耳闭而聋。是故有气虚耳聋者；有肾虚耳聋者；有气逆而聋者；有上焦手少阳经热而聋者。有大病后，肾水枯涸，阴火上炎，耳痒耳鸣，时如闻钟鼓之声音。治法，气虚补气，肾虚补肾，气逆顺气，热者清痰散风热，阴虚火炎者，四物加降火，泻南补北。肾虚鸣者，其鸣不甚，治宜详之。

左耳聋者，少阳火也，龙荟丸。右耳聋者，太阳之火也。

左右耳俱聋者，阳明之火也，通圣散、滚痰丸。

忿怒过度，则动少阳胆火，从左起，故左耳聋。妇人多有之，多忿怒故也。色欲过度，则动太阳膀胱相火，从右起，故右耳聋。男子多有之，多色欲故也。醇酒厚味过度，则动阳明胃火，从中起，故左右耳俱聋。膏粱之家多有之，多食肥甘故也。

气虚，四君子汤吞黄柏丸黄柏一味，炒褐色，水为丸。

血虚，四物汤吞黄柏丸。

肾虚，耳聋耳鸣，滋肾丸或补肾虎潜丸、滋阴大补丸。

气逆，苏子降气汤。

统治诸耳聋，千金补肾丸人参、黄芪、当归、丹皮、白芍、山萸、桂心、附子、远志、巴戟、细辛、苁蓉、熟地、茯苓、甘草、干姜、菟丝子、泽泻、石斛、防风、石菖蒲，羊肾二具，同为丸。

鼻　病

经曰：西方白色，入通于肺，开窍于鼻。又曰：鼻者，肺之外候。盖肺之为脏，其位高，其体脆，性恶寒，又恶热，故好饮热酒者，始则伤肺。肺脏郁热，久见于外，而为鼻齇①准赤之候，得热则红，热血得寒，污浊凝结而不行，故色紫黑，治宜化滞血，生新血，四物加片芩、红花、茯苓、生姜、陈皮、甘草，煎调五灵脂末。气弱加黄芪。以有不饮自赤者，肺风血热故也。此外又有鼻疮、鼻痔、鼻痛、鼻渊、鼻衄、鼻鼽、瘜肉②、齆鼻、鼻塞之不同。

鼻疮、鼻痔、鼻痛皆肺热所致。日久不已，结成息肉，如枣塞滞鼻中，气塞不通，不闻香臭，由胃中有食积，热痰浊气

---

① 齇（zhā 渣）：鼻子上的红皰。
② 瘜（xī 息）肉：古同"息肉"。

凝结而生瘜肉也。_{枯矾研末，面脂绵裹，塞鼻中，数日自消。}

鼻衄者，鼻流血也。

鼻鼽者，流清水也，皆属少阴君火之病。

鼻渊者，浊涕流下不止，经所谓胆移热于脑，则为辛额鼻渊是也，通圣散_{加薄荷，黄连。}

鼻塞者，鼻为肺之窍，因心肺上病而不利也。有寒有热，寒邪伤于皮毛，气不利而壅塞，宜表之_{麻黄，桂枝之属。}热壅清道，气不宣通，宜清之_{黄芩、黄连、栀子之属。}

瘜肉，气忽不通，辛夷散_{辛夷、川芎、防风、木通、甘草、细辛、藁本、升麻、白芷。}

齆赤_{大黄、朴硝二味为末，酒调敷。}

鼻渊，浊涕不止，苍耳散_{白芷、辛夷、苍耳子、薄荷，共研为末，葱汤下二钱。}

阳虚脑寒，浊涕不止_{天雄、辛夷、苍耳子，为末，酒调下二钱。}

口 病

经云：中央黄色，入通于脾，开窍于口，藏精于脾。又曰：阴之五宫，本在五味，阴之五宫，伤在五味。是以肝热则口酸，心热则口苦，脾热则口甘，肺热则口辛，肾热则口咸，有口淡者知胃热也。外有谋虑不决，肝移热于胆而口苦者；亦有脾胃气弱，木乘土位而口酸者；或膀胱移热于小肠，膈肠不便，上为口糜，生疮溃烂者；又有伤寒狐惑之症，上唇生疮，虫食其脏，下唇生疮，虫食其肛者，口病不同，治法详后。

肝胆实热，口酸而苦，小柴胡汤_{加甘草、胆草、青皮、当归，甚者龙荟丸。}

谋虑不决，肝虚而苦者，_{人参、志远、甘草、茯苓为君，柴}

胡、胆草为佐使。甚者钱氏地黄丸，此虚则补其母也。

心热口苦，口舌生疮，黄连泻心汤、凉膈散。

脾热口甘，三黄丸大黄、黄连、黄芩等分，平胃散苍术、陈皮、甘草、厚朴。

肺热口辛，甘桔汤甘草、桔梗，泻白散桑皮、甘草、地骨皮。

肾热口咸，滋肾丸黄柏酒浸十两、肉桂五钱、知母酒浸六两，丸服、大补阴丸。

膀胱移热于小肠，上为口糜，生疮溃烂，柴胡地骨皮汤。

凡口疮服凉药不愈者，乃中气不足，虚火泛上无制，用理中汤治之而愈。盖人参，白术，甘草补土之虚，干姜散火之标，甚者加附桂。

脉候 左寸洪数，心热口苦。右寸浮数，肺热口辛。左关弦数而虚，胆热口苦。若洪而实，肝热口酸。右关沉实，脾胃实热口甘。

附舌痛

舌肿满口，不能出声，用蒲黄为末，掺之即愈，名蒲黄一物散。

舌无故出血，仍有小窍，用槐花为末，掺之即愈，名槐花一物散。

热病多舌出，有病愈而舌不能入者，以冰片分许为末，搽舌上即入。又方，以蓖麻油蘸纸作撚熏舌。

附喉闭

缠喉急闭，雄黄解毒丸雄黄一两、郁金一钱、巴豆十四粒（去皮油），共末为丸，每服五分，津液咽下。此急症，当急治。

咽喉闭，不能食者，稀涎散明矾一两半、生熟牙皂四条（去黑皮，炙黄色），共为细末，每服一钱，温水调下，以吐为度。

咽痛，甘桔防风汤甘草、桔梗、防风。甘缓喉中之急，梗苦下喉中之气，防风辛散喉中之壅。

附口疮方

寒水石火炼一钱、硼砂一钱、冰片一分，为极细末，少许，吹口内。

齿　病

夫齿者，肾之标，骨之余也。足阳明胃脉，络于齿上龈。手阳明大肠脉，络于齿下龈。手阳明恶寒饮，而喜热饮；足阳明恶热饮，而喜寒饮。故其为痛，有恶寒恶热之不同。有开口呷风则痛甚者，肠胃中有风邪。有开口臭秽不可近者，肠胃中有积热。又有痛而齿摇者，痛而虫侵蚀者，又有齿缝疏豁，饮食不便者。大抵齿龈宣露而动摇者，肾元虚也，治宜滋阴补肾为要。憎寒恶热而口臭秽者，胃气热也，治宜清胃泻火为良。其风邪虫蚀之症，盖因热生风，而风生虫也。肠胃之热即平，更加擦牙诛虫之药，以治其标，自无有不安者耳。

肾衰则齿豁，精固则齿坚，大肠虚则齿露，大肠壅则齿浮。

上下牙疼，牵引头脑，面发热，宜清胃散当归、黄连、生地、黑参、升麻、丹皮，又方葛根、生地、升麻、石膏、知母、甘草、川连、白芍、当归。

风热牙痛，喜寒恶热，宜定风汤牙皂角（炙，去皮）一两，石膏五钱，荆芥、朴硝各一钱，葱白三寸共煎水，时时嗽之。

齿缝出血以烧盐，并灶突烟煤，研匀，卧时擦牙嗽①口，甚效。

---

① 嗽：通"漱"。唐·陆龟蒙《晓次神景官》诗："呀空雪牙利，嗽水石齿冷。"

又方骨碎补，入槐枝同炒，去枝，将骨碎补研擦痛处。**擦牙方**青白盐各等分，以川椒熬水洒入盐内，共炒过，擦患处，涎出痛止。**牙痛方**冰片一分、芒硝三分、硼砂三分，研末吹入。又**擦牙经验方**辰砂五分，潮脑、芒硝、皂角灰各一钱，研末。又方青盐、潮脑、牙硝、冰片研末。

瘟 疫

经曰：冬不藏精，春必病瘟。《伤寒论》云：瘟病起于春，应温而反清，夏应热而反寒，秋应凉而反热，冬应寒而反温。丹溪曰：众人病一般者，此天行瘟疫也。瘟取温热之义，疫取劳役之义，多感于房劳辛苦之人。大要表里传经，与伤寒相似，但伤寒寒自外入，瘟疫毒自内出。当先看病人两目露血丝否，次看口唇红燥，舌胎黄白紫黑，以验里热浅深。胎白热稍轻；若睛红唇赤，胎黄断纹，俱是重症；紫黑燥裂，则又热之极也。又按其胸胁间有无痛处否，〔批〕使病家自按。分别表里经络。次看小腹，若有硬满处，即问其小便利否。若不利，则是津液留结，宜小柴胡去参合四苓散。若小便利则是蓄血，宜下瘀血，用桃仁承气去枳实。自冬至至春分前，宜九味羌活汤羌活、白芷、黄芩、苍术、防风、细辛、川芎、生地黄、甘草。自春分至夏至，宜升麻葛根汤升麻、葛根、白芍、甘草。柴葛解肌汤柴胡、葛根、白芍、甘草、黄芩、半夏。小柴胡汤柴胡、黄芩、半夏、甘草、去参。初病，见太阳症，便溏泄，宜小柴胡合四苓散。稍久便秘，玄明粉为要药。发渴，宜白虎汤、三黄石膏汤加减用。渴病，花粉、片芩、葛根，益元散之类。衄血，宜白虎汤。心火，宜犀角地黄汤，切忌发汗解表。发狂谵语，大便滑而渴，宜加味白虎汤。不渴便秘，三承气汤下之。气血虚而软者，观形色察脉理，表里热除，即用参芪归术温补。自汗亦宜补。丹溪曰：

宜补、宜散、宜降，尽此三法。败毒散治四时瘟疫_{羌活、独活、}前胡、川芎、柴胡、桔梗、茯苓、枳壳、甘草、黄芩，虚加人参。

蝦蟇瘟 属风热，防风通圣散加减用之，或用小柴胡_{加防}风、羌活、荆芥、薄荷、桔梗，并服，外敷侧柏叶汁，调蚯蚓粪。

大头瘟 温热在高巅之处，_{羌活、酒芩、酒蒸大黄}随症加减，切不可用降气药。阳明邪肿首，少阳出耳前后。

调 经

经曰：女子七岁，肾气盛，齿发长。二七而天癸至，任脉通，太冲脉盛，月事以时下。二阳之病发心脾，男子不得隐曲，女子不月。月事之独见于妇人者，何也？盖男子属阳，气多血少。女子属阴，气少血多。故男子之血生于心，纳于肝，以次入肾而变精。女子之血亦生于心，由心经胞络，下注肝肾，其有余者，注胞络而为月事。所谓阴盛海满而出血者是也。平人气血调和，则冲任二脉气盛，依时而下，三旬一见。有似月盈则亏之意，故曰月事。若劳气血，经脉则虚，虚则邪气乘之。或寒或湿，寒则血结，湿则血消，此月事因而不调。其不调之症，有经闭不通者，有经绝不行者，有终身不月者，有期或先后，乍作乍止，血鲜血淡，疼痛带浊之不同，治当推类求之。

经闭不通者，因瘀血内积，时常作痛，一驱逐之功即效。_{如当归、香附、苏木、莪术、川芎、肉桂、甘草、木通、桃仁、红花、白芍之类。}

经绝不行者，多因心事不遂，致心血亏失，乏血归肝而出纳之舍竭，宜归脾汤_{加养血养肝之味}。有相火妄动，煎熬真阴，熏蒸血海，名曰血枯，此症劳病多有之。滋阴养血，四物汤_{倍归、地，加龟板、黄柏、人参、丹参、丹皮}。有二阳胃与大肠病，不运不化，心脾无所资，则男不生精，女不生血者，归脾汤。

先期色红属热，四物汤用生地，加丹皮、黄芩、黄连、香附、白芍，色紫气热。色黑有二，有寒有热甚。

过期色淡属虚，四物汤倍熟地、归芎，加香附、茯苓、白术、甘草、艾叶、红花少许。挟痰加半夏，黑有寒。

将行作痛，属气滞当归、川芎、乌药、香附、丹皮、胡索、桃仁。气实加莪术、木香。

行后绵绵作痛，或腰背腿皆痛，属气血两虚当归、熟地、茯苓、参术、杜仲、川芎、甘草。

经闭作痛没药二钱五分，桃仁、红花各七分，为细末，汤调下。

凡经行未尽而乍止，有三症。或暴怒郁结，致气滞不行。宜川芎、香附、胡索、红花、白芍、丹皮、乌药、木香之类。或形寒饮冷，致经血凝滞。前药中加砂仁、黑姜。或伤寒经水适来适断，热入血室，往来寒热，似疟非疟，昼则明了，夜则谵语，如见鬼状，小柴胡汤主之。

人肥体胖，脂满经闭，导痰汤加川芎、姜、当归。

通用调经养血清热方当归、白芍、白术、茯苓、甘草、陈皮、香附、生地、知母、胡索、丹皮，热甚加黄连。

妇人室女，经水不通神方晚蚕沙一两，酒水各半煎服立通。

脉候 妇人尺脉微迟为居经，月事三月一下。尺脉微弱而涩，少腹冷，恶寒，年少得之为无子，年大得之为绝产。肝脉沉急，或尺脉滑而断绝不匀，皆经闭不调之候。

胎产胎前产后

胎前以清热养血为主，即有杂症，亦不可妄投攻伐之剂。最禁者有三：不可汗，不可下，不可利小便。胎落半产，乃血气虚损，不能荣养胎元，当大补气血。亦有内多邪热，致血气沸腾，胎不宁静者，当清热凉血。又胎气系于脾，脾虚则蒂无所附，故胎落，治宜白术、条芩为主。一以健脾，一以清热，气血和平自能安。故曰：白术黄芩乃安胎之圣药也。〔批〕亦不可执。又古方用杜仲续断二味为丸。盖取大补肾气，使肾气充足，托住胎元，永不堕矣芜蔚子，即益母草，〔批〕子。活血行气，行中有补阴之功。胎前无滞，产后无虚，均宜服之。

子烦 怀孕心烦热闷，烦躁不安，宜麦冬、知母、山栀、条芩。仍兼四物汤。

子肿 怀孕手足肿，或遍身浮肿安胎养血药中，加茯苓、陈皮、姜皮、桑皮、白术。轻者，不用治，产后自消。

子淋 怀孕小便淋沥涩少片芩、车前、木通、灯心、赤苓，利便亦需斟酌，不可过。

子晕 妊妇忽然卒倒僵仆，不知人事，少顷即苏，宜葛根汤。若气血两虚，八珍汤人参、白术、茯苓、甘草、当归、川芎、白芍、熟地加阿胶、陈皮。

子痫 妊娠中风，头项强直，筋脉挛急，言语蹇涩，痰涎壅盛，或时发搐，不省人事，宜羚羊角散羚羊角、独活、枣仁、防风、当归、五加皮、川芎、茯苓、杏仁、木香、甘草、姜葱。

子悬 胎气凑上心腹，胀满疼痛，紫苏饮苏叶、人参、陈皮、腹皮、当归、川芎、甘草、白芍加山栀、黄柏、香附。

子瘖 妊妇忽然失音，不能言语，乃胎气使然，产后自能言，不必服药。

呕哕 由血阻痰亦阻，故恶心，饮食不进白术、半夏、茯苓、陈皮、当归、竹茹、厚朴、条芩、藿香、生姜。安胎丸白术、条芩等分，为丸，每服三钱。十全保胎丸杜仲（姜汁炒）八两、续断（酒炒）二两，蜜丸，或山药糊丸，每服三钱。

胎漏下血 四物汤加阿胶、白术、砂仁、条芩、香附、人参。

失跌胎动 宜白术、陈皮、条芩、川芎、白芍、甘草、砂仁。

有孕食滞 宜平胃散，作泻宜六君子汤。

脾虚下陷 宜补中益气。

达生散，一名束胎散腹皮、陈皮、紫苏、白术、白芍、归尾、甘草、人参。枳壳散枳壳五两、粉草一两五钱、香附一两，每服沸汤下二钱，日三服。胎气壅塞，服此滑胎易产。佛手散即芎归汤川芎、当归。临产难生，胞衣不下，产后血晕，俱宜服。

产后妇人有三病：一曰病痉，二曰病郁冒，三曰大便难。病痉者，发热恶寒，或口眼歪斜，角弓反张等症，此是气血大虚使然，宜参、芪、归、术、姜、桂、甘草、陈皮、熟地大剂温补。右手脉不足，补气药重。左手脉不足，补血药重。切不可用小续命汤发汗之剂，作中风治，误则不救。郁冒者，或浴身沐发，离褥太早，致感冒风寒湿气而然，宜参、芪、归、术为君，加紫苏、防风、陈皮，或微用羌活。切不可大发表，致损元气。大便难者，以气血虚，亡津液，肠胃燥涩也。虽五七日不解无妨，宜八珍去白芍倍归地，使之渐润，切禁疏利之药。惟血气未大虚者，亦可少服麻仁丸，或用芝麻捣煎亦可。

凡产后恶寒发热者，多由血虚，法当大养血。腹痛者，当去恶生新。新产后十日内，禁用白芍，以其酸寒能伐生生之气也。凡产后补虚用参、芪、归、术、陈皮、炙甘草、川芎。如发热加茯苓淡渗之，其热自除。重则用黑干姜，盖此热非有余之邪热，乃阴虚生内热也。干姜能入肺利肺气，又能入肝引众药生血，然必与补阴同用。此造化之妙，非智者不足以语此也。

产后症候多端，或乍寒乍热，似疟非疟，或大热头痛，体疼如伤寒状，或卒中口噤，如痉如痫，或左瘫右痪，角弓反张，或妄言见鬼，心神恍惚，或耳目口鼻，黑如烟熏，或腹中作痛，绵绵不已。凡此诸症，非恶露未尽，即是劳伤气血，大虚之症。丹溪曰：凡产前以清热养血为主，产后以大补气血为要。虽有杂症，悉以末治，此至真至确之论也。

产后血晕，不省人事，独参汤人参一两，急煎温服。身热气急者，加童便一钟。身寒气弱者，加附子三钱。

昔贤于产后晕症，首立独参汤。今世俗谓产后不可服参，不知出自何书，从何传授，殊不可解。专门女科，单创此论，误人性命不浅。

前症，又方，严氏清魂散人参一两，川芎二两，甘草八钱，荆芥穗四两，泽兰叶一两，为末，温酒入童便调下，仍置醋炭，更服此药。

失血过多，阴虚生热，心烦短气，自汗头疼，人参当归散人参、归身、肉桂、熟地、麦冬、白芍加淡竹叶、生姜。又当归黄芪汤当归三钱、黄芪二钱、白芍钱半、姜三片。

恶血不尽，腹中作痛，定痛散当归、五灵脂、白芍、肉桂。儿枕痛，三圣散归、桂、胡索。产后大便秘结，麻仁丸麻仁、枳壳、大黄、人参、当归，丸服。

胎死腹中难产，产妇舌必青黑，宜黑神散熟地、蒲黄、黑姜、当归、白芍、桂心各用二两，炙甘草二钱，黑豆二合半，共为末，每服二钱，童便和酒调下。更治胎衣不下、产难血晕、儿枕痛、乍见鬼神等症。

又方，治死胎不下，其症指甲青，舌青眼闭，甚者口中作屎臭先以平胃散一剂，作二服，每服酒水各一钟，同煎至一钟。再以朴硝半两，研细投入，煎三五沸，倾出候温服尽，其胎即化为水。倘非死胎，不必用朴硝，如骨缝未开者，加川芎二钱。

脉候　阴搏阳别为有子。三部浮沉正等，无他病而不月者，

四卷　症治

三〇九

孕也。尺大而旺，尺内按之不绝，俱有子。妊七八月，脉实牢强大者吉，沉细者难产而死。尺脉不上关者死。得革脉曰半产漏下。离经曰产期。产前脉细小，产后脉洪数，主死。此亦大概言之，尝亦有新产伤阴，出血不止，产后洪数，得治而生者。

崩带 崩中带下

妇人崩中，由脏腑损伤，冲任二脉气血两虚而然。经曰：冲脉者，经脉之海。任脉者，任于前。王冰曰：任脉通，冲脉盛，月事以时下者是也。故二脉和平，外循经络，内荣脏腑，何崩漏之有？若劳动过极，七情六欲，内伤脏腑，则冲任之脉虚，不能约束经血，忽然暴下，若山崩然，故曰崩中。其症有虚有热，虚则渗下，热则流通。又有虚热相兼者。东垣论此症，有因脾胃虚损，下陷于肾，与相火合而湿热下迫，遂漏不止者。有因先富后贫，心事不足，郁闷损脾，饮食少进，血液不生，而经有漏者。东垣治此症，专主寒。然必详审脉候，沉迟微细，方可选用干姜、茴香、良姜、桂、附之类。总而论之，当以补血补气健脾为主，再看有热，佐以凉血清火之味，属寒则加以补养之味，庶得其平也。

急则治标，用白芷煎汤调百草霜，或棕榈灰、五灵脂半生半熟，俱用酒调下二三钱。缓则治本，气虚者，补中益气加熟地、蒲黄、香附。血虚者，四物汤加阿胶、蒲黄、人参、白术。饮食少者，宜参苓白术散。

有热者，通用黄连、黄芩、炒黄柏、生地、山栀、地榆。

脱血过甚者地榆、棕榈灰、蒲黄、黑姜、山栀、香附、五灵脂，兼凉兼止，药味必炒黑者，以黑胜红故也。主方人参、白术、黄芪、阿胶、条芩、升麻、当归、熟地、川芎、白芍、香附。又方黄狗头烧灰研细，酒调下二钱。愈后服大补天真丸、棕榈灰散棕榈灰五钱，干姜灰二钱，乌梅、地榆灰各三钱，俱烧灰存性，乌梅汤调下二钱，久患者三服愈。

带下者，由湿热留注于带脉而下浊液也。赤属血分，湿热居多。白属气分，湿痰居多。大都肥人多痰，瘦人多热。

治白带神方北黑枣三斤，苍术一斤，各煎汁，二汁共熬成膏，每日清晨滚水调服二三钱，即愈。又方荞麦粉、鸡蛋清加吴萸末，共为丸，白汤下。

脉候 下赤白甚多，脉急疾者死，迟者生。下赤白不止，脉小虚滑者生，大紧实数者死。脉浮恶寒漏下者，不治。脉浮为肠鸣腹满。紧为腹中痛。数为阴中痒。弦则阴户掣痛。

先哲格言

张长沙曰：居世之士，曾不留神医术，上疗君亲，下救贫贱，中以保身，但逐荣利，企踵权豪，猝遇非常，身居死地，百年寿命，委付凡流，岂不危哉？玄晏云：人受先人之体，有七尺之躯，而不知医事，此所谓游魂耳。虽有忠孝之心，慈惠之性，君父危困，赤子涂地，无以济之。此圣贤所以精思极论，务尽其理也。由二氏之训思之，凡世之不知医者，有不通身汗下者哉！

医以活人为务，与吾儒道最切。

医之为道，非精不能明其理，非博不能至其约。是故前人立教，必使之先读儒书，明易理，以及《素》《难》《本草》《脉经》而不少略者何？盖非儒书无以通义理之精微，非《易》无以知阴阳之消长，非《素问》《难经》无以识病，非《本草》无以识药，非《脉经》无从诊候，而知寒热虚实之分。圣贤示人，略举其端而已，后学必须会群书之长，参所见而施治之，然后可。

夫医者，非仁爱之士不可托也，非聪明达理不可任也，非廉洁淳良不可信也。是以古人用医，必选明良，其德能仁恕博爱，其智能宣畅曲解，能知天地神祇之次，能明性命吉凶之数，处虚实之分，定顺逆之节，原疾病之轻重，而量药剂之多少。贯微洞幽，方谓良医，岂区区俗学能之哉？

正五音者，必法师旷①之律吕②。成方圆者，必法公输③之规矩。五音方圆，特末技耳，尚取精于其事者，况医为人之司命，不精则杀人。今之患者，不达此理，委命于时医，与自暴自弃，甘于沟渎何异？

骄恣不伦于理，一不治。轻身重财，二不治。衣食不能周，三不治。阴阳并脏气不足，四不治。形羸不能服药，五不治。信巫不信医，六不治。

医，仁术也。仁人君子，必笃于情，笃于情则视人如己。问其所苦，自无不到之处。至于受病情形，百端难尽。如初病口大渴，久病口中和，若不问而概以常法治之，宁不伤人乎？如未病素脾约，才病忽便利，若不问而计日以施治，宁不伤人乎？如未病先有痼疾，已病重添新患，若不问而概守成法治之，宁不伤人乎？如投杂证，着意对问，不得其情，他事间言，反呈真面，若不细问而急遽妄投，宁不伤人乎？

世间多有病人亲友，故旧交游，来问疾。其人曾不经事，未读方书，自骋了了，诈作明能，谈说异端，或言是虚，或道是实，或云是风，或云是气，纷纷谬说，种种不同，破坏病人

---

① 师旷：春秋时晋国乐师，善于辨音。
② 律吕：古代校正乐律的器具。比喻准则、标准。
③ 公输：复姓。春秋时有公输班，或称鲁班，为鲁国巧匠。

心意。不知熟是，迁延未就，时不待人，欻①然至祸，此段情态，今时尤甚。

学士商辂云：医者，意也。如对敌之将，操舟之工，贵乎临机应变。方固难于拘执，然非方则古人之心弗传。茫如望洋，如捕风，必有率意而失之者矣。虽然方固良矣，然必熟之《素问》以求其本，熟之《本草》以究其用，熟之诊视以察其证，熟之治疗以通其变，始于用方而终至于无俟乎方，夫然后医之道成矣。

《内经·方盛衰论》有曰：不失人情，因叹轩岐之入人深也。人情之类，大约有三。一曰病人之情。动静各有欣厌，饮食各有爱憎。性好吉者，危言见非，意多忧者，慰安云伪，此好恶之不同也。有良言甫信，谬说更新，多岐忘羊，终成画饼，此无主之为害也。有最畏出奇，惟求稳当，车薪杯水，难免败亡，此过慎之为害也。有性急者，遭迟病，辄更医而致杂投；有性缓者，遭疾病，亦濡滞而成难挽，此缓急之为害也。有参术沾唇，惧补，心先痞塞；硝黄入口，畏攻，神便飘扬，此成心之为害也。有讳疾不言，有隐情难告，甚而故隐病状，试医以脉，此自欺之为害也。凡此皆病人之情，不可不察也。一曰旁人之情。或执有据之论，而病情未必相符；或与无本之言，而医理何曾梦见。或操是非之柄，同我者是之，异己者非之，而真是真非莫辨；或执肤浅之见，头痛者顾头，脚痛者救脚，而孰标孰本罔知。或尊贵执言难抗；或密戚偏见难回。又若荐医，动关生死。有意气之私厚而荐者；有庸浅之偶效而荐者；有信其利口而荐者；有贪其酬报而荐者。甚至熏莸不辨，妄肆

---

① 欻（xū 虚）：快速。

四卷 症治

三一三

品评。誉之则跖可为舜，毁之则凤可作鸮。致怀奇之士，拂衣而去，使深危之病，坐而待亡。此皆旁人之情，不可不察也。一曰医人之情。或结纳亲知，或不邀自赴，此阿谄之流也。有腹无点墨，诡言神授；目不识丁，假托秘传，此欺诈之流也。有望闻问切，漫不经心，枳朴芩连，到手便撮，妄谓人愚我明，人生我熟，此孟浪之流也。有嫉妒性成，排挤为事，是非颠倒，朱紫混淆，此嫉妒之流也。有鄙陋无知，轻忽人命，邀功贪得，妄投药剂，至于败坏，嫁谤自文，此贪幸之流也。有意见各持，异同不决，曲高者和寡，道高者谤多，一齐之传几何，众楚之咻①易乱，此庸浅之流也。此皆医人之情，不可不审也。尤可慨者，病家既不识医，则倏②张倏李；医家莫肯任怨，则惟梗惟苓；或延医众多，互相观望；或利害攸系，彼此避嫌，惟求免怨，致失机宜，病深莫挽，谁之咎乎？此由知医不真而任医不专也，圣人以不失人情为戒，意深哉。

古今元气不同，叔季之世③，元气渐薄，此必然之理。是以抵当承气，日就减削。补中归脾，日就增多。临症施治，最妨克伐，痛戒寒凉，此今时治法之变通也。假令病宜用热，亦当先之以温。病宜用寒，亦当先之以清。纵有积宜消，必须先养胃气。纵有邪宜祛，必须随时逐散。不得过剂，以伤气血。气血者，人之所赖以生者也。气血充盈，百邪外御。气血虚损，百病丛生。嗟乎！世人之病，十有九虚。医师之药，百无一补。

① 众楚之咻（xiū 休）：谓众多的楚国人共同来喧扰。语出《孟子·滕文公下》："一齐人傅之，众楚人咻之，虽日挞而求其齐也，不可得矣。"后以此指众多外来的干扰。

② 倏（shū 书）：极快地，忽然。

③ 叔季之世：犹言末世。《魏书·释老志》："叔季之世，闇君乱主，莫不眩焉。"

宁知投药少差，实者即虚，虚者即死，是死于医药，非死于病也。古语为之戒曰：病伤犹可疗，药伤最难医。故夫其难其慎，属诸司命。临症之顷，宜加战兢。若执成方，或矜家秘，惟知尽剂，不顾本元；惟知古法，不审时宜，皆不读书，不知灵变者也。

世皆自恃为知医矣。夫虚者补之，实者泻之，寒者温之，热者清之，其谁不知？若夫至实有羸形，误补益剧。至虚有盛候，反泻含冤。阴症似乎阳，清之必毙。阳症似乎阴，温之必危。是则有赖乎明者。如积聚在中，实也，甚则嘿嘿不欲语，肢体不欲动，或眩晕昏花，或泄泻不实，此至实有羸形也。正如食而过饱，反倦怠嗜卧也。脾胃损伤，虚也。甚则胀满而食不得入，气不得舒，便不得利，此至虚有盛候也。正如饥而过时，反不思食也。脾肾虚寒，真阴症也。阴盛之极，往往隔阳而目红赤，口舌裂破，手扬足掷，语言错妄，有似乎阳也。正如严冬惨肃而水泽复坚，坚为阳刚之象也。邪热未解，真阳症也。阳盛之极，往往发厥，口鼻无气，有似乎阴也。正如盛夏炎灼而林木流津，津为阴柔之象也。诸凡疑似之症，不可仆数。大都症不足凭，当参之脉。脉又难审，当取诸沉候。盖假症之发现，皆在表也。故浮取脉，而脉亦假焉。真症之隐伏，皆在里也。故沉候脉而脉可辨耳。脉辨已真，犹必察其禀之厚薄，症之久新，医之误否，夫然后济以汤丸，可以十全。使诸疑似之症，邻于死而复生之，何莫非仁人君子之惠泽耶。

用药之难，非顺用之难，逆用之难。今之医师，但知以寒治热，以热治寒，以通治塞，以塞治通而已。独不闻诸经曰：塞因塞用，通因通用，寒因热用，热因寒用，用热远热，用寒远寒，又何说乎？盖塞因塞用者，如脾虚作胀治以参术，脾得补而胀自消也。通因通用者，如伤寒挟热下利，或中有燥屎，用调胃承气下之乃安。滞下不休，用芍药汤通之而愈也。寒因热用者，药本寒也，而反佐之以热。热因寒用者，药本热也，而反佐之以寒。俾无拒格之意，所谓必先其所主，而伏其所因也。用热远热，用寒远寒者，如寒病宜投热药，热病宜投寒药，仅使中病而已，勿过用焉，过用则反为药伤矣。如前诸法，非通达者，乌足以语此。彼庸医俗子，心不存利济之思，目不阅岐轩之典规，尺寸之见以自肥，因而伤残于世，良可慨矣，亦可鄙矣。

夫四时之气，春温、夏热、秋凉、冬寒而已。故凡药性之温者，于时为春，所以生万物者也。药性之热者，于时为夏，所以长万物者也。药性之凉者，于时为秋，所以肃万物者也。药性之寒者，于时为冬，所以杀万物者也。夫元气不足者，须以甘温补之，如阳春一至，生气勃勃也。元气不足而至于过极者，所谓大虚必挟寒，须以热剂补之，如时际炎蒸，生气畅遂也。热气有余者，须以甘凉之剂清之，如秋凉一至，溽燔如失也。邪热盛满而至于过极者，所谓高者抑之，须以苦寒之剂泻之，如时值隆冬，阳气潜藏也。凡元气虚者，如秋冬肃杀之时也。虚则不免于热，医者但见有热，便以寒凉之剂投之，是病方肃杀而医复肃杀之矣，其能久乎？此无他，未察乎虚实之故耳。丹溪有云：实火可泻，芩连之属。虚火可补，参芪之属。但见为火而不分虚实，投治一差，何异于入井之人，而复下之石乎？丹溪主于滋阴者，而犹以参芪补虚火，人亦可以无疑矣。今天下喜用寒凉者，其故有二：一则守丹溪阳常有余之说，河间有热无寒之论；一则以寒凉之剂，即有差误，人多未觉。如阴柔小人，在朝廷之上，国祚已移，犹善弥缝。温热之剂，稍有不当，其弊易见。如阳明君子苟有过，人皆见之。致近代有激之言曰，吾为俗医计，与其用寒凉而误，彼此不知，杀人必多。不如用温热而误，彼此共见，尚可改图。斯言虽近于慢骂，实则照妖之明鉴也。《内经》曰：阳气者，若天与日，失其所则夭寿而不彰，故天运当以日光明。言天之运人之命，俱以阳为本也。《仙经》云：阴气一分不尽则不仙，阳气一分不尽则不死。是阳主生，阴主死也。易卦皆以阳喻君子，阴喻小人。又曰：大哉乾元，万物资始，言阳为发育之首也。又曰：履霜坚冰至，言阴长宜忧也。自古圣人莫不喜阳而恶阴，今天下用药反是，是欲以秋冬为生长之时，春夏①为肃杀之候乎？亦弗思耳已。王应震曰：见痰休治痰，见血休治血，无汗不发汗，有热莫攻热，喘生无耗气，精遗勿涩泄，明得个中趣，方是医中杰，此真知本之言也。

不善学者，师仲景而过则偏于峻重，师守真而过则偏于苦寒，师东垣而过则偏于升补，师丹溪而过则偏于清降。至有谓丹溪殿四家之后，集诸氏之大成，独师其说为极至，不知丹溪，但补东垣之未备，非全书也。此非丹溪之过，不善学者误丹溪也。_{李士材}李士材

事亲养老诸方，皆以温补下元为务，诚有见老少不同治。少年人惟恐有火，高年人惟恐无火。无火则运化艰而易衰，有火则精神健而难老。是火者，老人性命之根，未可以水轻折也。昔贤治喉干，谓八味丸为圣药。譬之釜底加薪，则釜中津气上腾，理固然也。可见下虚者，不但真阴虚，究竟真阳亦虚，何也？阳气以潜藏为贵。潜则弗亢，藏则可久，易道也。盖中加

---

① 夏：原作"下"，据文义改。

油则灯愈明，炉中覆灰则火不熄。惟孤阳上浮而为热，若一并收归于下，则鼻中之浊涕不作，口中之清液常生。虽日进桂附，不觉其为热也。矧加以滋补润下之味，而何致疑乎？

医者，依也，依人性情也，依人寒热也，依人虚实也，依人土宜也。医之为道，全在依人，最患执己见也。方者，方也，一定而不可移，可移即非方也。贵在专一则效速，药味又贵乎简也。

神农、轩辕，帝也。岐伯、伊尹，圣也。越人、仓公，贤也。长沙、梁公卿，相也。有其德，有其位，咸藉此以济世。今之士大夫，往往亵此而不谈，所谈者未必皆深造达理之士。予曰医道之不明，我知之矣。贤者过之，不肖者不及也。程原仲

前贤医案

伤　寒

黄长人房劳后，病伤寒。守不服药之戒，身热已退，十余日外，忽然昏沉，浑身战栗，手足如冰，举家忙乱，亟请予至。一医已合就附姜之药矣，余适见而骇之。姑俟诊毕，再三辟其差谬。主家自疑阴症，言之不入，又不可以理服，只得与医者约曰：此一病，药入口中，出生入死，关系重大，吾与丈各立担承，倘至用药差误，责有所归。医者云：吾治伤寒三十余年，不知甚么担承。余笑曰：有吾明眼在此，不忍见人活活就毙，吾亦不得已也。如不担承，待吾用药。主家方才心安，亟请用药。余以调胃承气汤，约重五钱，煎成，热服半盏，少顷又热服半盏，其医见厥渐退，人渐苏，知药不误，辞去。仍与前药服至剂终，人事大清。忽然浑身壮热，再与大柴胡一剂，热退身安。门人问其理，答曰：凡伤寒病初起发热，煎熬津液，鼻干口渴，便秘，渐至发厥者，不问知其为热也。若阳症忽变阴厥者，万中无一，从古至今无一也。盖阴厥得之，阴症一起，便直中阴经，唇青面白，遍体冷汗，便利不渴，身倦多睡，醒则人事了了，与伤寒传经之热邪，转入转深，人事昏惑者，万万不同。此病先犯房室，后成伤寒，世医无不为阴症之名所惑，往往投以四逆等汤，促其暴亡，而诿之阴极莫救，致冤鬼夜号，尚不知悟，总由传派不清耳。盖犯房劳而病感者，其势不过比常较重，如发热则热之极，恶寒则寒之极，头痛则痛之极。所以然者以阴虚阳往乘之，非阴盛无阳之比。况病者始能无药，阴邪必轻。旬日渐发，尤非暴症，安得以阴厥之例为治耶？至于妄汗、妄吐、妄下，以致势极，如汗多亡阳，吐利烦躁，四肢逆冷者，皆因用药差误所致。非以四逆、真武等汤挽之，则阳不能回，亦原不为阴症立方也。盖伤寒才一发热发渴，定然阴分先亏。以其误治，阳分比阴分更亏，不得已从权用辛热，先救其阳，与纯阴无阳、阴盛隔阳之症相去天渊。后人不窥制方之意，见有成法，转相效尤，不知治阴症以救阳为主，治伤寒以救阴为主。故见厥除热，存津液元气于十一，已失之晚，况敢助阳劫阴乎？喻嘉言

《金鉴》春月病温，误治二句，酿成极重死病。壮热不退，谵语无伦，皮肤枯涩，胸膛板结，舌卷唇焦，身踡足冷，二便略通，半渴不渴，面上一团黑滞。从前诸医所用之药，大率不过汗下和温之法，绝无一效，求救于余。余曰：此症与两感伤寒无异。但两感症，日传二经，三日传经已尽，即死。不死者，又三日再传一周，定死矣。此春温症，不传经，故虽邪气留连不退，亦必多延几日，待元气竭绝乃死。观其阴症阳症两相混在一区，治阳则碍阴，治阴则碍阳，与两感症之病情符合。仲景原谓死症，不立病法。然曰发表攻里，本自不同。又谓活法在人，神而明之，未尝教人执定勿药也。吾有一法，即以仲景表里二方为治，虽未经试验，吾神机勃勃，必可效也。于是以麻黄附子细辛汤两解其在表阴阳之邪，果然皮间透汗，而热全清。再以附子泻心汤两解其在里阴阳之邪，果然胸前柔活，人事明了，诸症俱退，次日即思粥食，以后竟不需药。只此二剂，而起一生于九死，快哉。喻嘉言

徐国祯伤寒六七日，身热目赤，索水到口，复置不饮，异常大躁，将门牖洞启，身卧地上，辗转不快，更求入井。一医汹汹，急以承气与服。余诊其脉，洪大无伦，重按无力，谓曰：

此用人参附子干姜之症，奈何认为下症耶？医曰：身热面赤，有余之邪，躁急若此，再以人参、附子、干姜服之，逾垣上屋矣？余曰：阳欲暴脱，外显假热，内有真寒，以姜、附投之尚恐不胜回阳之任，况敢以纯阴之药重劫其阳乎？观其得水不欲咽，情已大露，岂水尚不欲咽，而反可咽大黄、芒硝乎？天气燠蒸，必有大雨，此症顷刻一身大汗，不可救矣。且即认大热为阳症，则下之必成结胸，更可虑也。惟用姜附补中有发，并可以散邪退热，一举两得，至稳至当之法，何可致疑？吾在此久坐，如有差误，吾任其咎。于是以附子、干姜各五钱，人参三钱，甘草二钱，煎成冷服。服后寒战，戛齿有声，以重绵和头覆之，缩手不肯与诊，阳微之状始著。再与前药一剂，微汗，热退而安。喻嘉言

钱仲嘉患时气外感三五日，发热头疼，服表汗药，疼止热不清，口干唇裂，因而下之。遍身红癍，神昏谵语，食饮不入，大便复秘，小便热赤，脉见紧小而急。谓曰：此病全因误治，阳明胃经表里不清，热邪在内，如火燎原，津液尽干，以故神昏谵妄。若癍转紫黑，即刻死矣。目今本是难救，但其面色不枯，声音尚朗，乃平日保养，肾水有余，如旱田之侧，有下泉未竭。故神虽混乱，而小水仍通，乃阴气未绝之征，尚可治之。不因表里，单单只一和法。取七方中小方，而气味甘寒者用之。惟如神白虎汤一方，足以疗此。盖中州元气已离，大剂急剂俱不敢用。而虚热内炽，必甘寒气味方可和之耳。但方虽宜小，而服药则宜频。如饥人本欲得食，不得不渐渐与之。必一昼夜，频进五七剂，为浸灌之法。庶几邪热以渐而解，元气以渐而生也。若小其剂，复旷其日，纵有药得当，亦无及矣。如法治之，更一昼夜，而病者热退神清，脉和食进，其癍自化。喻嘉言

张令施乃弟，伤寒坏症，两腰偻废，卧床彻夜呼叫，百治不效，求诊于余。其脉亦平顺无患，其痛则比前大减。余曰：病非死症，但恐成废人矣。此症之可以转移处，全在痛如刀刺，尚有邪正互争之象。若全然不痛，则邪正混为一家，相安于无事矣。今病觉大减，实有可虑，宜速治之。病者曰：此身既废，命安从活，不如速死。余蹙额欲为救全，而无治法。谛思良久，谓热邪深入两腰，血脉久闭，不能复出，止有攻散一法。而邪入既久，正气全虚，攻之必不应，乃以桃仁承气汤，多加肉桂附子，二大剂与服。服后即能强起，再仿前意为丸，服之旬余全安。此非昔人之已试，乃一时之权宜也，然有自来矣。仲景于结胸症，有附子泻心汤一法，原是附子与大黄同用，但在上之症气多，故以此法泻心。然则在下之症血多，独不可仿其意而合桃仁肉桂，以散腰间之血结乎？后江古生乃弟伤寒，两腰偻废痛楚，不劳思索，径用此法，二剂而愈。喻嘉言

石开晓病伤风咳嗽，未尝发热，自觉急迫欲死，呼吸不能相续，求余诊之。余见其头面赤红，躁扰不歇，脉亦豁大而空。谓曰：此症颇奇，全似伤寒戴阳症，何以伤风小恙亦有之。急宜用人参附子等药，温补下元，收回阳气。不然，子丑一身大汗，脱阳而死矣。渠不以为然，及日落，阳不用事，愈慌乱不能少支。忙服前药，服后稍宁片刻，又为床侧，添同寝一人，逼其出汗如雨。再用一剂，汗止身安，咳嗽俱不作。询其所由，云连服麻黄药四剂，遂而躁急欲死。然后知伤风亦有戴阳症，与伤寒无别。总因其人平素体虚，是以真阳易于上越耳。喻嘉言

社友韩茂远伤寒九日以来，口不能言，目不能视，体不能动，四肢俱冷，众皆曰阴症。比余诊之，六脉皆无。以手按腹，

两手护之，眉皱作楚。按其趺①阳大而有力，乃知腹有燥屎也，欲与大承气汤，病家惶惧不敢进。余曰：吾侪能辨是症者，惟施笠泽耳。延至诊之，与余言若合符节，遂下之，得燥屎六七枚，口能言，体能动矣。故按手不及足者，何以救此垂绝之症耶？李士材

休宁吴文哉伤寒，烦躁面赤，昏乱闷绝，时索冷水。其弟日休，乞余决死期。手扬足掷，难以候脉。五六人制之，方得就诊。洪大无伦，按之如丝。余曰：浮大沉小，阴症似阳也，与服附子理中汤，当有生理。日休骇曰：医者十辈至，不曰柴胡承气，则曰竹叶石膏。今及用热剂，乌呼敢？余曰：温剂犹生，凉剂立毙矣。日休卜之，吉，遂用理中汤加人参四钱、附子二钱，煎成，入井水冷与饮。甫及一时，狂躁定矣。再剂而神爽，服参至五斤而安。文哉遗以书曰：弟为俗子所误，既登鬼录矣，而兄翁拯全之，大奇亦大幸也。方弟燥热之时，医以三黄汤入牛黄服之，转加闷绝，举室哀嚎，惟是治终，具候目瞑而已。不意兄翁毅然以为可治，参附一投，阴霜见日，荆妻稚子，含泪欢呼。一日即苏，经年乃复。呜呼！父母生之，兄翁再生之，昊天罔极，莫可言喻。敢志颠末，乞附案帙。俾天下后世，知药不可以浪投，命不可以轻弃。何莫非大仁人回春之泽哉！李士材

同社王月怀伤寒，至五日，下痢不止，懊侬目胀，诸药不效。有以山药茯苓与之，虑其泻脱也。余诊之，六脉沉数，按其脐则痛，此协热自利。中有结粪，小承气倍大黄服之，果得结粪数枚，遂利止，懊侬得安。李士材

---

① 趺：原作“跌”，据《医宗必读》改。

娄水张尔和伤寒，第二日头痛发热，正在太阳。余曰：方今正月，天令犹寒，必服麻黄，两日愈矣。若服冲和汤，不惟不得汗，即使得汗，必致传经。遂以麻黄汤热饮之，更以滚水入浴桶，置床下熏之，得汗如雨。密覆半日，易被，神已爽矣。至晚索粥，家人不与。余曰：邪已解矣，必不传里，食粥何妨？至明日果愈。不以麻黄汗之，传变深重，非半月不安者乎？李士材

光禄卿吴玄水头痛腹胀，身重不能转侧，口内不和，语言谵妄。有云：表里俱有邪，宜以大柴胡下之。余曰：此三阳合病也，误下之决不可救。乃以白虎汤连进两服，诸症渐减，更加天花粉、麦门冬二剂而安。李士材

悬学师杨龙友如夫人发热头疼，六日后，忽见红疹，众皆以为发斑，用升麻犀角等汤，凡五六日不效。余视之曰：此疹也，非斑也。斑为阳明火毒，疹为太阴风热。一表一里，如天与渊。乃用防风二钱，黄芩一钱，甘草五分，薄荷、桔梗、蝉壳各一钱，四剂，霍然愈矣。李士材

儒者吴君明伤寒六日，谵语狂笑，头痛有汗，大便不通，小便自利，众议承气汤下之。余诊其脉浮而大，因思仲景云：伤寒不大便六七日，头疼有热，小便清和，不在里，乃在表也。方今仲冬，宜与桂枝汤。众皆咋舌，掩口谤之甚力。以谵语狂笑为阳盛，桂枝入口必毙矣。余曰：汗多神昏，故发谵妄。虽不大便，腹无所苦。和其营卫，必自愈耳。遂违众用之，及夜而语笑皆止，明日大便自通。故夫病变多端，不可胶执，何使狐疑而用下药？其可活乎？程

芜湖周兄年十六，患伤寒，至五六日。余诊两寸脉浮，左关脉弦，右关洪滑。胸胀高起，疼痛，按之坚硬，其痛更甚，

外证往来寒热，用小柴胡汤去人参，加黄连、瓜蒌仁、姜，煎服即愈。或问此何证？何方而致速效如此？余答曰：胸膈高胀痛者，结胸证也。寒热往来，少阳之候。小柴胡小陷胸汤，合用二方，内皆有半夏，故半夏倍于他药。程星海

吴文学感伤寒已五六日，诊左寸浮紧，他脉洪数。外证头疼，目痛，鼻干，口渴，体汗，寒热往来，闭目则遗精。诸医惊惶，有欲用参芪补者，一医谓余曰：此证闭目遗精，虚之极矣。且体多汗，岂止参芪，非附子不救。余沉思良久，答曰：头疼者，表证未罢。目痛鼻干口渴，阳明证也。寒热往来，又兼少阳之候。梦遗在常人则可言虚，此系热甚，肾火亦因而动耳。医又辨曰：文学体禀素弱，今闭目即遗精，子不知房室后，误饮凉水不救乎？今肾脏空虚，又岂可投以凉剂乎？余曰：不然，此伤寒热病时，不可论其平日虚弱。且房室后肾虚，不可食寒凉，此其常也。今六脉洪数，口燥舌干，上焦极热之时，虽服凉药，一至上膈，即化为热，岂有复下至肾而反为凉者乎？此必无之理也。力主清凉之药，遂用柴葛解肌汤，重加石膏。服后诸证顿减，精亦不泄。再用清火解热五六剂而愈。渐用补养之药，以回其元气。程星海

一人遇雨冒风，病头痛，发热，恶风等症，医用解表药未得汗。日投清热发散之剂，不效。至第七日，体热未退，因其胸膈胀，以承气汤下之，反致心下痞硬而满。又作结胸症治，将投陷胸汤。余归诊其脉虚浮，体热，按其心胸，但觉满而不痛，且无高起之状，身体困倦，口不渴，时作呕。余曰：此虚痞症耳，非结胸也。前已误下，今复下是再逆而促命期。医辨曰：病过八日，可下之期也。胀满腹坚，可下之证也。古人有三下而愈者，子未闻乎？余曰：古人惟下证必使各症悉具，方

可言下，所以不下压迟。今作呕，属阳明症。至如阳明病，虽心下硬满，又未可攻。经曰：阳明病，心下硬满，不可攻之。攻之利遂不止者死，利止者愈。又曰：病发于阳而反下之，热入因作结胸；病发于阴而反下之，乘虚因成痞气者，非若结胸高起而疼痛也。此非结热，但以胃中空虚，客气上逆，故使硬也，宜用泻心汤。今体困倦，脉虚不渴而时呕，于诸泻心汤中，惟半夏泻心汤最宜。遂用黄芩、黄连各二钱，半夏一钱五分，人参一钱，干姜七分，甘草五分，大枣三枚，煎服，安卧。次早往视，闻汗出、痞满宽而病愈。公问用药之理，余曰：壅而不通，外证高起疼痛，为结胸，陷胸汤为直达之剂。塞而不通，外证但觉痞满，而无高起痛苦状，为痞气，泻心汤为分解之剂。所谓泻心者，泻其心下之邪耳。芩、连味苦，苦先入心，故以苦泻之。半夏辛温，干姜辛热，《内经》曰：辛走气，辛以散之。散痞者必以辛为助。人参、甘草、大枣味甘温，阴阳之不交谓否，上下不通之谓满。欲通上下，交阴阳，必和其中。中者，脾土也。脾不足者，以甘补之，故用甘温药以补脾也。中气得和，上下得通，阴阳得位，水升火降，则痞消热退，大汗解矣。然痞与结胸，又有高下之别焉。结胸邪结在胸中，其位高。痞气邪留在心下，其位下。此又不可不别者。程

潘公家千年二十余，病伤寒七八日，胸膈胀痛作呕，发热体汗，大便下利纯清水，诊脉沉而无力。用人参、半夏、枳实、厚朴、甘草、桔梗、大黄、芒硝，加姜煎服，痛除利止。公问余曰：古云神丹甘遂，不可共投。今人参硝黄同剂愈疾，吾甚不解，明以语我。余曰：七八日胀满者，可下。呕谓邪未全入腑，胸痛为结胸。下利清水，体汗脉虚，似难纯用下药。故用枳实、厚朴、半夏为破结止呕之药，用甘桔载之，以去上之结

胸。人参固其虚，再下硝黄驱其邪也。此古人用黄龙汤意。程
星海

　　杨公家监患伤寒八九日，头痛体痛，发热口渴，谵语腹胀，
大便不通。余诊六脉弦数，沉按有力。此表里俱实，宜汗下兼
施。用羌滑①、防风、川芎、柴胡、黄芩、黄连、厚朴、枳实、
大黄，服后大便通，体汗出②，热退身凉。程星海

　　姜二酉太学张公亲也，身短而体肥，六月患伤寒，头疼，
发热恶风，身体多汗，神倦气喘，脉虚浮无力。用补中益气汤
倍柴胡加川芎、羌活、防风、葱白，服后诸证顿减。再用前方
去羌活、防风、葱白，服六七剂全愈。太学博雅士，因问余曰：
凡人治外感病用发散，今取用补助功。他人吾必不信，公吾素
敬服者，故用之不疑，愿悉其理。余曰：公外感甚微，所以致
重者，体本虚也。体虚多汗，虽有微邪，若不补而专发散，恐
有亡阳之患。轻者变重，重者难痊，岂特病哉，药攻之过耳，
此法朱丹溪所立。若无此证，朱翁必不立此方也。姜甚称善。
程星海

　　十月公主武场篝事，有客使患伤寒。因发汗过多，遂至腹
胀不安，人事昏愦，医乃消导治之，其胀愈甚，渐至眩运昏迷。
因公在篝，家人未及相闻，至沉重。乃迎余诊脉，微弱之甚。
用人参、半夏、厚朴、甘草四味，加姜煎服。腹胀即宽，寻③
愈。原治之医问曰：腹胀反补，古人亦有此治法乎？余曰：出
自成无己明理论：有吐后腹胀，下后腹胀，汗后腹胀之条。又
问三者议论若何？曰：伤寒邪在腹，法当下而反吐，以成腹胀

---

①　羌滑：羌活之别名。
②　出：原作"止"，据《程原仲医案》改。
③　寻：不久。

者，用调胃承气汤下之。伤寒邪在膈，法宜吐，医反下之，徒空脏腑，而膈邪未去，致心烦腹满，卧起不安者，仍宜栀子厚朴汤吐之。汗多者，亡其津液，以致腹胀，法又宜此方，回其津液也。又问：用半夏、厚朴何也？余曰：半夏味辛，能散逆气。然证虽虚而形胀似实，厚朴之用治形似之实耳。可见古人用法之妙。程星海

太史王公讳毓宗嘉定州人壬子岁，任庶子时，四月患伤寒危重。医有用药汗过者，又有用药下过者，后又有用药补之者，三法尽施，其危转笃，甚至昏愦，人咸谓不救。视药为无益，绝不令服者五日。公门人侍御修龄杨公，邀余往。及门见家人相向而泣，及堂闻内人哭失声，至卧榻前见公仰卧，目不转视，口不言语，微闻喘急声。诊脉浮，取寸尺俱不见，惟两关细数，重按至骨，觉六部沉而稍有力。余谓杨公曰：病重。杨公曰：固知重也，家人已绝望①矣。余曰：否。证虽危，使越人望见，尚不走也。杨公因言曰：敝座师年已望六，未有息子，兄能治，则自今以往之年，皆兄之赐。余思汗下补三法皆用过，其所未用者吐耳。然下后无实热可吐，所可吐者，惟虚烦。今关脉虽数，有邪热在内，不谵语而安卧，无烦扰之证，外见又似难于用吐法也。复思先医三法所治，不效之由，盖邪热在于胸膈，时汗则津液外泄，膈热未去而反增下，则徒空胃腑，致膈热不除，补则火愈炽。三治法，皆未中窍也。遂用黄连、黄芩、山栀仁、天花粉、知母、玄参、连翘、竹叶、灯心，再重加甘草、桔梗为舟楫，载在上焦，又少加枳实，破②其膈间之逆气。服

---

① 望：原作"咎"，据《程原仲医案》改。
② 破：原作"颇"，据《程原仲医案》改。

后渐觉音出膈宽，逐日照上方加减，调养半月后全愈。程星海

京师邻人陈怀玉尊阃①，患伤寒六七日。胸高胀痛，按之坚硬，痛甚。余用半夏三钱，瓜蒌仁二钱，黄连一钱五分，姜三大片煎服，胸宽痛止，病愈。因问何方？药简而效速，必得异传。余曰：此小结胸证，用小陷胸汤，古人治法耳，无异也。
程星海

怀玉令叔，顺天庠②生，有子年十五。因内食寒物，外感风寒，腰疼腹痛，四肢厥逆，医用干姜附子，厥逆尤加，痛亦不止，暮间自迎③余曰：非公一顾，势将不起。余往视，闻其呻吟痛楚，势且待尽。诊六脉全伏，曰：殆哉！此非药饵可疗矣。曰：公惜刀圭乎？余笑曰：此阴寒危笃之时，治阴寒必用热药。热药至干姜、附子极矣而不效，他药何益哉？今势惟灸可施。时病者业痛甚，复闻欲灸，益蹙额缩避。余谕之曰：汝命在顷刻，灸且得生，何惧也？为取中脘、丹田二穴，各灸五壮。热汗出，疼痛止，即愈矣。程星海

辛亥夏家仆社礼，年二十四，中阴寒，少腹痛极，几死，恨无地可入。为取丹田穴灸之，艾灼时，则痛少止，火过复疼。至九壮，身体回阳，十五壮，热汗出，乃愈。嗟乎！寒之中人深也，即用热药如姜附，亦未见速效，艾火之效，神矣哉。程星海

余初习医时，有祚家嫂，病伤寒七八日。畏寒头疼，膈胀多呕，口渴，脉弦数，不得眠，米粒不能进，忽吐蛔虫数条。一老医谓吐蛔为寒症，欲投附子理中之药。余曰：吐蛔虽属寒，

---

① 尊阃（kǔn 捆）：对人妻室的敬称。阃，闺门。
② 庠（xiáng 详）：古代地方学校。
③ 迎：原作"逆"，据《程原仲医案》改。

然他证俱热，岂因一吐蛔之故，即以为寒症哉？老医闻余言，虽不用附子，他药悉皆开胃辛热之味。合室之人，重老医名，必欲用之。惟家兄匿之不与服，仍属余治。遂用凉膈散去硝黄，重加半夏、枳壳以探吐，吐痰数升，即寝，次日即愈。程星海

　　汉口旭盐店一役年近六旬，患感寒。发汗过多，外感虽退，遂致发饫逆不止。诊脉表虚所致，用人参二钱，竹茹一钱五分，橘红一钱，甘草八分，煎服即止，二剂全愈。程星海

　　太仆卿陈公体瘦弱，便血面黄。辛酉季冬中旬，得感寒之疾，医不敢发散。因体虚，用补药。又因火，用凉药。又有加人参于清凉药者，病转危笃。壬戌正月初四，背恶寒，口渴，鼻联，牙龈①痛，耳鸣，头眩，诊脉两寸并左关脉弦洪。夫背属阳，腹属阴。背为诸阳经往来之道路，本不当恶寒，今反恶寒，则阳气微矣。仲景《伤寒论》少阴证云：背恶寒，四逆汤主之。以四逆汤回其阳气。又阳明证云：背恶寒，口渴，白虎汤主之。盖因阳明热极，反承水化，亢则害，承乃制之谓也。今公背恶寒，若鼻痛口渴，俱属阳明证，其用白虎汤更宜，服之即效。陈公负重名，宾客应接无虚日，且性好山水，清明日欲郊游。是日风色甚恶，余适在公寓，戒勿往。值余归，竟游高粱桥，尽日而返，复冒风寒。越二日，手足抽掣，似角弓反张状，遍体动摇，不能安卧，两昼夜无宁刻，即脉亦难诊。诸缙绅视疾者，皆咋舌谓不可旦夕延矣。余用炙甘草五钱，人参、熟地黄各三钱，阿胶二钱，麦门冬、麻仁各一钱，桂枝五分，生姜三大片，大枣二枚，水煎服，二剂立瘳。总宪南皋邹公，为世大儒，博学，淹贯岐黄，与公交厚。问余用药之理，余曰：

---

　　① 龈：原作"根"，据《程原仲医案》改。

此炙甘草汤耳。张仲景云：阴阳两虚，心悸动摇者，炙甘草汤主之。动摇者，肝木使然。肝木强盛，由肺金虚而不能克制，脾土弱而不能栽培，木寡所畏。甘草味甘，性缓者也。甘则以补脾，缓则以缓其动摇之势。故用之为君。麦门冬清肺，阿胶补肺，合之助金以制木耳。桂枝味薄能走四肢，以行其经络。筋急者，恐有角弓反张之患。麻仁润燥以柔之，生地黄补血，人参补气，共补养其气血，以舒其筋也。生姜、大枣之加，用以和其胃气耳。*程星海*

绍美家兄己亥岁隆冬，患头疼，项强，发热口渴，恶寒无汗等症，脉洪大。用九味羌活十二神汤，皆不效，发热烦躁愈甚。余欲用石膏清凉之剂，时值大雪，人以寒冷时令为言。余曰：从证也。用柴胡、羌活、甘葛、白芷、白芍、黄芩、黄连、川芎、甘草，倍用石膏，服之汗出，热退身凉。明岁三伏时，偶溪行，遇微雨，冒风不爽，小腹痛甚，以为内伤饮食，外感风邪所致，诊脉极沉细。余曰：此中风危急证也，非附子不可救，用附子理中汤而痊。起而谢曰：古人云必先岁气，无伐天和。今寒月用寒，热月用热，犯古人之忌，超众人之见。弟子医始究心也，即洞达妙理，若此乎。余曰：医之为道，毋似矮子观场，毋随波逐流。贵在审脉识证，弟究心者此耳，非有他长也。*程星海*

一人患伤寒四五日。作呕，胁痛，寒热往来，盗汗不止。医有用清者，有用补者，皆不效。公令迎余治，用小柴胡汤立瘥。盖伤寒盗汗，属半表半里。此邪气侵行于里，外连于表，及睡则卫气行里，乘表中阳虚，津液渗泄，但睡则汗出。觉则气行于表，而汗又止。在此症，一于和解。小柴胡汤为少阳之方，非治盗汗药也，和解半表半里耳。又问曰：热家忌补，呕家忌补，痛家又忌补。三者皆忌补，如何古人制此方？内有人参，今人悉去之，是乎？否乎？曰：公言切要之论，足以解世人之疑。伤寒六经，原从太阳阳明少阳，以次传及三阴经。太阳阳明二经，为表多热。三阴经，为里多寒。少阳经，在半里半表之间，从阳则热，从阴则寒，是以寒热往来。古人立小柴胡汤，以柴胡为少阳经之要药，能除寒热往来，故用之为君。里气逆，则多呕，半夏味辛，去逆气以止呕。黄芩清外热，故同用以为臣。佐伤寒自表至传里，邪必入内，恐正气内虚，用人参扶其正气，使邪不得内传。此方表里寒热混淆，加甘草以和诸药。今人不用人参，体气实者则可。倘虚者，未有不病疟者也。伤寒变疟，抑亦少阳证去人参之为祸者欤？今京师治伤寒，有医好用人参者偏也，全不用者惑也。知其可用者用之，不可用者去之，斯为良工也。程星海

疫　证

苏州通府阎公，壬子解白粮至京，时公年六十余，新纳宠，孟夏间，或时行虾蟆瘟疫证。身热口渴，遍体紫斑，喉咙肿疼，音声不出，人事昏愦，危极。医咸谓老年新娶，以不足虚症治之。最后迎余，见其卧床上，只存一息，呜呼！诊脉细数有力，时三医在旁，仍以新娶为言，犹欲用补剂。余曰：此感时行热病，且脉数有力，奚可言补？三医辨论良久，幸刑部轩篆王公在座，力替从余言。遂用黄芩、黄连、甘草、桔梗、连翘、玄参、牛蒡子、射干、防风、荆芥、石膏、山栀、天花粉、升麻煎服。次早声音出，叩床谢余曰：吾年六十余，死不足惜，但九十老母在堂，命相倚也，公治我母子两命。照前方服三剂，后减石膏、升麻，又服五六剂，腮喉两手肤皮揭起，换过而愈。

人见余治此疾之妙，咸索余传，因著论于左。程星海

辛亥岁，宜兴李氏昆仲三人，解白粮来京，皆患时气伤寒。少者先卒，长病甚，而次稍轻。为广德李侍御涵初公族人侍御公，迎余治，长公身体疼痛，有汗，口干渴，仰卧，不省人事，间作呢喃之声，诊脉微而弱，用人参解毒汤倍参，再加麦门冬、黄芩、石膏。众谓人参不宜用。余曰：此瘟疫证耳。多感于房劳辛苦之人，且体虚脉弱，欲解其邪热，非人参补其中气，必不能散邪解外也。投药二剂，今日服其一，再越日，热渐退，省人事，脉少回矣。照前复投二剂，病人惑于众言，私拣去人参，服后复昏愦。余见证脉俱变，思之不得其由，询乃知其去人参也，用重加参调养而愈。次公脉弦长，外症寒热往来，目痛鼻干，口渴，乃阳明兼少阳证，用柴葛解肌汤，先长公愈。
程星海

虚 中

徽商汪华泉，忽然昏仆，遗尿手撒，汗出如珠，众皆以绝证既见，决无生理。余曰：手撒脾绝，遗尿肾绝，法在不治。惟大进参、附，或冀万一。遂以人参三两，熟附子五钱，煎浓灌下。至晚而汗减，复煎人参二两，芪、术、附各五钱，是夜服尽，身体稍稍能动。再以参附膏，加生姜、竹沥盏许，连进三日，神气渐爽。嗣后以理中补中等汤，调养二百日而安。李士材

真中风

燕邸张可真，自远方归。忽然中风，昏冒，牙关紧闭。先以牙皂末取嚏，次以箸抉开灌苏合丸二丸，然后以防风散投之，

连进三服，汗出如洗，此邪自外解也。去麻黄、独活、羚羊角，加秦艽①、半夏、胆星、钩藤、姜汁，十剂，痰清神爽。再服六君子加竹沥、钩藤、姜汁，六十日而痊。程星海

钱台石，年近六旬。昏倦不能言，鼻塞，二便闭，此心肺二脏中风也。服顺气疏风化痰之剂，已濒于危矣。比余诊之，六脉洪大，按之搏指。乃至虚反有盛候也。宜补中为主，佐以祛风化痰，方可回生。举家惶惧，两日不决。余瞋目而呼曰：今日无药，则毙矣。若服参而病进②，余一人独任其咎。乃以大剂补中益气加秦艽、钩藤、防风、竹沥，再剂而神爽，加减调治五十日始愈。程星海

车驾王用之，卒中昏愦，口眼㖞斜，痰气上涌，咽喉有声，六脉沉伏，此真气虚而风邪所乘。以三生饮一两加人参一两煎服，即苏。若遗尿手撒，口开鼾睡为不治，用前药亦有得生者。夫前饮乃传行经络，治寒痰之药，有斩关夺旗之功。每服必用人参两许，驾驭其邪，而补助其气。否则不惟无益，适足以取败矣。观先哲用芪附参药等物汤，其义可见。薛立斋

一男子体肥善饮，舌本硬强，语言不清，口眼㖞斜，痰气涌盛，股体不遂，余以为脉虚湿热。用六君子加煨葛根、山栀、神曲而全愈。薛立斋

一男子卒中，口眼㖞斜，不能言语，遇风寒四肢拘急，脉浮而紧，此手足阳明经虚，风寒所乘。用秦艽升麻汤治之，稍愈，乃以补中益气加山栀而痊。若舌瘖③而不能言，足痿不能行，属肾气虚弱，名曰痱症，宜用地黄饮子治之。然此症皆由

---

① 艽：原作"芄"，据《程原仲医案》改，下同。
② 进：原作"退"，据《程原仲医案》改。
③ 瘖（yīn 音）：同"喑"。哑，不能说话。

将息失宜，肾水不足，而心火暴盛，痰滞于胸也。轻者自苏，重者或死。薛立斋

类 中

太史杨方壶夫人，忽然晕倒。医以中风之药投之，不效，迎余诊之。左关弦急，右关滑大而软。本因元气不足，又因怒后食停，先以理气消食之药进之，解得黑屎数枚。急以六君子加姜汁，服四剂而后晕止。更以人参五钱，芪、术、半夏各三钱，茯苓、归身各二钱，加减调理两月而愈。李士材

给谏晏怀泉夫人，先患胸腹痛，次日卒然晕倒，手足厥逆。时有医者，以牛黄丸磨就将服矣。余诊之，六脉皆伏，惟气口稍动，此食满胸中，阴阳痞隔，升降不通，故脉伏而气口独见也。取陈皮、砂仁各一两，姜八钱，盐三钱，煎汤，以探吐得宿食五六碗，六脉尽见矣。左关弦大，胸腹痛甚，知为大怒所伤也。以木香、青皮、橘红、白术、香附，煎成与服，两剂痛止。更以四君子加木香、乌药调理十余日方瘥。李士材

秀才刘允巧，形体魁伟，不慎酒色。因劳怒头晕仆地，痰涎上涌，手足痹麻，口干引饮，六脉洪数而虚。余以为肾经亏损，不能纳气归源而头晕，不能摄水归源而为痰，阳气虚热而麻痹，虚火上炎而作渴，用补中益气合六味丸料治之而愈。其后或劳役或入房，其病即作，用前药随愈。李士材

庠生陈时用，素勤苦。因劳怒口斜痰盛，脉滑数而虚。此劳伤中风，怒动肝火。用补中益气加山栀、茯苓、半夏、桔梗，数剂而愈。李

大尹刘孟春，素有痰，两臂作麻，两目流泪。服祛风化痰药，痰盛，臂反痛不能伸，手指拘挛。余曰：麻属气虚，因前

药而复伤，肝火盛而筋挛耳。况风自火出，补脾肺，滋肾水，则风自息，热自退，痰自清。遂用六味地黄丸，补中益气汤，不三月而痊。<small>李士材</small>

一儒者，素勤苦。恶风寒，鼻流清涕，寒禁嚏①喷。余曰：此脾肺气虚不能实腠理。彼不信，服祛风之药，肢体麻倦，痰涎自出，殊类中风。余曰：此因风剂耗散元气，阴火乘其上位。遂以补中益气加麦门冬、五味治之而愈。<small>薛立斋</small>

外舅年六十余，素善饮。两臂作痛，恪服祛风治痿之药。夏加麻木发热，体软痰涌，腿膝拘痛，口噤语涩，头目晕重，口角流涎，身如虫行，搔起白屑。始信，谓余曰：何也？余曰：臂麻体软，脾无用也。痰涎自出，脾不能摄也。口斜语涩，脾气伤也。头目晕重，脾气不能升也。痒起白屑，脾气不能营也。遂用补中益气加神曲、半夏、茯苓三十余日，日服一剂，诸症悉止。<small>程星海</small>

壬子十月，侍御泰符潘公遣人迎余，至门则从人已燃烛将导公往御史馆验封矣。谓余曰：适小婢忽患腰腹疼痛，云食冷物受风寒所致。诊六脉沉而散，且两尺脉更细微，三五来一歇至。余曰：不可为矣。公曰：此婢性痴体厚，初无病，今言语问答如故，岂有忽感之疾，即至此极耶？余谓曰：医家论脉，今绝脉已见，何治为辞归。会太史康庄马公，以岳母病遣人邀余于途，至视其病，如中风之状，人事不省，但闻鼾呼声，左右惊惶。诊之，两寸弦，右关洪滑。余曰：无妨，此证似中，非真中也。乃火炎痰上，兼脉弦，有风。治以疏风豁痰清火为之。主药宜二陈汤加南星、黄芩、防风、羌活、白芷、天麻、

① 嚏：原作"喷"，据《内科摘要》改。

僵蚕、川芎、枳实、竹沥、姜汁，而北地若无竹沥，遂以上药剔牙灌入。诘①晨复迎余，则知夜半苏矣。后用清痰降火药调养而愈。而潘公之婢即死于是夜。噫！医全在脉，脉生则生，脉死则死。一时之间，将死者复生，而无病者竟死，脉可不精究乎？*程星海*

中　痰

　　户部郎中程武张公家监，年近三旬。夜起溺，良久不返，同伴呼之不应，骇异，起视之，则仆地矣。扶起则口眼歪斜，言语蹇涩。余诊，左寸脉紧，关弦，右寸关俱滑，两尺沉而有力。紧则为风，弦则主怒，滑则属痰，此怒火兼风痰之证。所喜者两尺有力，且少年耳。先用苏合香丸开关窍，再用二陈汤加牛胆、南星、抚芎、乌药、防风、羌活、天麻、白僵蚕、秦艽、白芷，加姜煎服。七八剂，歪斜反正，再去诸风药，易清痰养血而愈。*程星海*

内　伤

　　进士王汝和，因劳役失于调养，忽然昏愦。此元气虚，火妄动，挟痰而作。急令灌童便，神思渐爽。更用参、芪各五钱，归、芎各三钱，玄参、柴胡、山栀、炙甘草各一钱，服之稍定。察其形倦甚，又以十全大补汤加五味、麦冬治之而安。凡人元气素弱，或因起居失宜，或因饮食劳倦，或因用心太过，致遗精白浊，自汗盗汗，或内热、晡热、潮热、发热，或口干作渴，喉痛舌裂，或胸乳膨胀，胁肋作痛，或头颈时痛，眩晕目花，

---

　　①　诘（jié 杰）：次日早晨。

或心神不宁，寤而不寐，或小便赤涩，茎中作痛，或便溺余滴，脐腹阴冷，或形容不充，肢体畏寒，或鼻气急促，或更有一切热症，皆是无根虚火。但服前汤，固其根本，诸症自息。若攻其风热，则误矣，危矣。程星海

光禄高署丞，脾胃素虚。因饮食劳倦，腹痛胸痞，误用大黄等药下之。谵语烦躁，头痛喘汗，吐泻频频，时或昏愦，脉大而无伦。用六君子加炮姜四剂而安。但倦怠少食，口干发热，六脉浮数，欲用泻火之药。余曰：不时发热，是无火也。脉浮大，是血虚也。此因胃虚，五脏亏损，虚症发见，服补胃之剂，诸症悉退。程星海

大尹徐①克明，因饮食失宜，日晡发热，口干体倦，小便赤涩，两腿酸痛。予用补中益气汤治之。彼知医，自用四物、黄柏知母之剂，反头眩目赤，耳鸣唇燥，寒热痰涌，大便热痛，小便赤涩。又用四物加芩、连、枳实之类，胸膈痞满，饮食少进，汗出如水。再用二陈、芩、连、黄柏、知母、麦门、五味，言语谵妄，两手举拂。屡治反甚，复求余。用参、芪各五钱，归、术各三钱，远志、茯神、酸枣仁、炙甘草各一钱服之，熟睡良久，四剂稍安，又用八珍汤，调补而愈。夫阴虚，乃脾虚也。脾为至阴，因脾虚而致前症。盖脾禀于胃，故用甘温之剂，以生发胃中元气而除大热。胡乃反用苦寒，复伤脾血耶。若前症果属肾经阴虚，亦因肾经阳虚不能生阴耳。经云：无阳则阴无以生，无阴则阳无以化。又云：虚则补其母，当用补中益气、八味地黄以补其母，尤不宜用苦寒药。世以脾虚误为肾虚，辄用黄柏、知母之类，反伤胃中生气，害人多矣。大凡足三阴虚，

① 徐：原作"除"，据《内科摘要》改。

多因饮食劳役，以致肾不能生肝木，木不能生火，而害脾土不能滋化，但补脾土，则金旺水生，木得平而自相生矣。*薛立斋*

一男子每遇劳役，食少胸痞，发热头痛，吐痰作渴，脉浮大。余曰：此脾胃血虚病也。脾属土为至阴而生血，故曰：阴虚。彼不信，服二陈、黄连、枳实、厚朴之类，诸症益甚。又服四物、黄柏、知母、麦门，更腹痛呕吐，脉洪数而无伦次。余先用六君加炮姜，痛呕渐次愈已，用补中益气全愈。*薛立斋*

一儒者，素勤苦。因饮食失节，大便下血，或赤或黯。半载之后，非便血则盗汗，非恶寒则发热。血汗二药，用之无效。六脉浮大，心脾则涩，此思伤心脾，不能摄血归源。然血即汗，汗即血。其色赤黯，便血盗汗，皆火之升降微甚耳。恶寒发热，气血俱虚也。乃午前用补中益气，以补脾肺之源，举下陷之气。午后用归脾加麦冬五味，以补心脾之血，收耗散之液。不两月而诸症悉愈。*薛立斋*

癸卯春，人日①，余在下堡顾氏会间。有儒者许梅村云：舍亲马生者发热烦躁，时或头痛。昨服发散药，反加喘急，腹痛，其汗如水，昼夜谵语。余意此劳伤元气，误汗所致，其腹必喜手按。许往视之，果然，遂与十全大补加附子一钱，服之熟喘，唤而不醒，举家惊惶。及觉，诸症顿退，再剂而痊。凡人饮食劳役，起居失宜，见一切火症，悉属内真寒而外假热。故肚腹喜暖，口畏冷物，此乃形气病气俱属不足，法当纯补元气为善。*薛立斋*

---

① 人日：旧俗以农历正月初七为"人日"。宋·高承《事物纪原·天生地植·人日》记载东方朔《占书》曰："岁正月一日占鸡，二日占狗，三日占羊，四日占猪，五日占牛，六日占马，七日占人，八日占谷。皆晴明温和，为蕃息安泰之候，阴寒惨烈，为疾病衰耗。"

进士刘华甫，停食腹痛，泻黄吐痰。服二陈、山栀、黄连、枳实之类，其症益甚。左关弦紧，右关弦长，乃肝木克脾土，用六君加木香治之而愈。若食已消而泄未已，宜用异功散，以补脾胃。如不应，用补中益气，升发阳气。凡泄利色黄，脾土亏损，真气下陷，必用前汤加木香、肉蔻温补。如不应，当补其母，宜八味丸。薛立斋

壬子冬，沧州守熊公患病。癸丑正月十二夜二鼓，迎余至。见公卧床，身体动摇，两目抽挚，遍体多汗，闻不睡者三昼夜矣。诊脉六部皆虚浮而微，言语音低，气不接续，虽近坐者，亦不闻其有音。言公在任劳苦，至多时身体倦怠，微热，医作外感治，用药发散，一剂汗出，再剂汗多，三剂更甚，渐至此也。又见公目掣身动，欲作中风治。余曰：此劳倦内伤症也，法宜温补。今不补，反重发之，所谓一逆尚引日，再逆促命期。友问身自动掣之故，余曰：仲景云，发汗过多，筋惕肉瞤者是也。又问：何以治之？曰：仲景原主真武汤，今气血俱虚，欲易作十全大补汤。公虽不能言，然闻余语，点首称善。配药令煎。余辞出，而前医复至。问用药之故，大言曰：误矣！误矣！此中风症宜用防风、羌活、天麻、僵蚕、全蝎等药，亦配令煎，坐候药熟。其友及侍人，皆恶其前药不效。潜易余药以进，医见药倾，尽非渠所配者，大呼曰：杀乃公也，命须臾矣。坐间渐闻有呼吸声，视之则已酣睡，医色沮而出。次早往诊，脉气渐回，精神渐爽。十三日复照前作二剂服，十四日又二剂，十五日即起。衣冠赴吏部考察过堂。喻嘉言

乔侄孙长女年六龄，癸酉十月既望，忽不省人事，口不能

言，但双手自楱①其指，遍体蒸热，两目直视，人以为极危之证。时其兄年九岁，在旁向余号泣云：幸救吾妹。有此一念真切，可见真性出于孩提，而孟氏良知良能之说，不我欺也。视疾者皆谓为急惊风症。余诊其脉，则两手动摇；按其腹，则遍体膨胀。细询其起居，则感自风寒，而兼之伤食。余曰：是矣。若作急惊风主治，必以清心化痰金石之药治之。如是则风不去而食不化，疾难疗矣。古人医不执方，合宜而用。盖不语者，病属乎痰。腹胀者，全在乎气。兼用内伤外感之药，无如藿香正气散一方。遂与煎服，须臾吐出痰食，胸膈随宽，即能言语，但体热未除。次日再用清凉疏风，兼化食痰之药，二剂而愈。喻嘉言

反胃　噎膈

邑宰张孟端夫人，忧怒之余，得食则辄噎，胸中隐隐痛。余诊之曰：脉紧且滑，痰在上脘，用二陈加姜汁、竹沥。长公伯元曰：半夏燥乎？余曰：湿痰满中，非此不治，遂用四剂，病尚不减。改大半夏汤，服四剂，胸膈乃止。又四剂而噎亦减，服二十剂而安。若泥半夏为燥，而以他药代之，岂能愈乎？惟痰不盛，形不肥者，不宜服也。李士材

江右太学方春和，年近五旬，多欲善怒，患噎三月。日进粉饮一钟，腐浆半钟，且吐其半。六脉细数，此虚寒之候也。用理中汤加人乳、姜汁、白蜜半盏，一剂便减，十剂而日进糜粥。更以十全大补加竹沥、姜汁四十贴，诸症皆愈。李士材

南都徐奉诚，膈噎不通，渣质之物，不能下咽，惟用人乳

①　楱（zǎn 攒）：压紧。

醇酒数杯，吐沫不已，求治于余。余曰：口吐白沫，法在不治。脉犹未败，姑冀万一。用人参、黄芪、当归、白术、陈皮、桃仁、牛乳、白蜜、姜汁，连用十剂，白沫渐少。倍用参术，三月全安。*李士材*

嘉定钱还之，二十五岁，以鼓盆之戚，悲哀过度，不能食饭。又十余日，粥亦不能食，随食随吐，二便闭涩，自谓必死，求诊于余。余曰：脉按有力，非死症也。以酒蒸大黄加桃仁、当归、砂仁、陈皮，蜜丸与服。凡五服而下燥屎干血甚多，病若失矣。数日之间，能食倍常。*李士材*

膈 气

呃旭乃室，病膈气二十余日，饮粒竟不入口。延余诊时，尺脉已绝而不至矣。询其二便，自病起至今，从未一通。止是一味痰沫上涌，厌厌待尽，无法以处。邑庠有施姓者，善决生死。谓其脉已离根，顷刻当坏。余曰：不然。《脉经》明有开①活一款②云：上部有脉，下部无脉，其人当吐，不吐者死。是吐则未必死也，但得天气下降，则地道自通，故此症倍宜治中，以气高不返，中无开阖，因成危候。待吾以法缓缓治之，自然逐日见效，于是始独任以观验否。乃遂变旋覆代赭成法，而用其意，不泥其方。缘女病至尺脉全无，则莫可验其受孕。万一有而不求，以赭石、干姜辈伤之，呼吸立断矣。姑阙疑，以赤石脂易赭石，煨姜易干姜，用六君子汤，加旋覆花煎调服下，呕即稍定。其岳父见用人参，以为劫病而致憾。余曰：无恐也。

---

① 开：原作"关"，据《寓意草》改。
② 款：原作"欵"，据《寓意草》改。

治此不愈，愿以三十金为罚。如愈，一文不取。乃全神照应，药必亲调，始与服之，三日后渐渐不呕，又三日后粥饮渐加，举家甚快。但病者全不大便，至是已月余矣。一则忧病之未除，再则忧食之未运，刻刻以通利为嘱。余曰：脏气久结，食饮入胃，每日止能透下肠中一二节，食饮积之既久，脏气自然通透，原议缓治，何得急图耶？举家佥①以余为不情。每进诊脉，辄闻病者鼻息之扬，但未至发声相詈耳。盖余以归地润肠之药，恐滞膈而作呕；硝黄通肠之药，恐伤胎而损命。姑拂其请，坚迟三五日，果气下肠通，而病全瘳矣。病瘳而其家窃议曰：一便且不能通，曷贵于医耶？月余，腹中之孕果见形著。又议曰：一孕且不能知，安所称高耶？吁嗟！余之设诚而行，以全人夫妻子母，而反以得谤也，岂有他哉？惟余得谤，当世之所谓医者，然后乃得名耳。喻嘉言

倪庆云病膈气十四日，粒米不入咽，始吐清水，次吐绿水，次吐黑水，次吐臭水，呼吸将绝，医已歇手，余适诊之。许以可救，渠家不信。余曰：仅今一昼夜先服理中汤六剂，不令其绝。来早转方，一剂全安。渠家曰：病已至此，滴水不能入咽，安能服药六剂乎？余曰：但得此等甘温入口，必喜而再服，不须过虑。渠诸子或庠或弁，亦知理折。佥曰：既有妙方，何不即投见效？必先用理中汤，然②后乃用此，何意也？余曰《金匮》云：病人噫气不除者，旋覆代赭石汤主之。吾于此病分别用之者，有二道：一者以黑水为胃底之水，臭水为肠中之水。此种水且出，则胃中之津液久已不存，不敢用半夏以燥其胃也。

---

① 佥（qiān 千）：全，都。
② 然：原字迹模糊，《寓意草》作"然"字。

一者以将绝之气止存一丝，以代赭坠之恐其立断，必先用理中分理阴阳，俾气易于降下，然后代赭得以建奇奏绩。一时之深心即同千古之已试，何必更疑？及简①仲景方，见方中止用煨姜而不用干姜，又谓干姜比半夏更燥而不敢用。余曰：尊人所噫者，下焦之气也。所呕者，肠中之水也。阴乘阳位，加以日久不食，诸多蛔虫，必上居膈间，非干姜之辣则蛔虫不下。转而上气，亦必不下转，妙处正在此。君独何泥哉？诸子私谓言有大而非夸者，此公颇似。姑进是药，观其验否。进后果再索药，三剂后，病者自言云内气稍接。但恐太急，俟天明再服。至次早未及服药，复请前医参酌，众医交口极沮。渠②家并后三剂，不肯服矣。余持前药一盏，勉令服之，曰：吾即于众医前立地转方，顷刻见效，再有何说？乃用旋覆花一味煎汤，调代赭石末二茶匙与之，才一入口，病者曰：好药，吾气已转入丹田矣，但恐此药难得。余曰：易耳。病者十四日衣不解带，目不交睫，惫甚，因图脱衣安寝，冷气一触复呕，与前药立止。思粥食，令食半盏。渠饥甚，竟食二碗，少顷已食六盏，复呕，与前药立止。又因动怒，以物击婢，复呕，与前药立止，已后不复呕。但因倦之极，服补药二十剂，丸药一斤，将息两月始能远出，方悔从前少服理中三剂耳。喻嘉言

　　李思萱室人有孕，冬月感寒，至春而发，初不觉也，连食鸡面鸡子，遂成夹食伤寒。一月才愈，又伤食物，吐泻交作，前后七十日，共反复五次，遂成膈症，滴饮不入。延诊时，其脉上涌而乱，重按全无。呕哕连绵不绝，声细如虫鸣，久久方

---

① 简：检查；检验。
② 渠：他。

大呕一声。余曰：病者胃中全无水谷，已翻空向外，此不可救之症也。思萱必求良治，以免余憾。余筹划良久，因曰：万不得已，必多用人参，但才入胃中，即从肠出，有日费斗金，不勾西风一浪之譬，奈何？渠曰：仅在十两之内，尚可勉备。余曰：足矣。乃煎人参汤，调赤石脂末，以坠安其翻出之胃，病者气若稍回。少顷，大气即脱去。凡三日，服过人参五两，赤石脂末一斤，俱从大肠泻出。得食仍呕，但不呕药耳。因思必以药之渣滓，如沾粥之类与服，方可望其少停胃中。顷之传下，又可望其少停肠中。于是乃以人参、陈橘皮二味剪如芥子大，和粟米同煎作粥，与服半盏。不呕，良久又与半盏。如是再三日，始得胃舍稍安，但大肠之空，尚未填实。后以赤石脂为丸，每用人参汤吞两许，如是再三日，大便亦稀。此三日参橘粥内，已加入陈仓米，每进一盏，日进十余次，人事遂大安矣。仍用四君子汤丸调理，通共用人参九两，全愈。然此亦因其胎尚未坠，有一线生气可续，故为此法，以续其生耳。不然者，用参虽多，安能回元气于无何有之乡哉？后生一子，小甚，缘母病百日失荫之故耳。_{喻嘉言}

呕　吐

兵尊高玄圃，久患呕吐，阅医颇众，病竟不减。余诊之曰：气口大而软，此谷气少而药气多也。且多犯辛剂，可以治表实，而不可治中虚。可以理气壅，不可以理气弱。投以熟半夏五钱，人参三钱，陈仓米一两，白蜜五匙，回澜水煎服，二剂减，十剂安。_{李士材}

长院孙潇湘，夏月食瓜果过多，得食即呕，十日不止，举家惊惶，千里迎余，比至署中已二十日矣。困顿床褥，手足为冰。余曰：两尺按之有神，胃气屡屡不绝。只因中气本弱，复为寒冷所伤耳。遂用红豆丸，连进三服，至明日便能食粥。兼与理中汤加丁香、沉香，旬日之间，饮食如常矣。李士材

大司马王浚川，呕吐宿滞，脐腹痛甚，手足俱冷，脉微细，用附子理中丸一服，益甚。脉浮大，按之而细，用参附汤一剂顿愈。薛立斋

一儒者面色痿黄，胸膈不利，吞酸嗳腐，恪服理气化痰之药。大便不实，食少体倦，此脾胃虚寒，用六君子加炮姜、木香渐愈。更兼用四神丸，而元气复。此症若中气虚弱者，用人参理中汤或补中益气加木香、干姜不应，送左①金丸或越鞠丸。若中风虚寒，必加附子或附子理中汤，无有不愈。薛立斋

一上舍饮食失宜，胸腹膨胀，嗳气吞酸，以自知医，用二陈、枳实、黄连、苍术、黄柏之类，前症益甚。更加足指肿痛，指缝出水。余用补中益气加茯苓、半夏治之而愈。若腿足浮肿，或㿋肿，寒热呕吐，亦用前药。薛立斋

大雅云家母年四十有二，嘉靖壬寅七月患脾虚中满，痰嗽发热。又因温面冷茶，吞酸呕吐，绝食。误服芩连、青皮等药，益加寒热，口干，流涎不收且作渴，闻食即呕，数日矣。迎士材先生视之曰：脾主涎。此脾虚不能约制，故涎自出也。欲用人参安胃散。惑于众论，以为胃经实火，并有宿食，治之病日增极。忽思冬瓜，食如指甲一块，顿呕，吐酸水不止，仍服前药，愈剧。复邀先生视之，则神脱脉绝，濒死矣，惟目睛尚动。先生曰：寒淫②于内，治以辛热。然药不能下矣，急用盐艾，

---

① 左：原作"右"，据《内科摘要》改。
② 淫：原作"潘"，据文义改，下同。

附子炒热熨脐腹，以散寒回阳。又以口气哺接母口之气，又以附子作饼贴脐间，时许，神气少苏。以参、术、附子为末，仍以是药加陈皮煎膏为丸，如粟米大，入五七粒于口，随津液咽下，即不呕。二日后，加至十余粒，诸病少退，流涎少止。五日后渐服煎剂一二匙，胃气少复，乃思粥饮。复投以参、术等药，温补脾胃，五十余剂而愈。大雅乃述病状之奇，用药之神，求附卷末。一以见感恩之意，一以示后之患者，当取法乎。此云：尔晚生沈大雅顿首拜书。李士材

岵翁公祖偶因饱食当风，忽然一吐，倾囊而出，胃气大伤，随召诊视。体中微似发热，左关之脉甚大。自云始先中脘不舒，今觉气反攻左。始用梨汁不合，今用蔗浆稍定。不知此何症也？余因断曰：此虚风之候也。以胃中所受之水谷出尽无留，空虚若谷，而风自内生。兼肠中久蓄之风，乘机上入，是以胃中不安。然风入于胃，必左投肝木而从其类，是以气反攻左，而左脉即为之大且劲。《内经》云：风淫于内，治以甘寒。梨汁蔗浆，俱甘寒对症之物。而一效一不效者，又可知胃中气虚已极，不耐梨性之达下，而喜蔗性之和中也。于是以甘寒一派之药定方，人参、竹沥、麦门冬、生地黄之属，众议除参不用。服后腹中呱呱有声，呕出黄痰少许，胸中遂散。次早大便亦通，症似稍安。然有可怪者，本是胃经受病，而胃脉反不见其病，只是上下两傍心肾肝肺之脉，时时令起一头，不安其常。因为剖心争论，谓此非上下两傍之见病端也，乃中央气弱，不能四迄。如母病而四子失乳，故现饥馁之象耳。观祖翁自云：口中之味甚淡。有云：水到喉管即注住不肯下行。明明是胃中之气不展宿水，挡住喉间不能更容新水耳，宜急用四君子汤，以理胃气，则中央之枢轴展，而四畔之机关尽利。喉管之水气不逆，而口

中之淡味亦除矣。如不见信，速请明者嘀之，不便在此羁时误事也。然而言过激烈，反怪为故意惊骇，故召二医。有谓中风者，有谓伤寒者，见各不同。至于人参之不可用，则同声和之。谓症之轻而易疗，则同力担之。微用发表之药，汗出沾濡，又同口赞之。曾不顾已竭之胃气，返之实难，反开关而纵之去，于是气高神荡，呃逆不休矣。再邀幸而投黄连一剂，将绝之系，加极苦以速其绝。二医措手不及，复召余至。则脉已大乱，如沸如羹，频转频歇。神昏不醒，身强莫移，年寿间一团黑滞。气出则顺，而入必哕。通计昼夜一万三千五百息，即得一万三千五百哕矣。二医卸祸，谓余前所议四君子汤，今始可用。吁嗟！呼吸存亡，尚图雍容樽俎^①乎？据理答之曰：气已出而不入，再加参、术之腻阻，立断矣。惟有仲景旋覆代赭石一方，可收神功于百一。进一剂而哕势少减，二剂加代赭至五钱，哕遂大减。连连进粥，神清色亮，脉复体轻。再用参、苓、麦冬、木瓜、甘草平调二日，遂康复如初。此盖祖翁少时纯朴不凋，故松柏之姿老而弥劲，非尽药之功能也。即论药，亦非参之力，乃代赭坠参下行之力也。_{喻嘉言}

奉常梁公，素精岐黄术，任吏部时，暮夜迎余，夫人病危。至诊脉，两寸洪大，关尺全无，视其床前有吐迹。公曰：人脉之有尺，如树之有根，水之有源。今尺绝矣，似难救也。余曰：从吐后得乎？曰：然。曰：然则可治。问何以故？余曰：凡人大吐则气上行，是以脉亦上行而不下行，下部何由有脉也？所以尺部无脉也？在他证言凶，此则无害。用藿香、陈皮、厚朴、

---

① 樽俎（zūnzǔ 尊组）：古代盛酒食的器皿。樽以盛酒，俎以盛肉，此指宴席。

枳实、黄连、半夏、茯苓,加姜煎,连进二剂全愈。喻嘉言

肿　胀

太学何宗鲁夏月好饮水,一日大宗师发放,自蚤①起候至未申,为炎威所逼,饮水计十余碗,归家便胀闷不能食。越旬日,腹如抱瓮,气高而喘,求治于予。予曰:皮薄而光,水停不化也。且六脉坚实,其病暴成,法当利之。遂以舟车丸每服三钱,香薷汤一剂,而二便涌决如泉。复进一钱五分,腹减如故。用六君子十贴②,即愈。李士材

徽州方太和,大怒之后,复大醉,至明日目下如卧蚕,居七日而肢体皆肿,不能转侧,二便不通,烦欲绝。余诊之脉沉且坚,当逐其水,用疏凿饮子。一服而二便快,再服而四肢宽,更以五皮饮,服三日随愈。以上二案水肿实证。李士材

武林文学钱赏之,酒色无度,秋初腹胀,冬杪③遍体肿急,脐突背平,法在不治。迎余治之,举家叩首,求救哀迫。余曰:我非有起死金丹,但当尽心力而图之耳。即用金匮肾气丸料,大剂煎服,兼进理中汤,服五日无效。余欲求归矣,其家曰:自知必死,但活一日则求一日之药,即使不起,安敢归咎乎?勉用人参一两,生附子三钱,牛膝、茯苓各五钱。三日之间,小便解下约有四十余碗,腹有皱纹。举家拜谢曰:皆再造之恩也。约服人参四斤,附子一斤,姜桂各一斤余,半载而瘥。李士材

都宪李来吴,积劳多郁,肢体胀满,以自知医,辄用胃苓

---

① 蚤:通"早"。《说苑·说丛》:"喜夜卧者,不能蚤起也。"
② 贴:通"帖"。
③ 杪(miǎo 秒):指年月或四季的末尾。

汤加枳壳，三月以来，转加痞闷。余诊其脉，沉涩而软，视其色黄白而枯，此虚证也，宜大温补。始犹不信，争之甚力。仅用参二钱，稍觉宽舒，欲加桂、附，执不肯从。余曰：症坐①虚寒，喜行攻伐，已见既坚，良言不纳，虽有扁仓，岂能救耶？越两月果殁。李士材

光禄卿吴伯玉夫人，患腹满而痛，喘急异常，大便不通，饮食不进，医者用理气利水之剂，二十日不效。余诊之脉大而数，右尺为甚，令人按腹，手不可近。余曰：此大肠痈也。脉数为脓已成。用黄芪、皂刺、白芷之类，加葵根一两，煎一碗顿服之。未申痛甚，至夜半而脓血大下，昏晕不支。即与独参汤稍安，更与十全大补，服一月而愈。李士材

大尹刘天锡，内有湿热，大便滑利，小便涩滞。服淡渗之剂，愈加滴沥，小腹腰腿皆肿，两眼胀痛，此肾虚，热在下焦。淡渗导损阳气，阴无以化，遂用地黄滋肾二丸。小便如故，更以补中益气加麦冬、五味，兼服而愈。李士材

州守王用之，先因肚腹膨胀，饮食少思，服二陈、枳实之类，小便不利，大便不实，咳痰腹胀。用淡渗破气之剂，手足俱冷，此足三阴虚寒之症，用金匮肾气丸，不月而康。薛立斋

州同刘禹功，素不慎起居七情，以致饮食不甘，胸膈不利。用消导顺气，肚腹痞闷，吐痰气逆；用化痰降火，食少泄泻，小腹作胀；用分利降火，小便涩滞，气喘痰涌；服清气化痰丸，小便愈滞，大便愈泻，肚腹胀大，肚脐突出，不能寝卧，六脉微细，左寸虚甚，右寸短促，此命门火衰，脾肾虚寒致危症也。

① 坐：因为，由于。唐·杜牧《山行》诗："停车坐爱枫林晚，霜叶红于二月花。"

先用金匮加减肾气丸料，内加桂附各一钱五分，二剂下瘀秽甚多；又以补中益气送二神丸，二剂诸证悉退；又用前药数剂，并附子之类，贴腰脐及涌泉穴，寸脉渐复而安。后因怒烦闷，惑于人言，服沉香化气丸，大便下血，诸症悉至。余曰：此阴络伤也，辞不治。果殁。_{薛立斋}薛立斋

一富商，饮食起居失宜，大便干结，常服润肠等丸，后胸腹不利，饮食不甘，口干体倦，发热吐痰，服二陈黄连之类，前症益甚，小便滴沥，大便泄泻，腹胀少食。服五苓瞿麦之类，小便不通，体肿喘嗽，用金匮肾气丸、补中益气汤而愈。薛立斋

一儒者，失于调养，饮食难化，胸膈不利。或用行气消导药，咳嗽喘促；服行气化痰药，肚腹渐胀；服行气分利药，睡卧不能，两足浮肿，小便不利，大便不实，脉浮大，按之微细，两寸皆短。此脾肾亏损。朝用补中益气加姜、附，夕用金匮肾气加骨脂、肉果各数剂，诸症渐愈。再佐以八味丸，两月乃能步履。却服补中八味，半载而康。薛立斋

一男子，素不善调摄，唾痰口干，饮食不美。服化痰行气之剂，胸满腹膨，痰涎愈盛；服导痰理脾之剂，肚腹膨胀，二便不利；服分气利水之剂，腹大胁痛，睡卧不得；服破血消导之剂，两足皆肿，脉浮大不及于寸口。朝用金匮加减肾气丸，夕用补中益气汤，煎送前丸，月余，诸症渐退，饮食渐进。再用八味丸、补中汤，月余，自能转侧。又两月而能步履，却服大补汤、还少丹，又半载而康。后稍失调理，其腹仍胀，服前药即愈。薛立斋

儒者杨文魁，痢后两足浮肿，胸胀腹满，小便短少，用分利之剂，遍身肿兼气喘。余曰：两足浮肿，脾气下陷也。胸腹胀满，脾虚作痞也。小便短少，肺不能生肾也。身肿气喘，脾不能生肺也。用补中益气汤加附子而愈。半载后因饮食而劳倦，

两目浮肿，小便短少，仍服前药顿愈。薛立斋

大方世家湖乡，离群索居，妻赵氏，忽婴痰热。治者多以寒凉，偶得小愈。三四年余，屡进屡退，于是元气消烁。庚子夏月，遍体浮肿，手足麻冷，日夜咳嗽，烦躁引饮，小水不利，大肉尽去，势将危。诊之脉洪大而无伦，按之如无。此虚热无火，法当壮火以生脾土，与金匮肾气丸料。服之顿觉小水溃决如泉，俾日服前丸及大补之药，二十余剂而愈。三四年间平康无恙，迄今甲辰仲春悲哀动中，前症复作，体如焚燎，口肉尽腐，胸腹肿满，食不下咽者四日，夫妇相对，束手待毙而已。又视之，投以八味丸二服，神思清爽，服金匮肾气丸料，加参芪归术，未竟夕而胸次渐舒，陡然思食，不三日而病去五六矣，嗣后日用前二丸间服，逾月而起。至秋初复患痢，又服金匮肾气丸料，加参、芪、归、术、黄连、吴萸、木香，痢遂止，但觉后重，又用补中益气加木香、黄连、吴茱、五味，数剂而愈。程星海

余近邻岩镇汪履康太学长媳，家侄承美太学长女也。壬申春，患遍体浮肿，目不能开，直下肿至足，二便皆秘，脉虽浮小，而重按沉实。诸医皆以脾虚主治，病转剧。谢技穷，因迎余治。余笑曰：诸君误矣。脾虚浮肿者，渐次而成，岂有三旬壮年之人，不经泄泻而患脾虚浮肿之病，一至此耶？且脉沉实，二便皆秘，万万无此理也。此乃风热之症，法宜疏通而误补耳。遂用防风通圣散，全用麻黄、硝、黄大剂煎服，内外两解，药两投，得微汗，便利，浮肿遂立消而愈。程星海

胀　满

儒者胡济之，场屋不利，胸膈膨闷，饮食无味。服枳术丸，不时作呕；用二陈、黄连、枳实，痰涌气促；加紫苏、枳壳，

喘嗽腹胀；加厚朴、腹皮，小便不利；加槟榔、蓬术，泄泻腹痛，悉属虚寒。用六君加姜、桂二剂不应，更加附子一钱，二剂稍退，数剂渐愈六七，乃以八味丸全愈。薛立斋

仙云家母久患心腹疼痛，每作必胸满，呕吐厥逆，面赤唇麻，咽干舌燥，寒热不时，而脉洪大。众以痰火治之，屡止屡作，迨乙巳春，发热频甚，用药反剧。有朱存默氏，谓服寒凉药所致，欲用参术等剂，余疑痛无补法，乃请薛立斋先生以折衷焉。先生诊而叹曰：此寒凉损真之故，内真寒而外假热也。且脉息弦洪而有怪状，乃脾气亏损，肝脉乘之而然，惟当温补其胃。遂与补中益气加半夏、茯苓、吴茱、木香，一服而效。家母病发月余，竟夕不安，今熟寐彻晓，洪脉顿敛，怪脉顿除，诸症释然。先生之见，盖有本欤？家母余龄，皆先生所赐，杏林报绍，没齿不忘。谨述此，乞附医案。谅有太史者，采入仓公诸篇，以垂不朽，特使后者观省焉。嘉靖乙巳春月吉日　陈湖眷生陆仙顿首谨书

廷评张汝翰，胸膈作痞，饮食难化。服枳术丸，久而形体消瘦，发热口干，脉大而微；用补中益气加桂、姜，诸症悉退。惟是脾胃虚寒，遂用八味丸，补命门火，不月而饮食进，三月而形体充。此症若不用前丸，多变腹胀喘促，腿足浮肿，小便淋漓等症，急用济生加减肾气丸，亦有得生者。薛立斋

阳山之内，因大怒，吞酸嗳腐，胸腹胀满。余以他往旬日，或用二陈、石膏治之，吐涎如涌，外热如灼，将用滚痰丸下之。余到诊之，脉洪大，按之如无。余曰：此乃脾胃虚损而发热，脾弱而涎泛出也。余用六君子加姜桂一钟，即睡觉，而诸症如失，又数剂而全愈。薛立斋

少尹高公尊阃，患病危困，因身热胸胀，多汗，诊脉浮而

微，遂用补中益气倍参、芪，服而安。时诸人咸议论身热胸胀不宜补，公特见信，故能奏功。薛立斋

积 聚

襄阳郡守于鉴如，在白下时，每酒后腹痛，渐至坚硬，得食辄痛。予诊之曰：脉浮大而长，脾有大积矣，然两尺按之软，不可峻攻。令服四君子汤七日，投以自制攻积丸三钱，但渐下，更以四钱服之，下积十余次，皆黑而勒者。察其形不甚倦，又进四钱，于是腹大痛而所下甚多。服四君子汤十日，又进丸药四钱，去积三次，又进二钱，而积下遂至六七许。脉大而虚，按之关部豁如矣，乃以补中益气，调补一月全愈。李士材

亲家主部王汉梁，郁怒成痞，形坚而痛甚。攻下太多，遂泄泻不止，一昼夜计下二百余次。一月之间，肌体骨立，神气昏乱，舌不能言，已治终事，待毙而已。予诊之曰：在症虽无活理，在脉犹有生机，以真脏脉不见也。举家喜曰：诸医皆曰必死，何法之治而可再起耶？余曰：大虚之候法当大温。一面用矾龙骨、粟壳、樗根之类，以固其肠；一面用人参二两，熟附子五钱，以救其气。三日之间，服参半斤，进附二两，泻遂减半，舌转能言。更以补中益气加生附子、干姜，并五贴为一剂，一日饮尽。如是者一百日，精旺食进，泻减十九。然每日夜犹下四五行，两足痿废，用仙茅、巴戟、丁附等为丸，参附汤并进，计一百四十日，而步履如常，痞泻悉愈。向使委信不专，有一人参以他说，有片语畏多参、附，安得有再生之日哉？详书之以为信医不专者之药石。喻嘉言

社友姚元长之内，久患痞积。两年之间，凡攻击之剂，无遗用矣，而积未尽除，形体尩羸。余闻之而告其友曰：积消其

半，不可伐矣。但用补汤，元气一复，病祟全祛耳。元长信之，遂用补剂，服毕而痞果全消。逾三年，调理失宜，胸腹疼痛甚，医者以痛无补法，用理气化痰之药，痛不少衰。予诊之脉大而无力，此气虚也，投以归脾汤加人参二钱，其痛立止。李士材

袁聚东，年二十岁，生痞块，卧床数月，无医不日，投进化坚消痞之药，渐至憔悴肉脱，面鼾发卷，殆无生理。买舟载往郡中就医，因虑不能生还而止，然尚医巫日费不支，予至则家计已罄，姑请一诊以决生死远近耳，无他望也。余诊时先视其块自少腹至脐傍，分为三歧，皆坚硬如石，以手拊之，痛不可忍①，其脉止两尺洪实，余俱细。谓曰：是病由见块医块，不究其源而误治也。初起时，块必不坚，以峻猛之药攻至真气内乱，转护邪气为害。如人厮打扭结一团，气无解散，故紧不放。其实全是空气聚成，非如女子冲任血海之地，其月经凝而不行，即成血块之比。观其尺脉洪盛，明明是少阴肾经之气传于膀胱。膀胱之气本可传于前后二便而出，误以破血之药兼破其气，其气遂不能转运，而结为石块。以手摩触则愈痛，情状大露，若以血块，得手则何痛之有？此病本一剂可瘳，但数月误治，从上而下无病之地亦先受伤。姑用补中药一剂，以通上下之气。然后用大剂药，内收肾气，外散膀胱之气，以解其相厮相结，约计三剂，可全愈也。于是先以理中汤，少加附子五分，一剂块已减十之三，再用桂、附药一大剂，腹中气响甚喧，顷之其块一时顿没。戚友共骇为神。再服一剂，果然全愈。喻嘉言

虚　寒

大尹沈用之，不时发热，日饮冰水数碗、寒药二剂，热渴

---

①　忍：原作"忽"，据《寓意草》改。

益甚，形体日瘦，尺脉洪大而数。王太仆曰：热之不热，责其无火；寒之不寒，责其无水。又云：倏热往来，是无火也，时作时止，是无水也。法当补肾，用加减八味丸，不月而愈。_{薛立斋}

通安桥，顾大有父，年七十有九，仲冬将出，少妾入房，致头痛发热，眩晕喘急，痰涎壅盛，小便频数，口干引饮，遍舌生刺缩敛如荔枝，然下唇黑裂，面目俱赤，烦躁不寐，或时喉间如烟火上冲，急饮凉茶少解，已濒于死。脉洪大而无伦，且无力，扪其身烙手，此肾经虚火，游行于外。投以十全大补，加山茱、泽泻、丹皮、山药、麦冬、五味、附子，一钟。熟寐^①良久，脉症可以各减三四，再当与八味丸服之，诸症悉退，后畏冷物而痊。_{薛立斋}

州同韩用之，年四十有六，时仲夏，色欲过度，烦热作渴，饮水不绝，小便淋漓，大便秘结，唾痰如涌，面目俱赤，满舌生刺，两唇燥裂，遍身发热，或时如芒刺而无定处，两足心如烙，以冰折之作痛，脉洪而无伦，此因肾虚阳无所附而发于外，非火也。盖大热而甚，寒之不寒，是无水也，当峻补其阴。遂以加减八味丸料一斤，内肉桂一两，以水顿煎六碗，冰冷与饮。半晌，已用大半，睡觉食温粥一碗，复睡至晓，乃以前药温饮一碗，乃睡至晚，食热粥二碗，诸症悉退。翌日畏寒，足冷至膝，诸症仍至，或以为伤寒。余曰非也。大寒而甚，热之不热，是无火也，阳气亦虚矣。急以八味丸一剂，服之稍缓，四剂诸症复退。大便至十三日不通，以猪胆导之，诸症复作，急用十全大补汤，数剂方应。_{薛立斋}

---

① 寐：原作"痛"，据《内科摘要》改。

举人陈履贤，色欲过度，丁酉孟冬，发热无时，饮水不绝，遗精不止，小便淋漓。或用四物、芩、连之类，前症益甚，更加痰涎上涌，口舌生疮；服二陈、黄柏、知母之类，胸膈不利，饮食少思；更加枳壳、香附，肚腹作胀，大便不实；脉浮大，按之微细。予朝用四君为主，佐以熟地、当归，夕用加减八味丸，更以附子唾津调搽涌泉穴，渐愈。后用十全大补汤，其大便不通，小腹作胀。此直肠干涩，令猪胆通之。形体殊倦，痰热顿增，急用独参汤而安，再用前药而愈。但劳则发热无时，其脉浮洪，余谓其当慎起居，否则难治。彼以余之言为迂，至乙巳夏，复作，乃服四物、黄柏、知母而殁。薛立斋

一男子食少胸膈满，手足逆冷，饮食畏寒，发热吐痰，时欲作呕，自用清气化痰及二陈枳实之类，胸腹膨胀，呕吐痰食，小便淋漓。又用四苓、连柏、知母、车前，小便不利，诸病益甚。余曰：此脾胃虚寒无火之症，故食入不消，而反出。遂用八味丸，补火以生土；用补中益气加姜桂，培养中宫，生发阳气，得愈。薛立斋

一男子每劳，肢体时痛。或用清痰理气之剂，不劳常痛；加以导湿，臂痛漫肿，形体倦怠，内热盗汗，脉浮大，按之微细，此阳气虚寒。用补中益气加附子一钱，人参五钱，痛悉愈，又以十全大补百余剂而康。共计用过人参一十三斤，姜、附各斤余。薛立斋

一儒者，四时喜极热饮食，或吞酸嗳腐，或大便不实，足指缝湿痒，此脾气虚寒下陷。用六君加姜桂治之而稍愈。为失宜诸症仍作，用前药，更加附子数剂，而不再发。薛立斋

谭侍御，但头痛，即吐清水，不拘冬夏，吃姜便止，已三年矣。余作中气虚寒，用六君加当归、黄芪、木香、炮姜而瘥。

吴泰阳孺人①同邑石岭人，因产多，大便下血不止。医投以涩剂，致便闭不通。已复用巴豆丸，遂至虚弱，饮食不进，两脸微红，口舌生疮，腰以下其冷如冰。时寓武陵，四月中旬，日拥炉火。诸医投以养血滋阴清肺之药，胸膈愈益否塞不通。予时在鄂，时孺人长子竹墟君迎余往治。诊脉两寸关虚浮，细数无伦，两尺沉按皆无力。予曰：此极虚之症。两颊虽红，口舌生疮，阴气不能上润；腰足冰冷，阳气不能下行。如《易》所谓：上下不交之谓否。以致孤阳发越，宜用桂附引阳下行，直达至阴之地，再重用升提药以提其清气，庶可取效。主人惑诸医谓上焦有火，桂附升麻，皆非所宜，予因辞行。诸子长跽②请曰：辱公高谊，不远千里，今母在垂危，即老父未相信，吾辈俱仗公有吾母也，宁忍恝③然去耶？予为勉留，积三十七日，病益深，绝粒不进，甚至水饮一口仅入膈，二口则仅下喉，三口则吞咽不能矣。丧具毕备，待尽旦夕，诸医悉避去，主人始信余言。余曰：君早信余言不致此，然能照余前议，则生机犹有望也。遂用补中益气汤，倍用人参至五钱，黄芪三钱，升麻一钱，再加附子三钱，官桂二钱，干姜一钱五分，服下觉胸膈开而有响声，始知有微热至腹。服十余剂，渐进饮食，桂附减半，又服二剂，忽生牙疳，众又归咎于桂附。余曰：一用清凉药，则前功尽废，因制吹药，用小红枣去核，烧灰存性，与冰片各等分吹之，牙疳立效。仍用前补中益气汤，人参三钱，黄芪一钱五分，升麻五分，附子一钱，官桂五分，又服三十余

①　孺人：古时称大夫的妻子，明清时为七品官的母亲或妻子的封号。
②　跽（jì忌）：长跪。
③　恝（jiá夹）：无动于衷，淡然。

剂，全愈。客问牙疳何以用冰片、红枣？余曰：冰片能愈疮而长肌，但虑口中不能久停，枣粘牙，故用之耳。后用此方治牙疳甚效。程星海

虚　劳

邑宰何金阳令郎，虚损已濒于危。遣使聘余，比至而病益进矣。简其所服，以四物知柏为主，芩、连、二冬为加减。诊其脉，大而数，按之极软。余曰：中气大寒，反为药苦矣。乃以归脾汤入肉桂一钱，人参五钱，当晚得熟寐。居十日而汗止精藏。更以还少丹，兼进补中益气，间服一月而瘥。李士材

少宗伯顾邻初，丙辰年患发热困倦，目昏耳鸣，脚软不能行，大便燥结，手足麻痹，腰膝疼痛。余诊之曰：肾虚不能上交，心虚不能下济，且尺脉迟软无力，勉其用八味十全大补汤加圆眼三十枚。五十余日，精神渐旺，肌肉渐充，致书鸣感。一日，多饮虎骨酒，大便仍结。医者皆云八味丸非久服之药，批：俗医每以此说害人，可恨之极。十全大补宜去肉桂，反用知母玄参佐之，服之数月，遂至不起。李士材

学宪黄贞父，下血甚多，面色痿黄，发热倦怠，盗汗遗精。余诊之曰：脾虚不能统血，肾虚不能闭藏。法当以补中益气五贴，并一剂而进之。十日汗止，二十日血止，再以六味地黄丸，间服一月而安。李士材

汪望洋之孙，年方舞象。发热咳嗽，羸弱头疼。二冬、二母、知、柏、芩、连不啻①百剂，病势转增。予诊其脉，右脉虚软，乃知脾肺气虚，火不能生土之候也。遂用补中益气加五

---

① 啻：但，只。

味子、苡仁、姜、桂至三钱，十剂而减，两月乃安。春初又发，令其服补中丸一年，诸症永不再作矣。李士材

吴门张饮光，发热干咳，呼息喘急。始用苏子降气不应，乃服八味丸，喘益急，轻舟兼夜迎余。余视其两颊赤，六脉数大，此肺肝蕴热也。以逍遥散，用牡丹皮一两，苡仁五钱，兰叶三钱，连进二剂，喘急顿止。以地黄丸料用麦冬、五味煎膏，及龟胶为丸，至十斤而康。李士材

给谏章鲁斋，在吾邑作令时，令郎凌九，吐血发热，遗精盗汗，形肉衰削。先有医士戒之曰：勿服人参，若误服之无药可救矣。批：酷似吾乡医人语气，可见天下皆庸流也。两月弗效，召予。诊曰：此脾肺气虚之候，非大剂参芪不可。鲁斋骇曰：前有医者戒之甚严，而兄用之甚多，何相悬也？余曰：此医能任决效否？不能也。余曰：请与参五斤，无掣其肘，期于三月，可以报效。陈论甚力，鲁斋信而从之。遂用六君子，间用补中益气及八味丸疗之，日轻一日，果如所约。李士材

大宗伯董玄宰，乙卯春，有少姜吐血，蒸嗽。先用清火，继用补中，俱不见效，迎予治之。予曰：两尺沉实，少腹按之必痛，询之果然。乃与四物汤加郁金、桃仁、穿山甲、大黄少许，下黑血升余。少腹痛仍在，更以前药加大黄三钱，煎服，又下黑血块及如桃胶、蚬肉者三四升，腹痛乃止，虚倦异常，与独参汤饮之，三日而热减六七。服十全大补汤百余日，而康复如常。李士材

刑部主政唐名必，劳心太过，因食海鲜，吐血有痰，喉间如鲠，日晡烦热。喜其六脉不数，惟左寸涩而细，右关大而软，思虑伤心脾也。以归脾汤大料加丹参、丹皮、麦门冬、生地黄，二十余剂，而证减六七。兼服六味丸三月，遂不复发。李士材

吴门周复庵，年及五旬，荒于酒色。忽然头痛发热，医以羌活汤散之。汗出不止，昏晕不苏，余与之灸关元十壮而醒。四君子加姜桂，日服三剂。至三日，少康。分拆家产，劳而且怒，复发厥。予用好参一两，熟附二钱，煨姜十片，煎服，稍醒。但一转侧，即厥，一日之间，计厥七次。服参三两，至明日，以羊肉羹糯米粥与之，尚厥二三次，至五日而厥定。向余泣曰：已蒙再生，不知有全愈之日否？余曰：脉有根蒂，但只元气虚极，非三载调摄，不能康也。幸其恪信余言，遵守用药。两月之间，服参四斤。三年之内，进剂六百贴，丸药七十余斤，方得步履如初。亲友众多，议论杂出。若非病人任之专，或久而见疑，服药少怠，未有能获生者也。喻嘉言

侍御冯五玉令爱，发热咳嗽，已及半载。十月间吐鲜血甚多，一日之内，不过食粥一盏，大肉消陷，大便溏泄，沉困著床，脉已七至。余曰：法在不救，人所共知。若能惟余是治，不为旁扰，可救十中之一。每帖用人参五钱，桂附各一钱，芪术各三钱，归芍各二钱，陈皮一钱，日投三贴。约进七十剂，服八味丸三斤而后起于床。又三月而饮食如旧。若泥常法而弃之，幽潜沉冤矣。喻嘉言

吐　血

黄湛侯，素有失血病。一晨起至书房，陡爆①一口，倾血一盘，喉间气涌，神思飘荡，壮热如蒸，颈筋粗劲。诊其脉，尺中甚乱。曰：此昨晚大犯房劳，肾不用命也。因出验血，见色如太阳之红。其仆云：此血如宰猪后半之血，其来甚远。不

---

①　爆：原作"燥"，据《寓意草》改。

识痴人有此确喻。再至寝室，谓曰：少阴之脉萦舌本。少阴者肾也，今肾中之血，汹涌而出，舌本已硬，无法可以救急。因谛思良久，曰只有一法，不得已用丸药一服，坠安元气。若得气转丹田，尚可缓图。因煎人参浓汤下黑锡丹三十粒，喉间汩汩有声，渐下入腹。顷之舌柔能言，但声不出，余亟①用润下之剂，以继前药。遂与阿胶一味，重两许，溶化，分三次热服，溉以热汤，半日服尽。身热渐退，颈筋渐消。进粥与补肾药，连服五日，声出喉清，人事已安。但每日尚出深红之血盏许。因时令大热，遵内经热淫血溢，治以咸寒之旨。于补肾药中，多加秋石，服之遂愈。喻嘉言

一童子年十四，发热吐血。余谓宜补中益气，以滋化源。不信，用寒凉降火，愈甚。始谓余曰：童子未室，何肾虚之有？参芪补气，奚为用之？余述②丹溪先生云：肾主闭藏，肝主疏泄，二脏俱有相火，而其系上属于心。心为君火，为物所感，则易于动，心动则相火翕然而随，虽不交会，其精亦暗耗矣。又《精血》篇云：男子精未满，而御女以通其精，则五脏有不满之处，异日有难状之疾，遂用补中益气及地黄丸而瘥。薛立斋

辛丑夏，予在嘉兴，居内翰第，遇星士张东谷，谈命，时坐中庭，吐血一二口。云久有此症，遇劳即作。余意此劳伤肺气，其血必散，视之果然。与补中益气加麦门冬、五味、山药、熟地、茯神、志远，服之而愈。翌日请见云：每服四物、黄连、山栀之类，血益多而倦益甚。今③得公一匕，吐血顿止，神思如故，何也？余曰：脾主气，此劳伤脾肺，致血妄行，故用前

---

① 亟（jí 及）：急切。
② 述：原作"速"，据《内科摘要》改。
③ 今：原作"余"，据《寓意草》改。

药，健脾肺之气，而嘘血归源耳。_{喻嘉言}

　　失血病，有新久微甚，莫不本之于火。然火有阴阳之不同，治法因之迥远。州尊虽旧失血，不过伤损之类，其原颇轻。今入春以来，忽尔呕血数盂，则出之暴矣。经曰：暴病，非阳则其为火也，即非阳火甚明。阳火者，五行之火，天地间经常可久之物，何暴之有？设其暴也，复可以五行之水折之不能暴矣。惟夫龙雷之火，潜伏阴中，方其未动，不知其为火也。及其一发，暴不可御，以故载阴血而上溢。盖龙雷之性，必阴云四合，然后遂其升腾之势，若天青日朗，则脏不动矣。故凡用凉血清火之药者，皆以水制火之常法，施之于阴火，未有不转助其爐者也。阴火惟宜温以补之，细微曲折，要在讲明有素。经曰：少阴之脉萦舌本，谓肾脉萦绕于舌根之间也。又曰：咯血者，属肾。明乎阴火发于阴中，其咯血之成块而出。不比咳嗽痨症，痰中带血，为阳火也。此义从前未有发明，惟汉代张仲景为医中之圣，于伤寒症中，垂戒一款云。误发少阴汗，动其经血者，下竭上厥为难治。后人随文读去，至下竭上厥之理，总置不讲。不知下竭者，阴血竭于下也；上厥者，阴气逆于上也。盖气与血两相维附，气不得血则散而无统，血不得气则凝而不流，故阴火动而阴气不得不上奔，阴气上奔而阴血不得不从之上溢，阴血上溢则下竭矣。血既上溢，其随血之气散于胸中，不能复返本位则上厥矣。阴气上逆不过至头而止，不能越高巅清阳之位，是以喉间窒塞，心忡耳鸣，胸膈不舒也。然岂但窒塞不舒已哉？阴气久居于上，势必龙雷之火应制于下，血不尽竭不止也，气不尽厥亦不止也，仲景所以断为难治也，其以是也。但止曰难治，非谓不治也。仲景不立治法者，以另有《卒病录论》

十六卷，专论暴病，后世散逸无传耳。吾为子大辟其扃①，则以健脾中之阳气为第一义。健脾之阳，一举有三善也：一者，脾中之阳气旺，如天清日朗而龙雷潜伏也；一者，脾中之阳气旺，而胸中窒塞之阴气，如太空不留纤翳也；一者脾中之阳气旺，而饮食运化精微，复生其下竭之血也。况乎地气必先蒸土为湿，然后上升为云，若土燥而不湿，地气于中隔绝矣，天气不尝清乎？今方书皆治阳火之法，至龙雷之火，徒有其名而无其治，反妄引久嗽成痨，痰中带血之阳症，不敢用健脾增咳为例，不思咯血即有咳嗽，不过气逆上厥之咳，气下则不咳矣，况于原无咳嗽者乎？古方治龙雷之火，每用桂附引火归元之法，然施于暴血之症，可暂不可常。盖已亏之血，恐不能制其悍，而未动之血，恐不可滋之扰耳。究而论之，治龙雷之火，全以收藏为主，以秋冬则龙潜雷伏也。用收藏药不效，略用燥烈为乡②导，以示同气相求之义则可，既已收藏，宁敢漫用燥烈乎？

喻嘉言

下　血

户部员外王公，艰于嗣，多内人，大便下血，数年，面纯黄色。予诊两手，脉多浮大无力，肾经更虚弱。询其所用药，皆脏连丸并一切凉血之方。予曰：公脉虚，服寒凉太过，非所以养生广嗣法也。公曰：吾体颇健，所苦者下血耳，血不凉，何由而止？如补养能止血则可，否则非所愿也。余立方，用生地黄、山萸肉、枸杞子、当归身、续断、杜仲、阿胶、丹参、

---

① 扃（jiōng 同）：门上环钮，此处作"关键"。

② 乡：通"向"。《左传·僖公三十三年》："乡师而哭。"

牡丹皮、山药、乌梅（去核），蒸烂，捣，同炼蜜为丸。公问用乌梅之故，予曰：血下久，则涣散无统，乌梅味酸，酸以收之，如今人染红用红花，非此不得颜色。服之顿愈。照此方治数人，皆大有效验。程星海

咳　嗽

金宪阮君聘，咳嗽面白，鼻流清涕，此脾肺虚而兼外邪。用补中益气，加茯苓、半夏、五味治之而愈，又用六君、芎归之类而安。薛

司厅①陈国华，素阴虚，患咳嗽。以自知医，用发表化痰之药不应，用清热化痰等药，其症愈甚。余曰：此脾肺虚也。不信，用牛黄清心丸，更加胸腹作胀，饮食少思，足三阴虚症悉见。朝用六君、桔梗、升麻、麦冬、五味，补脾土以生肺，夕用八味丸，补命门火以生脾土。诸症渐愈。经云：不能治其虚，安问其余。此脾土虚，不能生肺金而金病也。薛立斋

中书鲍希仗，素阴虚，患咳嗽。服清气化痰丸及二陈、芩连之类，痰益甚。用四物、黄柏、知母、玄参之类，腹胀咽哑，右关脉浮弦，左尺脉洪大。余曰：脾土既不能生肺金，阴火又从而克之，当滋化源。朝用补中益气加山萸、麦冬、五味，夕用六味地黄加五味子，三月余止。喜其慎疾，乃得愈。薛立斋

儒者张克明，咳嗽。用二陈、芩连、枳壳，胸满气喘，侵②晨吐痰；加苏子、杏仁，口出痰涎，口干作渴。余曰：清晨吐痰，脾虚不能消化饮食；胸满气喘，脾虚不能生肺金；涎

---

① 厅：原缺，据《内科摘要》补。
② 侵：临近，到。

沫自出，脾虚不能收摄；口干作渴，脾虚不能生津液。遂用六君子加炮姜、肉果，温补脾胃，更用八味丸，以补土母而愈。薛立斋

表弟妇，咳嗽发热，呕吐痰涎，日夜约五六碗，喘嗽不宁，胸满燥渴，饮食不进，崩血如涌。此命门火衰，脾土虚寒。用八味丸及附子理中汤，加减治之而愈。薛立斋

一妇人咳嗽，早间吐痰甚多，夜间喘急不寐。余谓早间多痰，乃脾虚饮食所化，夜间喘急，肺虚阴火上冲。遂用补中益气加麦门冬、五味而愈。薛立斋

大参李北泉，时吐痰涎，内热作渴，肢体倦怠，劳则足热，用清气化痰益甚。余曰：此肾水上泛为痰，法当补肾。不信，另进滚痰丸一服，吐泻不止，饮食不入，头晕眼闭，始信予。用六君子数剂，胃气渐复，并用六味丸，月余诸症悉愈。薛立斋

鸿胪①苏龙溪，咳嗽气喘，鼻塞流涕，余用参苏饮一剂，以散寒邪，更用补中益气汤，以实腠理而愈。后因劳怒，仍作，自用前饮益甚。加黄连、枳实，腹胀不食，小便短少；服二陈、四苓，前症愈剧，小便不通。余曰：腹胀不食，脾胃虚也；小便短少，脾肾虚也。悉因攻伐所致。投以六君加黄芪、炮姜、五味，二剂诸症顿退。再用补中益气汤加炮姜、五味，数剂全愈。薛立斋

地官李北川，每劳咳嗽，余用补中益气汤，即愈。一日复作，自用参苏饮，益甚，更用人参败毒散，项强口噤，腰背反张。余曰：此误汗亡津液而变痉矣。仍以前汤加附子一钱，四剂而痉。感冒咳嗽，若误行发汗过多，喘促，呼吸不利，吐痰

---

① 鸿胪：官署名。主掌接待宾客之事。

不止，必患肺痈矣。薛

侍御谭希鲁，咳嗽吐痰，手足时冷。予以为脾肺虚寒，用补中益气加炮姜而愈。薛立斋

文学金伯含，咳而上气。凡清火润肺化痰理气之剂，几无遗用，而病不少衰。余诊之，肾脉大而软，此气虚火不归元。用人参三钱煎汤，送八味丸五钱，一服而减。后用补中益气汤加桂一钱，附子八分，凡五十剂，及八味丸二斤而瘥。薛立斋

太学史明麟，经年咳嗽，更医数十人，药不绝口，而病反增剧，自谓必成虚劳。余曰：不然。脉不数不虚，惟右寸浮而大又滑，是风痰未解，必多服酸收，故久而弥甚。用麻黄、杏仁、半夏、前胡、桔梗、甘草、橘红、苏子，五剂减，十剂已。李士材

张远公，三年久嗽，服药无功，委命待尽。一日以他事造余居，自谓必不可治。予曰：饥时胸中大痛否？远公曰：大痛。视其上唇白点如粉者十余处，此虫啮其肺。用百部膏一味，加乌梅、槟榔与服，不十日而痛若失，咳顿止矣。令其家人从净桶中觅之，有寸白虫四十余条，自此永不复发。李士材

太学朱宁宇，在监时，喘急多痰，可以坐不可以卧，可以俯不可以仰，惶急求治。余曰：两尺独大而软，为上盛下虚。遂以地黄丸一两，用桔梗三钱，枳壳二钱，甘草一钱，半夏一钱，煎汤送下，不数剂而安。李士材

方伯叶震瀛夫人，喘急痞闷，肌肤如灼，汗出如洗，目不得瞑。余诊之，六脉皆大，正所谓汗出如油，喘而不休，绝证见矣。辞不治，越三日而殁。李士材

社友孙芳其令爱，久嗽而喘。凡顺气、化痰、清金、降火之剂，几乎遍尝，绝不取效。一日喘甚烦躁，余视其目则胀出，

鼻则鼓扇，脉则浮而且大，肺胀无疑矣。遂以越婢加半夏汤投之，一剂而减，再剂而愈。余曰：今虽愈，未可恃也。当以参、术补元气，助养金气，使清肃令行。竟因循月许，终不调补，再发而不可救矣。李士材

吉长乃室，新秋病洒淅恶寒，寒已发热，渐生咳嗽，然病未甚也。服表散药不愈，体日尫①羸，延至初冬，服参、术补剂，转觉恹恹②欲绝，饮食不思，有咳无声，泻利不止，危在旦暮。医者议以人参五钱、附子三钱，加入姜、桂、白术之属，作一剂服，以止泄补虚，而收肾水之捷。吉长彷徨无措，延仆诊毕，未及交语，前医遄至，见仆在坐，即令疏方。仆飘然而出，盖以渠见既讹，难与语至理耳。吉长辞去前医，坚请用药。仆因谓曰：是病总由误药所致，始先皮毛间洒淅恶寒，发热，肺金为时令之燥所伤也，用表散已为非法，至用参、术补之，则肺气闭锢，而咳嗽之声不扬，胸腹饱胀，不思饮食，肺中之热，无处可宣，急奔大肠。食入则不待运化而直出，食不入则肠中之垢污亦随气奔而出，是以泻利无休也。今以润肺之药，兼润其肠，则源流俱清，寒热、咳嗽、泄泻一齐俱止矣，但取药四剂，服之必安，不足虑也。方用黄芩、地骨皮、甘草、杏仁、阿胶，初进一剂，泻即少止，四剂毕，而寒热俱除，再数剂而咳嗽俱全愈矣。设当日与时辈啇之，彼方执参、附为是，能从我乎？又乡中王氏妇，秋月亦病寒热，服参、术后，亦奄奄一息，但无咳嗽，十余日不进米粒，亦无大便，时时晕去，不省人事，其夫来寓中详述其证，求发补剂与妇服。余以大黄、

---

① 尫（huī辉）：患了病的样子。
② 恹恹（yān焉）：形容气息微弱。

芒硝、石膏、甘草，四味为粗末与之，彼不能辨，归而煎服。其妻曰：此药甚咸。夫喜曰：咸果补药。遂将二剂连服，顷之腹中弩痛，下结粪数块，绝而复苏，进粥二碗，前病已如失矣。喻嘉言

侍御鲁公，甲寅冬服阕，来京补任。大患喘咳，诸医有作痰作风治者，又有用人参补者。至乙卯正月，危甚。夜不伏枕，予二月下旬回京，知公迎予数矣。因诊公两手脉，皆浮大无力，两尺虚弱，重按无神。予曰：此血虚之极，水不制火，痰因虚火炎上而生燥，痰不可补，气亦不可，惟滋阴补血为主。遂用熟地黄、当归、白芍药、天冬、麦冬、山茱萸、枸杞、陈皮、知母、桔梗、茯苓、甘草，煎服。痰清而喘嗽渐止，用药十余剂而全愈。程星海

喘　症

壬子夏，广东一商贩来京。年近五旬，面白美髭髯。日游狭斜①，溺花酒。忽患症，心胸胀大，身汗气喘不休，不能坐卧者一昼夜，惟行步不能暂停，两手虚空，浮拍而已。医咸不知其症，无所措手。余诊脉浮而微，右寸似无。用人参五钱，生姜十大片，水一钟，煎五分，频频缓服。喘急少安，能就枕，再服遂愈。人咸以为奇而问焉，予曰：人之五脏，他脏虚则瘦小，实则丰隆。惟肺则不然，愈虚则愈大。即豕畜亦然，养之不肥者，其肺必大。此何以故？盖六畜无七情，惟有气病。以肺主气，人之肺亦相类，虚则大，大则开而不敛。所以两手拍，不能坐卧，致汗出喘而不休也。人参补肺而定喘，肺实则收敛，

① 狭斜：小街曲巷，多指妓院。

而汗亦自止矣。又问生姜何以用至十大片？曰：此五行生克之理。方其肺金虚时肝木强盛，肝主筋寡于所畏，是以手足动摇。天生五味以养五脏，肺属金，喜辛。生姜味辛，用以佐人参，引经补肺以制肝耳。予乡弘正间，赠大中丞方公，遇异僧，授以神术。后传高弟王竹居先生，曾治此症。念年前曾闻友人汪君实道及，因密识之。医信贵渊博耳。程星海

刑部主政田公，体貌魁梧。患痰喘，夜坐不能就寝，诊脉洪滑而数。余用二陈汤合三子养亲汤批：卜子、苏子、芥子加黄芩，一服即安睡而愈。程星海

肺 痈

岁秋燥金太过，湿虫不生，无人不病咳嗽。陆令仪尊堂，血虚津枯之体，受伤独猛。胸胁紧胀，上气喘急，卧寐不宁，咳动则大痛，痰中带血而腥，食不易入，声不易出，寒热交作。而申酉二时，燥金用事，诸苦倍增。其脉时大时小，时牢伏，时时弦急紧。服清肺药，如勺水沃焦，无俾缓急，诸子彷徨无措。知为危候，余亦明告以肺痈将成，高年难任。于是以葶苈大枣散、泻肺汤，先通其肺气之壅，即觉气稍平，食稍入，痰稍易出，身稍可侧，大有生机。余曰：未也。吾见来势太急，不得已而取快于一时。究竟暂开者易至复闭，则前法不可再用矣。迄今乘其暂开，多方以图。必在六十日后，交冬至节，方是愈期。盖身中之燥与时令之燥胶结不解，必俟燥金退气，而肺金乃得大宁耳。令仪昆季极恳专力治之。此六十日间，屡危屡安，大率皆用活法斡旋。缘肺病不可用补，而脾虚又不能生肺。肺燥喜于用润，而脾滞又难于运食。今日脾虚之极，饮食不思，则于清肺药中少加参、术以补脾。明日肺燥之极，热盛

咳频，则于清肺药中少加阿胶以润燥，日续一日。服①至立冬之午刻，病者忽自云：内中光景，大觉清爽，可得生矣。奇哉！天时之燥退，而肺金之燥遂下传于大肠。五六日不大便，略一润肠，旋即解散，正以客邪易去耳。至小雪节，康健加餐，倍于曩昔②。盖胃中空虚已久，势必加餐，复其水谷容受之常，方为全愈也。喻嘉言

疟　疾

太史杨方壶，疟发间日脉见弦紧，两发后，苦不可支，且不能忌口，便恳截之。余曰：邪未尽而强截之，未必获效。即便截住，必变他证。不若治之得法，一二剂间可令其自止。升麻、柴胡各二钱，提阳气上升，使还于阴而寒可止。黄芩、知母各一钱五分，引阴气下降，使远于阳而热自已。以生姜三钱，劫邪归正，甘草五分，和其阴阳。一剂而减半，再剂而竟止矣。李士材

新安程修武，患疟，每日一发，自巳午时起，直至次日寅卯而热退，不逾一时，则又发矣，已及一月，困顿哀苦。命两郎君叩首无算，以求速愈。余曰：头痛恶寒，脉浮而大，表证方张，此非失汗，必误截也。修武云：寒家素有截疟丸，百发百中。弟服之病势增剧，何也？余曰：邪未解而遽止之，邪不能伏。请以八剂，四日服尽，决效耳。石膏、黄芩各三钱，抑阳明之热，使其退就太阴；白豆蔻三钱，生姜五钱，救太阴之寒，使其退就阳明。为脾胃夫妻，使之和合，则无阴阳乖乱之

---

① 服：原作"扶"，据《寓意草》改。
② 曩（nǎng 攮）昔：以往，从前。

衍。半夏、槟榔各一钱五分，去胸中之痰；苏叶三钱，发越太阳之邪；干葛一钱，断入阳明之路。甫三剂而疟止。改用小柴胡，借人参，服四剂；补中益气，服十剂而瘥。_{李士材}

冬官朱省庵，停食感寒而患疟。自用清脾截疟之剂，食后腹胀，时或作痛。服二陈、黄连、枳实之类，小腹重坠，腿足浮肿。加白术、山楂，吐食未化，谓予曰：何也？余曰：食后胀痛，乃脾虚不能克化也；小腹重坠，乃脾虚不能升举也；腿足浮肿，乃脾虚不能运行也；吐食不消，乃脾胃虚寒无火也。治以补中益气加吴萸、炮姜、木香、肉桂一剂，诸证顿退，饮食顿加，不数剂而痊。大凡停食之症，宜用六君、枳实、厚朴。若食已消而不愈，用六君子汤；若内伤外感，用藿香正气散；若内伤多而外感少，用人参养胃汤；若劳伤元气兼外感，用补中益气加川芎；若劳伤元气兼停食，补中益气汤加神曲、陈皮；若气恼兼食，用六君子汤加香附、山栀；若咽酸或食后口酸，当节饮食。病作时，大热躁渴，以姜汤乘热饮之，此截疟之良法也。每见发时，饮啖生冷物者，病或少愈，多致脾虚胃损，往往不治。大抵内伤饮食者，必恶食；外感风寒者，不恶食。审系劳伤元气，虽有百症，但用补中益气汤，其病自愈。其属外感者，主以补养，佐以解散，其邪自退。若外邪既退，即用补中益气汤，以实其表。若邪去而不实其表，或过用发表，亏损脾胃，皆致绵延难治。凡此不问阴阳日夜所发，皆宜补中益气，此不截而截也。夫人以脾胃为主，未有脾胃实而患疟痢者。若专主发表攻里，降火导痰，是治其末而忘其本。前所云乃疟之大略，如不应，当分六经表里而治之。说见各方。_{薛立斋}

大尹曹时用，患疟寒热。用止截之剂，反发热恶寒，饮食少思，神思甚倦，其脉或浮洪，或微细，此阳气虚寒。予用补

中益气内参、芪、归、术各三钱，甘草一钱五分，加炮姜、附子各一钱，一剂而寒热止，数剂而元气复。薛立斋

一儒者，秋患寒热，至春未愈，胸痞腹胀。余用人参二两、生姜二两，煨熟煎服，寒热即止。更以补中益气加半夏、茯苓、炮姜数剂，元气顿复。后任县尹，每饮食劳倦疾作，服前药即愈。大凡久疟乃元气虚寒。盖气虚则寒，血虚则热，胃虚则恶寒，脾虚则发热。阴火下流则寒热交作，或吐涎不食，泄泻腹痛，手足逆冷，寒战如栗。若误投以清脾截疟二饮，多致不起。薛立斋

一妇人，疟久不愈。发热口干，倦甚。用七味白术散加麦冬、五味作大剂，煎与恣饮。再发稍可。乃用补中益气加茯苓、半夏，十余剂而愈。凡截疟，余常以参、术各①一两，生姜四两，煨熟煎服，即止。或以大剂补中益气，加煨姜犹效。生姜一味，亦效。薛立斋

东洞庭马志卿，疟后形体骨立，发热恶寒，食少体倦。用补中益气，内参、芪、归、术各加三钱，甘草一钱五分，炮姜二钱，一剂而寒热止，数剂而元气复。薛立斋

袁继明素有房劳内伤，偶因小感，自煎姜葱汤表汗。因而发热三日，变成疟疾。余诊其脉，豁大空虚。寒不成寒，热不成热。气急神扬，知为元气衰脱之候。因谓其父曰：令郎光景窃虑，来日疟至，大汗不止，难于救药。倘信吾言，今晚急用人参二两，煎浓汤预服防危。渠父不以为意。次日五鼓时，病者精神便觉恍惚，扣门请救。及觅参至，疟已先发矣。予甚徬徨，恐以人参补住疟邪，虽救急无益也。只得姑俟疟势稍退，

---

① 各：原作"加"，据文义改。

前贤医案

三七三

方可服之。服时已汗出沾濡，顷之果然大汗不止，昏不知人，只口流白沫，灌药难入。直至日暮，白沫转从大孔遗出。余喜曰：白沫下行可无恐矣。但内虚肠滑，独参不能胜任。急以附子理中汤，连进四小剂，人事方苏，能言，但对面谭事不清。门外有探病客至，渠忽先知，家人惊以为祟。余曰：此正神魂之离舍耳。吾以独参及附子理中，驷马之力追之。正在半返未返之界，以故能知宅外之事。再与前药二剂而安。喻嘉言

　　北京一车水者，泽州人。壮年体健多力，酷嗜葱蒜、烧酒、煎炒之物。初秋盛暑时，患疟，间一日发，发则呕痰，如此七发矣。又次日将发时，忽然倒地，四肢厥冷，面紫色，心胸热，口唇裂，惟闻喉间痰响声，呼之不应，人以为死也。诊脉浮按全无，沉按至骨，滑不断续。《脉经》曰：脉滑者多痰。《病机》云：无痰不作疟。意谓顽痰所结，以致闭塞，孔窍不通。用生半夏，研极细末，取新汲井水，搅成浆，灌下一二碗。忽吐稠痰十数碗而苏，即能言语，疟亦不复作。有三人私议曰：生半夏戟人喉，又未闻治痰用数两者。一曰或制半夏耳，一曰吾见从肆中市来。交相疑惑，因过询。余曰：治病有缓急，用药有经权。方其危笃时，岂缓药入之哉？生半夏有毒，戟人喉，理也，经也。今顽痰壅盛时，足以当其毒。半夏非生用何能胜其痰？古人云：凡有毒之药治病，有病则病受之。所以不戟人喉，音声无伤。若此者，宜也，权也。今有医治富贵人痰，以半夏性燥，用贝母代之。噫，可笑矣。不知半夏治脾胃之疾；贝母去肺肾之痰。一以燥痰健脾；一以清痰解郁。不识药性，不明脏腑，何足以语医？又何足以论缓急从权之道哉？闻者喜曰：问一得三矣。程星海

校注后记

一、作者

《宝命真诠》作者吴楚，生于医界名门，乃明代名医吴正伦之玄孙、吴崑之侄孙。因"先高祖春严公（吴正伦）以医术之神，致太医之嫉"，后世子孙多读儒书，而不复专以医为业。但名于医者仍代有其人。吴氏本志在仕途，无心医道，无奈却屡试不中。康熙辛亥之夏，其祖母患重病，遍延诸医，日益增剧。不得已，历一昼夜，将先高祖所著诸书，翻阅一遍，自处方药，力挽沉疴。由是，"始叹医之为道，系人死生"。从此，涉入医途。

吴氏治学，精谨朴实，颇有风骨。既不因循守旧，亦不盲从时流，更不迁就迎合取悦病家，成为当时远近闻名的一名大医。在其所著《医验录》中载有"戒贪吝、戒粗疏、戒偏执、戒势力、戒妒忌、戒托名王道、戒选药误病、戒恣用寒凉、戒趋时稀利、戒自满"的"暗室自矢"，名曰"兰丛十戒"，由此亦可见其德行与操守。著有《医验录》四卷、《宝命真诠》四卷、《前贤医案》一卷。

二、版本

本书成于清康熙二十二年（1683），书成未予付梓。其孙宗岷有志于刊刻，以广其传，但愿未遂而人先逝。至清乾隆六十年（1795），由宗岷之弟与子，继其父兄之志而刻印。该书现存两个版本，即乾隆六十年刻本及咸丰元年刻本。咸丰元年刻本为覆刻本，除前有扉页外，其余与乾隆六十年刻本完全相同。乾隆六十年刻本现存于中国医学科学院图书馆、上海中医药大学图书馆，咸丰元年刻本现存于中国中医科学院图书馆、中华医学会上海分会图书馆、上海中医药大学图书馆。

三、理论特色

本书作者吴楚，虽于治学上颇有风骨与精神，且于当时大有医名，但毕竟是"正事之暇"而兼操医业，且始终未将医业目为"正事"，所以，相当定程度上影响了其对医道与临床的更深造诣，这也是对其个人和医学的双重遗憾。

全书内容主要为内经汇要、脉法、本草、证治及前贤医案，应该说绝大多数属于对经典文献及前贤理论的汇编与疏理，兼夹以个人的理解与注释。客观讲，本书并无自成一家的理论体系，而且在"脉法"与"症治"上存在略显冗余与凌乱之处，但不乏重要的文献价值与临床价值。此外，纵观全书，还可以发现如下理论特色：

1. 诊法中尤重脉

吴氏对脉学尤为重视，倾其身心，全神求索，终得彻悟，诚如《医验录》自序所言："独是微妙在脉，问难无从，仍研究《内经》之《脉要精微》《平人气象》诸论，并参究王氏之《脉经》、崔真人之《举要》及家鹤皋先生之《脉语》、李士财先生之《诊家正眼》。静夜思之，思之不得，尝达旦不寐。如是月余，忽觉鬼神来告，而于诸脉之呈象、主病，悉洞然于心、而了然于指。试一按脉询病，如取诸其怀，辨证用药，如桴之应鼓。"及至本书，其脉法部分，内容丰富而翔实，从四脉统领、脏腑部位、生死逆从到妇人小儿、脉中几微，可谓阐形释理，不厌其烦。吴氏又曰："其他一切可藉师传，独脉理不易……夫脉之为言神也，神则当以神遇。"上述内容，对学习脉学的当读之书进行明确列举，对后来者有重要的借鉴作用。同时提示脉学的学习，不能全靠言语相传，纵有高师相授，亦必须在反复的实践中去神悟。此外，还提示我们：有关本书的脉学部分，值得给予重视和研究。

2. 治法中重温补

本书"卷四症治"中，参附汤、四逆汤、理中汤、补中益气汤、桂枝汤、麻黄附子细辛汤等辛热、温补的方剂屡用于伤寒及杂病的治疗，充分体现了吴氏重温补的学术思想。前文提及的"兰丛十戒"之"戒恣用寒凉"，也是这一思想的明确佐证。在"卷末前贤医案"里，温补方剂亦大行其道，即使在疫证医案内，温补方剂亦有使用。"前贤医案"虽非吴氏之案，但乃吴氏所选，从其选录原则与标准也可窥见其学术倾向。

关于吴氏重温补的学术特色，其实在当时的时医亦有其"好用温补的共识"。吴氏在《医验录·凡例》中辩曰："好则必不验矣，验则定非好矣。故俗见谓余为好用，而识者则谓余为知用、为当用、为能用、为善用也。"并进一步解释说：真虚寒者，往往有假火，其他时医一见火即清之，而他本人则直审其真，而径投甘温。另外很多病人几经清泻攻消，待真元欲尽时，方求治于他，故叹曰："再不以甘温回其元气，其病何疗？"上述事实充分说明吴氏确实是既重温补，又善温补。

本书开卷即长篇引用赵献可《医贯》"命门为君主"之论原文，如"肾无此，则无以作强而技巧不出矣。膀胱无此，则三焦之气不化而水道不行矣。脾胃无此，则不能蒸腐水谷而五味不出矣……心无此，则神明昏而万事不能应矣。正所谓主不明则十二官危也……余所以谆谆必欲明此论者，欲世之养身者、治病者的以命门为君主，而加意于火之一字。夫既曰立命之门，火乃人身之至宝，何世之养生者不知保养节欲，而日夜戕贼此火？既病矣，治病者不知温养此火，而日用寒凉以直灭此火，焉望其有生气耶"？此段原文对命火重要性的强调可谓无以复加。吴氏对此论推崇备至，奉为圭臬。由此，也让我们找到了其重温补思想的深层原因。

3."本草"之论简洁深刻、颇多发挥

"三卷本草"对每药的性味归经、道地产地、有毒无毒、相使相畏、相恶相杀、炮制功效、临床应用载记甚丰，言简意赅，颇多发挥，堪称精辟。

第一，述功效禁忌直截了当，绝无云遮雾绕之处。如皂荚"开窍通关，宣壅导滞，搜风逐痰，辟邪杀鬼""性极尖利，无闭不开，无坚不破""阴虚孕妇俱忌"。猪苓"开腠理，利小便，疗咳疟""利小便之剂，无如此快，故不入补剂"。第二，释功效原由富逻辑、有见地。如"人参疗心腹寒痛、除胸胁逆满（真气虚则中寒胸满，阳春一至，寒转为温，否转为泰矣）、止消渴（气入金家，金为水母，渴藉以止）、破坚积（脾得健运，则积破食消）"。"甘草解一切毒、和一切药（毒遇土则化，甘草为九土之精，故化毒和药）。甘平之品，合土之德，故独入脾胃。盖土位居中，而能兼乎五行，是以可上可下，可内可外，有补有泻，有和有缓"。第三，谈配伍之道轻巧自然、质朴入理。如"人参得升麻补上焦之气，泻肺中之火。得茯苓补下焦之气，泻肾中之火"。"甘草热药用之缓其热，寒药用之缓其寒，理中汤用之，恐其僭上，承气汤用之，恐其速下"。第四，论药物之别画龙点睛、一语中的。如论白术、苍术的区别，"大抵卑监之土宜与白术以培之，敦阜之土宜与苍术以平之"。论龟甲、鳖甲的异同，"龟、鳖皆养阴涤热，鳖色青，故入东方而理肝家诸症，龟色黑，故走北方而理肾部诸疾"。诸如此类，不胜枚举。

总 书 目

医 经

基础理论

伤寒金匮

本　草

方　书

卫生编

袖珍方

仁术便览

古方汇精

圣济总录

众妙仙方

李氏医鉴

医方丛话

医方约说

医方便览

乾坤生意

悬袖便方

救急易方

程氏释方

集古良方

摄生总论

辨症良方

活人心法（朱权）

卫生家宝方

寿世简便集

医方大成论

医方考绳愆

鸡峰普济方

饲鹤亭集方

临症经验方

思济堂方书

济世碎金方

揣摩有得集

亟斋急应奇方

乾坤生意秘韫

简易普济良方

内外验方秘传

名方类证医书大全

新编南北经验医方大成

临证综合

医级

医悟

丹台玉案

玉机辨症

古今医诗

本草权度

弄丸心法

医林绳墨

医学碎金

医学粹精

医宗备要

医宗宝镜

医宗撮精

医经小学

医垒元戎

医家四要

证治要义

松厓医径

扁鹊心书

素仙简要

慎斋遗书

折肱漫录

丹溪心法附余